出生缺陷技术诊疗规范

朱茂灵　沈寅琛　主编

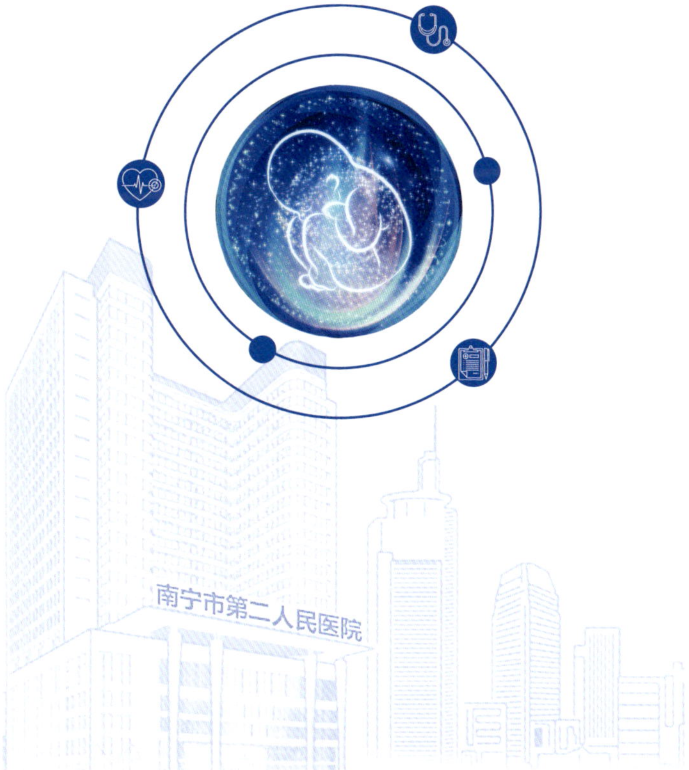

广西科学技术出版社
·南宁·

图书在版编目（CIP）数据

出生缺陷技术诊疗规范 / 朱茂灵，沈寅琛主编 . 南宁：广西科学技术出版社，2024.12 -- ISBN 978-7-5551-2384-2

Ⅰ . R726.2

中国国家版本馆CIP数据核字2025SQ4010号

CHUSHENG QUEXIAN JISHU ZHENLIAO GUIFAN

出生缺陷技术诊疗规范

朱茂灵　沈寅琛　主编

策划编辑：饶　江　　　　责任编辑：马月媛
装帧设计：韦娇林　　　　责任校对：夏晓雯
责任印制：陆　弟

出 版 人：岑　刚　　　　出版发行：广西科学技术出版社
社　　址：广西南宁市东葛路 66 号　　　　邮政编码：530023
网　　址：http://www.gxkjs.com

经　　销：全国各地新华书店
印　　刷：广西民族印刷包装集团有限公司
开　　本：787 mm × 1092 mm　1/16
字　　数：253 千字　　　　印　　张：16.25
版　　次：2024 年 12 月第 1 版　　　　印　　次：2024 年 12 月第 1 次印刷
书　　号：ISBN 978-7-5551-2384-2
定　　价：168.00 元

《出生缺陷技术诊疗规范》编委会

名誉主编：李建民　梁　艺

主　　编：朱茂灵　沈寅琛

副 主 编：李　荣　蒋　武　梁秀云　丁　可　李少春

编　　委：石明芳　唐园园　马聆桦　毛良勤　言京礼

黄永全　莫辉强　尚晓斌　周耀辉　高军平

赵士博　石　娟

本专著获得以下项目资助：

国家高质量发展项目子项目－广西区域生殖医学中心建设项目、广西壮族自治区临床重点专科建设项目、南宁市科技基地重大专项（20223053）

鸣谢：

南宁市第二人民医院、南宁市妇幼保健院

朱茂灵简介

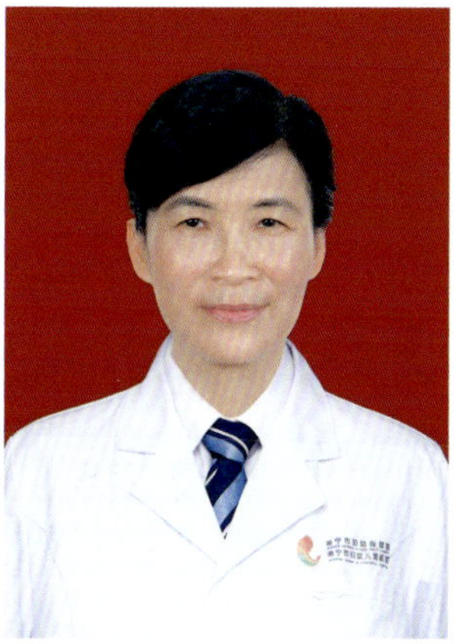

朱茂灵，妇产科主任医师，三级教授，南宁市第二人民医院、广西医科大学第三附属医院副院长，南宁市危重孕产妇救治组组长，南宁市产科医疗质量控制中心主任。现任广西妇幼保健协会第二届辅助生殖技术专业专家委员会副主任委员、广西医师协会妇产科学分会常务委员、广西妇幼保健协会阴道镜和宫颈病理学分会第一届委员会常务委员、《中华生殖与避孕杂志》特邀编委、《现代妇产科疾病诊治》主编、《妇产科临床基础与诊疗技术》副主编。曾到新西兰、澳大利亚等地交流学习，是广西壮族自治区著名的妇产科、出生缺陷防控专家。

从事妇产科、妇女保健工作近30年，在临床一线工作20余年，具有丰富的临床、教学及科研经验。现负责组织实施和指导管理全市妇幼保健、出生缺陷防控项目等重大妇幼卫生工作。专攻妇幼健康管理、危重孕产妇救治、出生缺陷防控。近年来获广西科技成果奖励7项，南宁市自然科学优秀论文三等奖2篇，中国出生缺陷防控论坛优秀论文奖2篇，国家实用新型专利2项。在国内核心刊物和国家级、省级杂志上公开发表论文50余篇，主持及参与省级、厅级、市级科研课题20余项，参编专著、行业指南4部。

带领学科团队获评南宁市出生缺陷防控人才小高地。个人荣获南宁市先进生产者，南宁市第五批优秀青年技术人才，“三八”红旗手，广西妇女维权先进工作者，广西卫生健康系统个人二等功，全国基层预防艾滋病、梅毒和乙肝母婴传播工作优秀工作者，中国医院管理创新新锐，中国医院人文品牌建设先进个人等殊荣。

沈寅琛简介

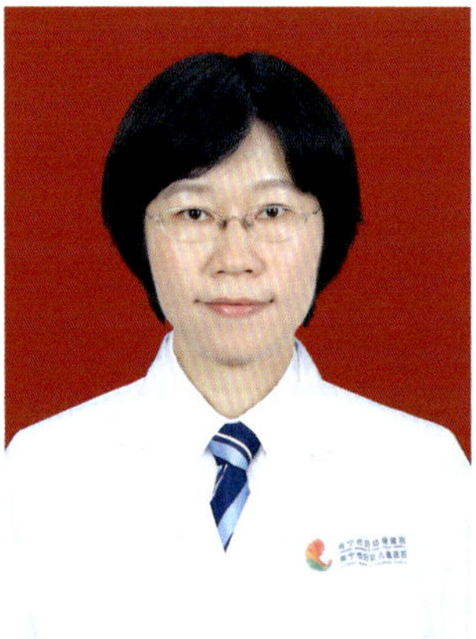

沈寅琛，妇产科主任医师，南宁市妇幼保健院孕产保健科主任、中国优生优育协会助孕与优生专业委员会委员、广西预防医学会出生缺陷预防与控制专业委员会副主任委员、广西妇幼保健协会出生缺陷防控专业委员会副主任委员、广西产前诊断机构评审专家库成员、南宁市新世纪学术和技术带头人、南宁市公立医院临床特色优势专科孕产保健科学术带头人、南宁市出生缺陷专家组成员。

毕业于广西医科大学临床医学系，从事妇产科临床工作 20 余年，近 10 余年主要从事优生遗传与产前诊断工作。主持及参与多项广西区级、南宁市级课题，科研成果获广西医药卫生适宜技术推广二等奖、三等奖及南宁市科技进步三等奖等奖项，在国内发表医学论文 20 余篇。

前　言

根据世界卫生组织统计，全球低收入国家的出生缺陷发生率为6.42%，中等收入国家为5.57%，高收入国家为4.72%。我国出生缺陷发生率与世界中等收入国家的平均水平接近，约为5.60%，每年新增出生缺陷数约90万例，占每年出生人口总数的4%—6%。出生缺陷在发达国家已成为婴儿死亡的第一大原因。这一趋势在我国也逐渐显现。出生缺陷的预防与控制已成为世界各国卫生保健的新热点。对出生缺陷进行规范管理已成为摆在妇幼卫生工作者面前的首要目标与任务。

《出生缺陷技术诊疗规范》一书顺应妇幼卫生工作时代的要求，有利于降低出生缺陷，提高人口素质，使人口优生优育工作全面、持续、健康发展。全书分为出生缺陷概况、临床诊疗技术及广西常见出生缺陷的诊断与管理等几个章节，从临床诊疗技术、实验室检查技术、影像学检查技术三方面分别进行介绍，并对广西常见出生缺陷的诊疗规范进行了系统的归纳和总结。本书注重实用性和可操作性，适合从事与产前筛查、产前诊断相关的医务人员阅读，尤其适合从事大量临床一线工作的基层医疗保健机构的医务人员，便于读者快速全面地掌握出生缺陷的诊疗规范。

目　录

第一章　出生缺陷概况

1.1　出生缺陷概况

1.1.1　定义

出生缺陷（birth defects），是指胚胎或胎儿在发育过程中发生解剖学和（或）功能上的异常。出生缺陷包括先天畸形（congenital malformation），如胎儿形态结构的异常、大体的或细微的异常，也包括功能、代谢、行为的异常，如先天性智力低下、遗传代谢病等。

1.1.2　特点

1.1.2.1　复杂性

①病种的复杂性：可发生于全身任一器官或系统。有些是体表的，有些是体内的；有些是单发的，有些是多发的；有些是一出生便能发现，有些则要到出生后经过一段时间才被发现，如智力低下。

②病因的复杂性：可能是遗传因素，也可能是环境因素，或是遗传因素和环境因素共同作用所致。

③诊断的复杂性：有些用肉眼或凭临床观察即可确诊，有些需要特殊技术才能诊断，如先天性代谢病。

1.1.2.2　严重的疾病负担

出生缺陷严重影响到儿童的生命健康和生活质量，给患儿家庭及整个社会带来沉重的经济负担。

1.1.3　概况

根据世界卫生组织统计，全球低收入国家的出生缺陷发生率为6.42%，中等收入国家为5.57%，高收入国家为4.72%。我国出生缺陷发生率与世界中等收入国家的平均水平接近，约为5.60%，每年新增出生缺陷数约90万例，占每年出生人口总数的 4%—6%，其中出生时临床明显可见的出生缺陷每年约 25 万例。出生缺陷在发达国家已成为婴儿死亡的第一位原因。这一趋势在我国也逐渐显现，出生缺陷在全国婴儿死因中的构成比顺位由 2000 年的第 4 位上升至 2011 年的第 2 位，达到 19.1%。出生缺陷的预防与控制已成为世界各国卫生保健的新热点。

在党和政府的领导下，卫生部门为推进出生缺陷防治工作作出了不懈努力：相关法律法规不断完善，出生缺陷综合防治体系逐步健全，三级防治措施深入落实，出生缺陷患儿医疗保障更加完善。特别是 2009 年深化医疗改革启动以来，国家实施了农村育龄妇女免费增补叶酸预防神经管缺陷项目，农村地区神经管缺陷发生率明显下降，经济社会效益显著。2012 年，部分地区启动了地中海贫血防治试点项目和新生儿疾病筛查补助项目。出生缺陷防治成效明显，出生缺陷导致的儿童死亡率明显下降。与 2007 年相比，2017 年出生缺陷导致 5 岁以下儿童死亡率由 3.5‰降至 1.6‰，对全国 5 岁以下儿童死亡率下降的贡献超过 17%，对提高出生人口素质和儿童健康水平发挥了重要作用。部分重大出生缺陷发生率呈下降趋势。全国围产期神经管缺陷发生率由 1987 年的 27.4/万下降至 2017 年的 1.5/万，降幅达 94.5%，从围产期重点监测的 23 个出生缺陷病种的第 1 位下降至第 12 位。地中海贫血防治成效明显，广东、广西胎儿水肿综合征（重型 α 地贫）发生率由 2006 年的 21.7/万和 44.6/万分别下降至 2017 年的 1.93/万和 3.15/万，降幅分别达 91% 和 93%。

广西壮族自治区党委、政府高度重视防治出生缺陷工作。2016 年在全区范围积极开展免费婚前医学检查、孕前优生健康检查、增补叶酸预防神经管缺陷、地中海贫血防控、产前筛查、产前诊断、新生儿疾病筛查等重大公共卫生项目，广泛开展出生缺陷防治社会宣传和健康教育，着力推进出生缺陷综合防治工作。2017 年，广西围产期出生缺陷发生率为 105.94/万，较 2016 年（108.25/万）下降 2.31 个万分点。围产儿前 10 位高发出生缺陷依次为多指（趾）、先天性心脏病、总唇裂、外耳其他畸形、马蹄内翻足、并指（趾）、尿道下裂、胎儿水肿综合征、直肠肛门闭锁或狭窄、小耳（包括无耳），地贫引起的胎儿水肿综合征从 2008 年的首位（发生率 26.38/万）降至 2017 年的第 8 位（发生率 3.15/万），神经管缺陷从 2008 年的第 10 位（发生率 4.76/万）降至 2017 年的第 15 位（发生率 0.62/万），广西出生缺陷防治工作取得了显著的成效。但从整体来看，出生缺陷防治服务能力与群众日益增长的优生需求仍有较大差距，出生缺陷防治工作任重道远。

1.2　出生缺陷病因

出生缺陷的病因既多又复杂，通常认为由遗传因素、环境因素或环境和遗传的相互作用所致。据美国出生缺陷研究和预防中心估计：10%的出生缺陷归因于环境因素，20%的出生缺陷归因于遗传因素，而 70% 的出生缺陷则是因环境和遗传交互作用或其他因素所致。按病因的分类只是相对的，大多数出生缺陷是由多种原因共同造成的，而单独由遗传、环境因素造成的出生缺陷并不多。

1.2.1　遗传因素

主要是指遗传物质的异常，即染色体和基因的异常，包括染色体异常、基因组病、单基因遗传和多基因遗传。

1.2.1.1　染色体异常

包括染色体数目或结构的异常，又称为染色体畸变，染色体畸变所引起的疾病为染色体病。

1.2.1.1.1　染色体数目异常

正常人体细胞中有 23 对染色体，含有 2 个染色体组，称为二倍体（diploid)，$2n$=46。精子或卵子为单倍体（haploid)，即 n=23。以二倍体为标准，细胞中染色体所出现的单条、多条或成倍的增减统称为染色体数目异常。染色体数目异常分为整倍性异常和非整倍性异常。

（1）整倍性异常

指体细胞中染色体组成倍的减少或增加，可形成单倍体或多倍体。染色体增加 1 组称为三倍体（triploid)，$3n$=69；染色体增加 2 组，称为四倍体（tetraploid)，$4n$=92。若在 $2n$ 的基础上减少 1 个染色体组，则称为单倍体（haploid)，n=23。

染色体数目整倍性改变发生的原因主要有双雄受精、双雌受精、核内复制等。

（2）非整倍性异常

指体细胞中的染色体不是整倍数，而是以条为基数，整条的增加或减少，如体细胞中某对同源染色体少了 1 条（$2n$–1)，称单体型。性染色体单体型胚胎几乎不能存活，存活率仅为 3%，且有畸形，如缺 1 条 X 染色体（45，X）会引起 Turner 综合征。如体细胞中某对同源染色体多了 1 条（$2n$+1)，称三体型。常发生于 21 号染色体，称 21– 三体综合征，即 Down 综合征，性染色体三体型也比较多见，如（47，XXY）(Klinefelter 综合征)。也可以少几条或多几条，称非整倍体，非整倍性异常是临床上最常见的染色体异常，其发生的原因主要是在细胞分裂时染色体不分离、染色体丢失。

1.2.1.1.2　染色体结构畸变

染色体可出现各种异常的结构，多数是在单体断裂（break）的基础上产生的。染色体发生断裂（breakage)，而后断裂片段重接（reunion)。如 1 条染色体发生断裂后的片段在原位重接，染色体恢复正常，不引起遗传效应；但如断裂后的片段移动位置与其他染色体相接或者丢失，则称染色体重排（chromosome rearrangement)，可能会引起遗传效应。临床常见的染色体结构畸变分为缺失、重复、倒位、易位、环状、等臂、插入、标记染色体等。

1.2.1.2　基因组病

是指由于人类基因组 DNA 的异常重组而引起临床表型的一类疾病，如染色体 22q11 区域的基因组病。其分子基础是 DNA 的异常重组导致基因的缺失或扩增，或基因结构的彻底破坏。随着检测技术的逐渐改进和检测成本的降低，采用高分辨率的染色体微阵列分析芯片（CMA）可在临床病例中发现更多的基因组拷贝数变异（CNV)，新一代测序技术（NGS）可进行断裂点（breakpoint）的序列分析，解释 DNA 重组的机制。

1.2.1.3　单基因遗传病

是指受一对同源染色体致病基因影响而发生的疾病，可按孟德尔遗传定律遗传后代，分为常染色体显性遗传、常染色体隐性遗传、X 连锁显性遗传、X 连锁隐性遗传、Y 连锁遗传、线粒体遗传。

1.2.1.4　多基因遗传病

不是由一对基因决定，而是由多个基因共同产生累加效应，且受环境因素影响的一种遗传病，其遗传方式并不符合孟德尔遗传定律。这类疾病主要包括大多数的先天畸形，如无脑畸形、脊柱裂、唇裂、腭裂、马蹄内翻足、先天性心脏病等和一些常见病如冠心病、原发性高血压病、胃溃疡等。

1.2.2 环境因素

1.2.2.1 生物因素

妊娠早期孕妇感染某些病原微生物时胎儿致畸率较高，如风疹病毒、巨细胞病毒、单纯疱疹病毒、水痘-带状疱疹病毒、弓形虫以及梅毒螺旋体等都有一定致畸性。

1.2.2.2 化学因素

有机溶剂（苯、二硫化碳、甲醛等）、农药（敌敌畏、乐果等）、重金属（铅、汞等）等。

1.2.2.3 物理因素

电离辐射、高温、噪声等是比较明确的致畸因子，其他如低温、微波等致畸性尚有待证实。

1.2.2.4 药物因素

异维A酸为明确的致畸药物，孕期应绝对禁用；多数抗肿瘤、抗惊厥药物（如氨甲蝶呤、环磷酰胺、苯妥英钠、丙戊酸等），以及抗生素类药物（如四环素、链霉素、庆大霉素等）都有一定致畸性；其他如激素类、活疫苗等药物，都有一定致畸风险。

1.2.2.5 其他致畸因素

营养素缺乏如碘缺乏、维生素缺乏或过量、吸烟、喝酒等也可能导致胎儿畸形。

1.2.3 遗传与环境共同作用

又称多因素致病的出生缺陷，这类原因约占70%，在畸形的发生中，环境因素与遗传因素的相互作用是非常明显的，不仅表现在环境致畸剂通过引起染色体畸变和基因突变而导致出生缺陷，而且表现在胚胎的遗传特性，即基因型决定和影响胚胎对致畸剂的易感程度。先天性心脏病、神经管发育不良、唇腭裂等常见的先天性畸形均为多基因病，是由多个基因和环境因素共同导致的疾病。

1.3　出生缺陷分类

1.3.1　中国出生缺陷监测分类

出生缺陷种类繁多，各国监测种类有所不同，中国出生缺陷监测中心制定的《中国出生缺陷监测实施方案》把出生缺陷统计分为23类，标准如下。

①无脑畸形　无脑畸形合并脊柱裂，无脑畸形合并脑膨出或无脑畸形合并脑积水仅计为无脑。排除无头畸形、积水性无脑。

②脊柱裂　脊柱裂合并脑积水或脊柱裂合并脑膨出仅计为脊柱裂。排除合并有无脑畸形者、隐性脊柱裂、骶尾部畸胎瘤。

③脑膨出　排除脑膨出合并无脑畸形、脑膨出合并脊柱裂、脑膨出合并无脑和脊柱裂。

④先天性脑积水　排除脑膨出合并无脑畸形、脑积水合并脑膨出、脑积水合并脑膨出和脊柱裂，包括积水性无脑。

⑤腭裂　排除唇裂合并腭裂、功能性短腭和高而窄的腭、单纯悬雍垂裂。

⑥唇裂　排除唇裂合并腭裂、唇正中裂。

⑦唇裂合并腭裂　排除单纯唇裂、单纯腭裂。

⑧小耳/无耳　排除耳郭小但外形正常的外耳道闭锁、听道发育不良、低位耳。

⑨外耳其他畸形　除小耳、外耳以外的其他位置和（或）形态异常的耳郭畸形。

⑩食道闭锁或狭窄　应包括单纯性食管气管瘘。

⑪直肠肛门闭锁或狭窄　排除异位肛门。

⑫尿道下裂　排除尿道上裂、有正常尿道开口的阴茎弯曲和包皮过长及两性畸形。

⑬膀胱外翻　无特殊。

⑭马蹄内翻足　排除新生儿足内翻、多关节挛缩症、脊柱畸形、脊柱裂、脑膨出所并发的麻痹性马蹄内翻、周围神经损伤引起的马蹄内翻。

⑮多指（趾）。

⑯并指（趾）　无特殊。

⑰肢体短缩　包括缺指（趾）、裂手（裂足），排除短指（趾）、排除指甲裂开指端呈分叉状畸形，并腿畸形。

⑱先天性膈疝 应包括膈肌完全缺如，排除裂孔疝。

⑲脐膨出 排除脐疝、腹裂、腹壁肌肉发育不全。

⑳腹裂 排除脐膨出。

㉑连体双胎 无特殊。

㉒唐氏综合征 无特殊。

㉓先天性心脏病 指胚胎时期心血管发育异常所致的先天性畸形，包括房间隔缺损、室间隔缺损、大血管易位、法洛四联症、肺动脉瓣狭窄、动脉导管未闭、异位心等。

1.3.2 国际疾病分类

世界卫生组织（WHO）出版的《国际疾病分类指南》(International Classification of Disease，ICD)，详细地编入了绝大部分人类先天畸形，至今已修订出版到第十版。在第十版中，先天畸形被列为第十七章——先天性畸形、变形和染色体异常，编码为Q00—Q99。按照不同系统，对先天畸形进行了分类和编码，共有11大类（表1–1）。

表1–1 国际疾病分类（ICD–10）——先天性畸形、变形和染色体异常

分类	编码
神经系统先天性畸形	Q00—Q07
眼、耳、面和颈部先天性畸形	Q10—Q18
循环系统先天性畸形	Q20—Q28
呼吸系统先天性畸形	Q30—Q34
唇裂和腭裂	Q35—Q37
消化系统的其他先天性畸形	Q38—Q45
生殖器官先天性畸形	Q50—Q56
泌尿系统先天性畸形	Q60—Q64
肌肉骨骼系统先天性畸形和变形	Q65—Q79
其他先天性畸形	Q80—Q89
染色体异常，不可归类在他处者	Q90—Q99

1.4　出生缺陷的预防

为减少出生缺陷的发生，世界卫生组织（WHO）提出了“三级预防”措施：一级预防是在妊娠之前以及妊娠早期阶段（又称为围孕期）采取的措施，以防出生缺陷的发生；二级预防是指在孕期通过产前筛查和诊断，早期发现胎儿严重的先天畸形，进行早期诊断，避免缺陷儿的出生；三级预防是指在缺陷患儿出生后，通过早期筛查、早期诊断并及时进行针对性治疗，提高其生活质量。其中，以围孕期针对病因的一级预防最为重要。

1.4.1　一级预防——防止出生缺陷的发生

1.4.1.1　孕前宣教及健康促进

出生缺陷发生率农村多于城市，经济发展落后地区多于经济发达地区，文化程度低的孕妇多于文化程度高的孕妇，出生缺陷发生率与育龄妇女优生优育知识有密切关系。因此，孕前的宣教至关重要，使广大人民意识到出生缺陷的严重性及预防的必要性，提高孕前、孕期检查的依从性，及早发现畸形儿并终止妊娠，从而避免严重致死、致残缺陷儿的出生。可通过抖音、公众号等传媒，或开设讲座、宣传栏、宣传手册等手段进行孕前宣教，让已婚育龄夫妻孕前掌握优生优育知识，养成良好的生活习惯，戒烟戒酒，合理膳食，避免感染，谨慎用药，避免乱用、滥用抗菌药物，患病时应在专科医师指导下用药，减少环境污染，避免接触有害、有毒和放射性物质等，提高健康生活方式，合理补充叶酸。

1.4.1.2　孕前咨询和检查

孕前应进行相应的优生优育咨询、检查，对于地中海贫血等常见的遗传病进行基因携带者的筛查及遗传咨询，制订合理的婚姻和生育计划。

1.4.2　二级预防——避免缺陷儿的出生

通过生物学方法对孕期妇女进行产前筛查、产前诊断、宫内治疗，避免缺陷儿的出生。临床上常用的产前筛查技术包括血清学筛查、胎儿超声筛查、无创DNA 产前筛查等。常用的产前诊断方法有绒毛取样活检术、羊膜腔穿刺术、脐静脉穿刺术、胎儿超声诊断等。超声检查对胎儿属于无创伤检查，其方法简便、实用、准确可靠，已成为常规产前筛查及诊断技术。产前诊断实验室技术由于遗传病的病因不同，检测方法多样，要根据疑似遗传病的类型选择相应的检测手段。目前临床检测基因和基因组变异的主要方法包括染色体核型分析、荧光原位杂交技术、染色体微阵列分析、一代基因测序、高通量基因测序、多重连接探针扩增等。如古巴采用产前筛查使神经管畸形的发生率下降了90%，取得了非常成功的经验。

随着产前诊断技术的提高，许多严重的畸形可以在宫内被诊断，并可以在宫内得到治疗。宫内治疗方法有手术和非手术治疗。20世纪80年代初，已对阻塞性脑积水用颅脑穿刺方法或脑室-羊膜腔沟通术成功地进行了宫内治疗；进入20世纪90年代，对先天性膈疝胎儿成功地进行了宫内外科手术，将腹腔脏器如肠管等复位到腹腔中，胎儿继续在宫内生长直至自然分娩，避免了出生后因肺发育不良所导致的死亡。宫内治疗改变了只能对胎儿进行诊断、不能治疗的被动局面，避免了给社会和家庭带来的负担和痛苦，很有发展前景。

1.4.3 三级预防——出生缺陷的治疗

出生缺陷三级预防为出生缺陷预防体系的补充，对出生后的婴儿进行早诊断和早治疗，从而提高患儿生存质量，减少致残率，主要措施包括新生儿疾病筛查、早期诊断和及时的内外科治疗等。

我国针对所有新生儿都进行至少两种疾病（苯丙酮尿症和先天性甲状腺功能减退）的筛查，新生儿疾病筛查方法主要包括免疫学、酶学及串联质谱等技术。近些年来，新生儿听力筛查越来越受到重视，其筛查后的及时干预也已取得了很好的效果。

第二章　临床诊疗技术

2.1　遗传咨询

2.1.1　定义

美国国家遗传咨询协会（National Society of Genetic Counseling，NSGC）于 2006 年 5 月重新定义了遗传咨询，认为其是一个帮助人们理解遗传因素对疾病的作用，以及这些因素对医学、心理和家庭的影响的程序。这一程序包括：①通过对家族史的解释来评估疾病的发生或再发风险率；②进行有关疾病的遗传实验室检测、治疗处理及预防的教育，并提供与疾病有关的各种可以求助的渠道及研究方向；③辅导促进知情选择和对所患疾病及其再发风险的逐步认知和接受。通过广泛开展遗传咨询，结合有效的产前诊断和选择性流产措施，可以显著降低出生缺陷发生率，进而减轻家庭和社会的负担，提高人口的素质。

2.1.2　遗传咨询的对象

①夫妇双方或家系成员患有某些遗传病或先天畸形者。

②曾生育过遗传病患儿的夫妇。

③不明原因智力低下或先天畸形儿的父母。

④不明原因的反复流产或有死胎、死产等情况的夫妇。

⑤婚后多年不育的夫妇。

⑥ 35 岁以上的高龄孕妇。

⑦长期接触不良环境因素的育龄青年男女。

⑧孕期接触不良环境因素以及患有某些慢性病的孕妇。

⑨常规检查或常见遗传病筛查发现异常者。

⑩其他需要咨询者。

2.1.3　技术程序

2.1.3.1　遗传咨询技术要求

（1）采集信息

遗传咨询人员要全面了解咨询对象的情况，详细询问咨询对象的家族遗传病史、医疗史、生育史（流产史、死胎史、早产史）、婚姻史（婚龄、配偶健康状况）、环境因素和特殊化学物接触及特殊反应情况、年龄、居住地区、民族。收集先证者的家系发病情况，绘制出家系谱。

（2）遗传病诊断及遗传方式的确定

遗传咨询人员根据确切的家系分析及医学资料、各种检查化验结果，诊断咨询对象是哪种遗传病或与哪种遗传病有关，单基因遗传病还须确定是何种遗传方式。

（3）遗传病再现风险的估计

染色体病和多基因遗传病的发病风险是基于其群体发病率进行估计的，而单基因遗传病根据遗传方式进行家系分析，进一步进行发病风险估计并预测其子代患病风险。

（4）提供产前诊断方法的有关信息

遗传咨询应根据子代的再现风险，建议适当的产前诊断方法，同时考虑这些方法对孕妇和胎儿的风险等。临床应用的主要采集标本方法有绒毛取样活检术、羊膜腔穿刺术、脐静脉穿刺术等。产前诊断方法有超声诊断、生化免疫、细胞遗传诊断、分子遗传诊断等。

（5）提供建议

遗传咨询人员应向咨询对象提供结婚、生育或其他建议。

2.1.3.2　遗传咨询需注意的问题

①阐明各种产前诊断技术应用的有效性、局限性，所进行筛查或诊断的时限性、风险性和可能性。

②说明使用的遗传学原理，用科学的语言解释风险。

③解释疾病性质，提供病情、疾病发展趋势和预防的信息。

④在咨询过程中尽可能提供客观、依据充分的信息，在遗传咨询过程中尽可

能避免医生个人的导向性意见。

2.2 产前诊断

2.2.1 定义

产前诊断（prenatal diagnosis）又称宫内诊断（intrauterine diagnosis），是对胚胎或胎儿在出生前是否患有某种遗传病或先天畸形做出准确的诊断。在遗传咨询的基础上，对高风险的妊娠进行产前诊断，为能否继续妊娠提供科学依据。其主要目的是早期发现遗传缺陷和先天性畸形。对于可矫治的病例，及时进行宫内治疗；对于无法矫治的病例，及时终止妊娠，以减少缺陷儿的出生。但需要指出的是，产前诊断并不能保证生育正常婴儿，它可以使某种特定的疾病风险概率降低，但并不能排除所有可能发生的出生缺陷和遗传病。

2.2.2 产前诊断的适应证

①高龄（≥ 35 岁）、唐氏筛查异常或者无创 DNA 异常。

②曾生育过染色体异常患儿，夫妇之一是染色体异常者的情况。

③曾有不明原因的自然流产史、畸胎史、死产或新生儿死亡史的情况。

④某些单基因遗传病，如地中海贫血。

⑤羊水过多或者羊水过少。

⑥ B 超提示胎儿异常。

⑦双胎一胎停育。

⑧孕早期时接触过可能导致胎儿先天缺陷物质的情况。

⑨医师认为需进行产前诊断的其他情况。

2.2.3 分类

产前诊断技术可分为侵入性产前诊断技术和非侵入性产前诊断技术。目前，常用的侵入性产前诊断技术包括羊膜腔穿刺术、绒毛取样活检术、脐带穿刺术等。其他还有胎儿镜技术、胚胎植入前遗传学诊断技术等。

2.2.3.1 羊膜腔穿刺术（amniocentesis）

是应用历史最长、范围最广泛、最为安全的侵入性产前诊断技术。抽取羊水的最佳时间是妊娠 16—20 周。此时羊水量大，不易伤及胎儿，穿刺成功率高，所获得羊水中有活性的上皮细胞和成纤维细胞样细胞，经过培养较易生长。经体外培养后，可进行染色体分析、酶活性的检测和 DNA 分析，对胎儿进行各种遗传病的产前诊断。

2.2.3.1.1 羊膜腔穿刺术操作步骤

①孕妇排空膀胱，取仰卧位，常规消毒铺巾。

②超声定位穿刺部位。

③将穿刺针垂直方向刺入宫腔，拔出针芯，见有淡黄色清亮羊水溢出，连接注射器抽取 2 mL 后，更换注射器，抽取羊水，取羊水量不宜多于 30 mL。插入针芯，拔出穿刺针。术毕超声观察胎心及胎盘情况。

④抽出的羊水注入无菌试管，送实验室接种。

⑤如两次穿刺未获得羊水时应终止手术，1—2 周后重新手术。

2.2.3.1.2 优点和局限性

（1）优点

取材方便、流产率低、并发症少、结果较为可靠。羊水细胞培养后进行核型分析，可诊断出全部明显的染色体异常，以及进行 DNA 突变分析以诊断单基因病；通过对羊水生化指标检测，可诊断胎儿溶血症、遗传代谢病等。

（2）局限性

羊水有被血污染的可能，只能在妊娠 16—20 周进行，染色体核型出结果需 3 周左右，不能早期诊断等。孕早期羊膜腔穿刺术在妊娠 9—14 周期间，可能会增加妊娠丢失率和胎儿肢体畸形的风险。通常不建议在早期妊娠时进行此项诊断。而胎龄较大的胎儿羊水细胞活力较差，细胞培养难以成功，且胎龄较大的胎儿宫内活动较频繁，取羊水时易损伤胎儿。因此，羊膜腔穿刺时间局限，导致不能早期诊断，对妊娠结局处理不利。

2.2.3.2 绒毛取样活检术（chorionic villus sampling）

是孕早期产前诊断的主要取材方法。由于取样时间早，一旦作出明确诊断，需要进行选择性流产时，不会给孕妇带来更多的损伤和痛苦。绒毛取样分为经腹和经宫颈两种途径，经腹途径较少引起感染，较安全。抽取绒毛的最佳时间是妊娠10—12周。将绒毛与蜕膜分离后可进行染色体分析、酶学检测和DNA分析。

2.2.3.2.1 经腹途径（双针套管法）操作步骤

①孕妇排空膀胱，取仰卧位，常规消毒铺巾。

②超声定位穿刺部位。

③在超声引导下，将引导套针经腹壁及子宫穿刺入胎盘。拔出针芯，将活检针经引导套管针内送入胎盘绒毛组织。

④连接含2—4 mL生理盐水的20 mL注射器，以5 mL左右的负压上下移动活检针以吸取绒毛组织。取绒毛量一般不超过25 mg。

⑤获取需要量的绒毛标本后插入针芯，拔出穿刺针。

⑥术毕超声观察胎心及胎盘情况。

⑦如引导套针两次穿刺均未穿入胎盘绒毛组织则应终止手术，1—2周后重新手术。

2.2.3.2.2 经宫颈途径操作步骤

①孕妇排空膀胱，取膀胱截石位，常规消毒铺巾。

②在超声引导下，将导管经宫颈穿刺入胎盘。

③连接含2—4 mL生理盐水的20 mL注射器，以5—10 mL的负压吸取绒毛组织，取绒毛量一般不超过25 mg。

④术毕超声观察胎心及胎盘情况。

⑤如两次穿刺均未穿入胎盘绒毛组织则应终止手术，1—2周后重新手术。

2.2.3.2.3 优点和局限性

（1）优点

可以较早期获取胚胎信息进行产前诊断，是妊娠14周之前进行产前诊断优选的技术。所获取的绒毛来源于滋养层，能表达胚胎遗传信息，可用于检测胎儿染色体或遗传缺陷、胎儿性别判定、胎儿病毒感染的诊断、先天性代谢性异常的诊断及胎儿血型检查等，且培养时间短（7—14 d），结果异常者可采用简单、安全的方法终止妊娠或进行宫内治疗。

（2）局限性

技术难度大，不能检测所有的出生缺陷，也无法检测羊水中的AFP、乙酰胆碱酯酶等用于筛查胎儿神经管缺陷的物质，而且容易出现母体底蜕膜污染和胎儿细胞“嵌合体异常”，从而影响结果的准确性。

2.2.3.3　脐静脉穿刺术（cordocentesis）

是在B超引导下经母腹抽取胎儿静脉血，一般在妊娠18周后至分娩前都可以进行。与羊膜腔穿刺比较，难度较大，并发症概率较高，但在我国远较国外普及，成功率高。脐血可做染色体或血液学各种检查，亦可用于检测因羊水细胞培养失败、DNA分析无法诊断但能用胎儿血浆或血细胞进行生化检测的疾病，或在错过绒毛和羊水取样时机下进行。

2.2.3.3.1　经皮脐血管穿刺术操作步骤

①孕妇排空膀胱，取仰卧位，常规消毒铺巾。

②超声定位穿刺部位。

③在超声引导下，将穿刺针经腹壁及子宫穿刺入脐带。

④拔出针芯，连接注射器，抽取需要量的脐血，取血量不宜多于5 mL。插入针芯后拔针。

⑤术毕超声观察胎心、胎盘和脐带情况。

⑥手术时间不宜超过20 min，如穿刺针两次经皮穿刺均未穿入脐带则应终止手术，1—2周后重新手术。

2.2.3.3.2　优点和局限性

（1）优点

①准确性和敏感性高，是妊娠中晚期常用的产前诊断技术。

②可获取纯胎血，对母儿构成的风险小，并发症少，能更广泛地应用于胎儿遗传性疾病的诊断和胎儿宫内状态的评估。

③穿刺时间不受孕周限制，脐血细胞培养时间短，培养过程简便，染色体制备容易和出检查报告时间短；胎儿细胞培养只需要48 h即可进行染色体制备。

④可对绒毛及羊水培养出现的假嵌体或培养失败进行校正或补救诊疗。

⑤随着四维彩超对中晚孕胎儿进行结构筛查的广泛应用，越来越多的胎儿结构异常被发现。由于错过了产前诊断的最佳时机，脐静脉穿刺术能满足大孕周孕妇进行产前诊断的需要。对于中晚期才出现的产前诊断指征，如胎儿生长受限和一些畸形，脐静脉穿刺术有羊膜腔穿刺术不可取代的优势。

⑥对一些胎儿缺陷可进行宫内治疗，如因同种免疫反应而诱发溶血的胎儿水肿能通过灌注红细胞给胎儿达到缓解，胎儿室上性心动过速引起的胎儿先天性衰竭和水肿，可通过脐静脉直接注入药物进行治疗。

（2）局限性

对技术人员要求较高，需要有高度熟练的技术人员在超声直视下操作；且引起胎盘早剥、羊水栓塞、羊水渗漏、皮下血肿及胎儿损伤等并发症的风险较羊膜腔穿刺大。

2.2.3.4　胎儿镜技术（fetoscope）

是由阴道或经腹光纤内窥镜组成的，在 B 超介导下，局部麻醉后经腹或经阴道穿刺，直接进入羊膜腔，直视下观察胎儿及其周围环境，并可抽取脐血、进行组织取样，亦可同时宫内给药和宫内进行手术治疗。胎儿镜技术是目前开展最广泛，同时也是最难的胎儿宫内治疗技术之一。

胎儿镜技术可应用于部分单基因疾病的诊断、双胎输血综合征（twin–twin transfusion syndrome，TTTS）、双胎反向动脉灌注序列征（twin reversed arterial perfusion sequence，TRAPs）、选择性胎儿生长受限（selective intrauterine growth restriction，sIUGR）及双胎贫血–红细胞增多序列征（twin anemia polycythemia sequence，TAPs）等复杂性双胎疾病的宫内治疗，重度先天性膈疝等先天缺陷性疾病的诊治。

（1）优点

①胎儿镜可直接观察胎儿外观有无明显体表畸形，如指（趾）畸形、外生殖器畸形、无脑儿、脊柱裂、腹壁裂、唇腭裂、脑疝等。

②妊娠前 3 个月，胚胎处于各器官和结构分化发育关键期，在此期内直接观察胚胎或胎盘，并进行绒毛膜取样，可使产前诊断更加早期和准确。

③胎儿镜直视下采取胎血及胎儿活体组织标本可对特殊疾病进行诊断。采胎儿血样可诊断出一些疾病，如免疫缺陷伴血小板减少、湿疹综合征（Wiskett–Aldrich 综合征）、血友病 A 和血友病 B、血红蛋白病、慢性肉芽肿病和抗胰蛋白酶缺陷等；提取胎儿皮肤和肝脏组织可诊断糖原贮积病、先天性鸟氨酸氨甲酰转移酶（OTC）缺乏症、表皮松解等疾病（抽取羊水或绒毛细胞不能诊断以上疾病），结果准确可靠。

④胎儿镜还应用于一些疾病的宫内手术治疗（宫内输血、宫内给药、激光凝固、切除和栓塞等）及实验性宫内基因治疗，开创了妊娠期挽救胎儿的新领域。

（2）局限性

手术性早产或因早产引起的胎儿死亡，不易获得无羊水污染的纯胎儿血液标本，且在妊娠晚期又难以观察到胎儿全貌，因此临床应用受到一定限制。但近年来胎儿镜工艺不断改进，减少了套管针的穿刺孔和缩小套管针的直径，同时优化了对适应证、穿刺部位、时机、采取标本的种类和方法，可减少产科并发症的发生。

2.2.3.5 胚胎植入前遗传学诊断（preimplantation genetic diagnosis，PGD）技术

是在辅助生殖和分子生物学快速发展的基础上，相互融合形成的一门新兴诊断技术，至今已有 30 多年的历史。PGD 是利用显微操作技术将胚胎中（目前主要做囊胚）的数个细胞取出，利用 DNA 分析技术对胚胎进行染色体异常或基因缺陷检测，选择正常或不致病的胚胎植入母体，防止遗传病传递，从而提高临床妊娠率、降低流产率、降低遗传病患儿的出生风险。PGD 技术将极大降低出生缺陷率，同时也避免了反复流产带给孕妇的身心痛苦。

第三章　实验室检查技术——筛查技术

3.1　染色体非整倍体及开放性神经管缺陷血清学筛查

3.1.1　常用的血清学产前筛查术语

（1）产前筛查

产前筛查的定义是指在孕妇群体中通过简便、经济和较少创伤的手段区分出胎儿罹患某种疾病可能性较高的个体，以便对这些具有较高患病风险的胎儿个体再做进一步的明确诊断。该方法能最大限度减少罹患该疾病胎儿的出生。

产前筛查具有发现早、成本低、易施行、覆盖面广等优点。但其不是确诊检查手段。选择使用筛查方法往往是由于某种疾病的确诊性检查方法尚未成熟或是需要付出的代价过高而退选其次。血清学产前筛查属于后者，其确诊方法是通过羊膜腔穿刺术或脐静脉穿刺术进行胎儿染色体核型分析，这两种方法均为有创手术，不可避免地存在宫内感染和流产的风险，且费用较高。

（2）中位数及中位数倍数

①中位数：将一组数据依次按从小到大排列开，若该组数据的个数为奇数，那么最中间这个数字即为该组数据的中位数；若该组数据的个数为偶数，则中间两个数字的均值为该组数据的中位数。

②中位数倍数（MoM）：一组数据中的单个数字与该组数据的中位数的比值即为该数字的中位数倍数，是对该数字进行标化的表达方式。

将中位数及中位数倍数应用于血清学产前筛查是一个非常重要的手段。首先，实验室应建立自己的血清标志物标准中位值，而后将所有实际测定值的浓度转化为中位数倍数来表达，再使用标化后的中位数倍数值对筛查的疾病进行风险评估。

（3）风险率

风险率常以 $1/n$ 表示，这里用来评估发生 21-三体综合征等异常妊娠的概率，预计发生 1 个异常妊娠的概率。

（4）产前筛查效率评价指标

产前筛查效率评价通常使用检出率（DR）、阳性预测值（OAPR）、假阳性率（FPR）、假阴性率（FNR）等客观指标。

①筛查检出率：筛查高风险结果中，妊娠患目标病胎儿的孕妇人数占筛查群中妊娠罹患该疾病胎儿的孕妇总数的百分比。筛查检出率越高说明这个筛查体系的灵敏度越好。

②阳性预测值：筛查高风险结果中，妊娠罹患目标疾病胎儿的孕妇人数占筛查高风险结果孕妇总数的百分比。阳性预测值越高，说明这个筛查体系的特异性越好。

③假阳性率：筛查结果为高风险，而实际为非妊娠罹患目标疾病胎儿的孕妇数占筛查人群中胎儿为非妊娠罹患目标疾病的孕妇总数的百分比。

④假阴性率：筛查结果为低风险，而实际为妊娠罹患目标疾病胎儿的孕妇数占筛查人群中胎儿为非妊娠罹患目标疾病的孕妇总数的百分比。

⑤ 21-三体综合征、18-三体综合征、13-三体综合征和性染色体非整倍体异常是最常见的染色体疾病。其中，21-三体综合征、18-三体综合征约占围产期出生缺陷的 0.15%，占围产期常染色体非整倍体的 95% 左右，这两种疾病一直是我国控制和预防出生缺陷的重点。

⑥血清学筛查是指抽取少量孕妇外周血，通过检测母体血清中的生化标志物，结合孕妇的年龄、孕周、体重等因素，使用专业的风险计算软件来分别计算胎儿罹患 21-三体综合征、18-三体综合征和开放性神经管缺陷的风险。

3.1.2　血清学产前筛查

3.1.2.1　临床信息和标本的采集

（1）产前筛查资料的收集

①产科医生应详细询问病史、确认孕周，记录超声测定的头臀长（孕早期）或双顶径（孕中期）以及超声检查时间、孕妇提供的对确定孕周有重要价值的其他信息资料。

②产科医生在产前筛查申请单上准确填写下列资料：孕妇姓名、出生日期（公历）、采血日期、孕龄、体重、民族、末次月经日期（公历）、月经周期、孕妇是否

吸烟、本次妊娠是否为双胎或多胎、是否患有胰岛素依赖型糖尿病、既往是否有染色体异常或者神经管畸形等异常妊娠史、家族史、通信地址和电话。

③所有信息均应填写完整。

（2）标本采集

①按照无菌操作常规，用静脉穿刺术采取孕妇静脉血 2—3 mL，收集于真空干燥管中。

②在采血管标签上写明孕妇姓名、标本编号、采血日期。标本编号应采用唯一编号，也可使用条形码作为唯一编号。

③产前筛查实验室应当对该实验室所接收的血液标本类型做出规定，如全血标本、血清分离管标本、离心分离的血清标本等。

（3）标本的储存和运输

①将盛有血液标本的采血管静置于室温下（18—25 ℃）0.5—2 h，待其凝固后迅速离心分离得到血清。

②产前筛查实验室与采血点不在同一医疗机构者，应在采血点离心分离得到血清，以血清形式运送标本。血清标本在运输过程中保持 4—8 ℃冷藏条件。

③血清标本在 4—8 ℃温度下保存，不应超过 7 d；在 –20 ℃以下保存不应超过 3 个月；长期保存应在 –70 ℃；保存过程中避免反复冻融。

（4）标本接收及编号

①实验室收到标本后应仔细核对采血管信息与申请单是否一致，申请单信息是否完整。

②标本采用唯一编号，建议采用实验日期 + 编号的方式进行编号。

3.1.2.2　实验室检测标志物

（1）人绒毛膜促性腺激素（human chorionic gonadotrophin，hCG）

hCG 是由胎盘滋养层细胞合成与分泌的一种糖蛋白，由 α、β 亚基组成二聚体。胎儿 hCG 在妊娠早期大幅度升高，妊娠 8—10 周时达高峰值，为 1500—2500 mU/mL，然后在 18—20 周时逐渐下降到稳定水平。母体血清中的 hCG 浓度在妊娠 10 周时达高峰值，为 100000 mU/mL，然后在 18—20 周时下降到稳定水平 20000 mU/mL。母体血清中有 0.5% 左右的 hCG 是以游离的 β 亚基存在。1987 年 Bogart 等研究报道 hCG、游离 β–hCG 在 21– 三体综合征妊娠中比正常妊娠水平增高，分别为正常孕妇的 1.8—2.3 MoM 与 2.2—2.5 MoM。相反，18-三体综合征胎儿母体血清 hCG、游离 β-hCG 表现为异常降低，通常分别为 hCG ≤ 0.60 MoM，游离 β-hCG ≤ 0.25 MoM。

（2）甲胎蛋白（alpha-fetoproteins，AFP）

AFP 是一种大分子蛋白质，其分子量约为 70 kD，主要在卵黄囊、肝脏和胃肠道合成。母体血清中的 AFP 主要通过胎盘跨膜运输来源于羊水和胎儿血清，除此之外有 6% 母体血清 AFP 是通过羊膜腔跨膜运输而来。母体血清 AFP 在孕早期开始升高。随着孕周增加，母体血清中 AFP 会进一步升高，直至 28—32 孕周达到高峰。1984 年研究发现 21-三体综合征、18-三体综合征胎儿母体血清 AFP 水平降低，AFP 可用于检测 21-三体综合征及 18-三体综合征。由于胎儿染色体疾病导致胎儿肝脏发育不良，AFP 合成减少，所以母血中的含量相应减少。21-三体综合征胎儿母体血清 AFP 水平通常为正常孕妇的 0.7—0.8 MoM；18-三体综合征胎儿母体血清 AFP ≤ 0.75 MoM。

（3）游离雌三醇（estriol，uE3）

uE3 是经胎儿肾上腺与肝脏，最后由胎盘合成的一种甾体类激素。它以游离形式直接由胎盘分泌进入母体循环，在母体肝脏内很快地以硫酸盐和葡萄糖醛酸雌三醇的形式代谢。其在母体血清中的水平随孕周增长而增加。uE3 主要用于 21-三体综合征的孕中期筛查，21-三体综合征胎儿的母体血清 uE3 较正常孕妇低，一般＜0.7 MoM；18-三体综合征胎儿母体血清中 uE3 也表现为降低。

（4）抑制素 A（inhibin-A）

抑制素 A 是孕期卵巢和胎盘分泌的一种糖蛋白类激素。抑制素 A 在胎盘及胎膜中表达，母体血液中的含量随孕周的不同而有所波动，孕 10—12 周时达到高峰然后逐渐下降，在孕 15—25 周处于相对稳定状态，其间无孕期差别。研究表明，21-三体综合征妊娠母体血清中抑制素 A 的水平明显升高，相当于正常妊娠者的 2 倍左右。在 21-三体综合征患儿中，母体血清中抑制素 A 通常为正常对照的 1.62 MoM，妊娠中期抑制素 A 对 21-三体综合征的检出率可达 36%，假阳性率 5%，与现存的其他血清标志物相结合可提高妊娠中期 21-三体综合征检出率的 6%—20%。抑制素 A 能够稳定可靠地估计 21-三体综合征风险，因此能够且有必要作为孕中期孕妇血清学检查项目。

（5）妊娠相关血浆蛋白 A（pregnancy associated plasma protein-A，PAPP-A）

PAPP-A 是由胎盘滋养层细胞合成的蛋白，并释放到母血中。在孕早期（孕 9—13 周）母血中 PAPP-A 水平快速升高，随孕周增长而增加。孕早期，PAPP-A 在 21-三体综合征和 18-三体综合征胎儿的母血中明显降低。孕 14 周后，PAPP-A 浓度在正常妊娠母血和 21-三体综合征胎儿的母血中差别不大，因此不适用于孕中期筛查。

3.1.2.3 孕中期血清学筛查方案

据我国 2010 年《胎儿常见染色体异常与开放性神经管缺陷的产前筛查与诊断技术标准》，孕中期血清学筛查时限主要指孕 14—20 周，筛查方案主要包括二联法、三联法及四联法。

（1）二联法

指以血清 AFP+ 游离 β-hCG/hCG 为标志物，结合孕妇年龄、孕周、体重等参数计算胎儿罹患 21-三体综合征、18-三体综合征风险的联合筛查方案。

（2）三联法

指孕中期以 AFP+ 游离 β-hCG/hCG+uE3 或 AFP+ 游离 β-hCG+ 抑制素 A 为筛查指标。1994 年美国妇产科医师学会曾向全美孕妇正式推荐三联筛查，目前应用最为广泛。三联筛查 21-三体综合征的阳性检出率为 69%—77%。

（3）四联法

指孕中期 14—20^{+6} 周，以 AFP+ 游离 β-hCG/hCG+uE3+ 抑制素 A 为指标应用于 21-三体综合征筛查，临床检出率高达 93%。

3.1.2.4 孕早期血清学筛查方案

孕早期对染色体非整倍体的筛查有其优越性，对筛查阳性的患者可以通过绒毛穿刺进行产前诊断，早期终止异常妊娠。早期终止妊娠比中期人工流产容易而且安全，还可以减少孕妇及其家属的焦虑。

目前主要采用 PAPP-A + 游离 β-hCG/hCG + NT + 年龄的孕早期联合筛查模式，孕早期筛查时限一般为孕 11—13^{+6} 周。

1994 年，Brambati 等首先提出联合游离 β-hCG、PAPP-A 和孕妇年龄进行孕早期血清学筛查，孕 8—12 周筛查 21-三体综合征的检出率为 78.9%。Noble 等将 NT 引入孕早期血清学筛查，NT 联合游离 β-hCG 的孕早期筛查模式对 21-三体综合征的检出率为 85%，假阳性率为 5%。随之出现联合 PAPP-A、游离 β-hCG、NT 和孕妇年龄的孕早期联合筛查模式。

3.1.2.5　孕早、中期序贯及联合产前筛查方案

当前，孕早期和孕中期血清学产前筛查方案各有其缺点。有学者提出了将两个时期的筛查方案进行整合来提高筛查效率，主要有以下几种模式。

（1）孕早、中期整合筛查

先做孕早期产前筛查，孕早期筛查结果不告知孕妇，待孕中期筛查结果出来后，综合两次的筛查结果计算出最终风险值并决定是否进行产前诊断。该方案如果用独立的孕早期筛查和孕中期用四联法，则检出率为 85%，假阳性率为 5%；如果孕早期联合 NT 筛查则检出率为 85%，假阳性率仅为 1%。

（2）逐步的序贯筛查

先进行孕早期产前筛查，给出孕早期风险值，对高危者行绒毛取材（chorionic villus sampling，CVS）进行孕早期产前诊断；对低危者要求其在孕中期时接受孕中期筛查，依据孕中期筛查结果决定是否进行产前诊断。该方法因对孕早、中期高风险结果均进行产前诊断。故能达到理想的检出率（98%），但假阳性率很高（17%）。如果能将该方案和无创产前 DNA 检测（NIPT）整合起来，会有不错的筛查效率。

（3）独立的序贯筛查

先行孕早期产前筛查，如果结果为高风险，孕妇可选择直接做 CVS 进行孕早期产前诊断，也可与低风险结果的人群一样等待参加孕中期产前筛查，综合两次的筛查结果计算出最终风险值并决定是否进行产前诊断。

（4）酌情的序贯筛查

是指在进行孕早期联合筛查后，依据孕早期风险将孕妇分为三类。①绝对高危组：行 CVS 进行孕早期产前诊断；②临界组：建议做孕中期四联法血清学产前筛查，医生依据孕早、中期筛查结果并结合超声信息做出最终风险评估，被评估为高风险的孕妇建议通过羊膜腔穿刺术做染色体核型分析进行诊断；③低危组：建议继续妊娠和常规检查。该模式在妊娠早期和中期风险评估（FASTER）的研究中得出在假阳性率为 5% 时的检出率达到了 95%，是目前血清学产前筛查中筛查效能最高的方案。

3.1.2.6 检测方法学

目前应用于产前筛查的检测方法主要有化学发光免疫分析法和时间分辨免疫荧光分析法两种。

3.1.2.7 风险评估

（1）数据标化

由于游离 β-hCG、PAPP-A 等用于筛查的水平受孕龄、体重、民族、受孕方式、妊娠胎儿数、妊娠期吸烟等多种妊娠状态影响，不同状态孕妇的标志物生化检测值，需经标化后才具有相互间的可比性。筛查数据标化采用中位数倍数法，即按影响因素分组，把个体测量值除以同组测量值的中位值转换成相应的 MoM 值。

（2）风险值计算

风险值的计算部分主要是针对 21-三体综合征及 18-三体综合征进行。开放性神经管缺陷的风险只需依据校正后的 AFP MoM 值作出判断。

21-三体综合征及 18-三体综合征妊娠综合风险值是由相互独立的年龄风险值和标志物风险值相乘获得，年龄风险值可用特定孕妇年龄的相应染色体异常胎儿的出生率表示，因为随着孕妇年龄增高，生殖细胞形成过程中同源染色体不分离的概率增大，妊娠罹患染色体三倍体胎儿的风险率随之增高。标志物风险值可用似然比（LR）表示，即特定标志物水平在某种染色体异常妊娠（a）和正常妊娠群体（b）中的分布频率之比［ LR（x）=a/b ］。当某个标志物风险值呈正 2 态分布时，可通过多元正态函数计算 LR。

风险值的计算公式（孕早期产前筛查）：年龄特异性风险值（初始风险值）× LR（PAPP-A）× LR（FreeB-hCG）× LR（NT）= 合并风险值（个体特异性风险值）。风险值以 1/n 的形式报告，表示足月分娩时胎儿罹患 21-三体综合征的概率。

风险值的计算公式（孕中期产前筛查）：年龄特异性风险值（初始风险值）× LR（AFP）× LR（hCG）× LR（uE3）= 合并风险值（个体特异性风险值）。合并风险值以 1/n 的形式报告，表示足月分娩时胎儿为 21-三体综合征或 18-三体综合征胎儿的概率。

3.1.2.8 血清学筛查结果及意义

在利用母体血清标记物进行染色体非整倍体筛查时，需要将检测到的标志物浓度转换为 MoM 值来表示。结合孕妇的年龄、孕周、体重等资料，使用专门风险计算软件分别计算胎儿罹患21－三体综合征、18－三体综合征及开放性神经管缺陷的风险。21－三体综合征、18－三体综合征的风险率以1/*n*的方式来表示，意味着出生相应疾病患儿存在1/*n*的可能性。开放性神经管缺陷筛查结果可以风险率1/*n*的方式来表示，也可以高风险或低风险表示。必须指出，这只是一种筛查方法而绝对不是一种诊断性的方法。通过筛查得出的“高风险”或“筛查阳性”结果，只能说明“有可能”是胎儿异常；筛查结果“低风险”“阴性”也不能绝对性地排除异常。

根据软件所计算的风险率，将筛查结果分为高风险和低风险。与开放性神经管缺陷筛查一样，21－三体综合征和18－三体综合征都有其阳性切割值。21－三体综合征筛查结果通常采用1/270为阳性切割值，18－三体综合征筛查结果一般采用1/350为阳性切割值，筛查结果风险率≥阳性切割值者为高风险妊娠。开放性神经管缺陷以母血清AFP≥（2.0—2.5）MoM为阳性切割值，筛查结果AFP≥（2.0—2.5）MoM者为高风险。

切割值的选择直接影响筛查的检出率和假阳性率，一旦确定，不宜轻易更改。如降低切割值，虽然检出率得到提高，但筛查的假阳性率也会相应增高，需接受有创产前诊断的孕妇数量增加，导致经济成本及流产率增加；如提高切割值，虽然减少了假阳性，但检出率也相应下降。

3.1.2.9　结果的审核与签发

①核对血清标本与申请单上的条码号、姓名是否一致。

②查看申请单填写是否完整，信息录入是否准确，医生、孕妇是否签字。

③判断所选择并使用的孕周是否准确。

④将室内质控结果结合最终的风险评估结果做进一步分析。

⑤根据累积和图对该批结果做回顾性分析，看累积中位值的走势是否在合理范围，以及是否存在系统误差。

⑥进一步对该批结果的筛查阳性率作出判断，看是否远低于或远高于行业标准的规定。

⑦需要2个以上相关技术人员核对后方可签发。其中，审核人员应具备副高级以上检验或相关专业的技术职称（职务）。

3.1.2.10　筛查结果的遗传咨询与诊断

现阶段筛查结果的报告形式多分为高风险、临界风险、低风险三个区间，孕妇拿到自己报告后应由临床医生给予解读和建议。建议 21–三体综合征和 18–三体综合征结果为高风险和临界风险的人群做进一步遗传咨询和诊断；低风险人群建议继续妊娠和常规检查。但应告知孕妇低风险结果也不能完全排除该次妊娠胎儿罹患 21–三体综合征或 18–三体综合征的可能。

针对开放性神经管缺陷结果的解读：当校正后的甲胎蛋白 AFP MoM 值＜2.5 时，表示胎儿存在开放性神经管缺陷的可能性小；当该值≥ 2.5 时，表示所怀胎儿存在开放性神经管缺陷的可能性较大，建议采用彩超等方法进一步排查。

需注意的是，目前国内使用的风险评估软件有多个版本，其风险切割值各有不同。

3.1.2.11　实验室的质量控制

（1）室内质控

质控品水平应涵盖低、中、高三个水平，各浓度区域的质控至少每 24 h 或每一次定标后测定一次。

（2）室间质评

每年参加国家卫生健康委员会临床检验中心或省级临床检验中心组织的室间质评，并获得合格证书。

（3）标本采集孕周

孕中期筛查在 14—20^{+6} 周，孕早期筛查在 11—13^{+6} 周。不在有效孕周范围内采集的标本，可进行生化检测，但无法进行风险计算。

（4）标本采集、转运和接收

生化标志物体外稳定性各不相同，PAPP–A、AFP、总 hCG、uE3、抑制素 A 在 4—8 ℃血清中可有效保存数天。游离 β–hCG 易受总 hCG 体外分解的影响，在 4—8 ℃下保存时间不宜超过 4 d。uE3 在全血中不稳定，标本采集后应及时分离血清并转移至新的容器，如果使用分离胶管采集，应及时离心，通过分离胶物理隔离血清和细胞层。各个标志物在 –20 ℃可有效保存数年，但检测时应测试冻融效应对生化测定值的影响。

3.1.2.12　资料与标本的保存

有关筛查结果的原始资料，包括产前筛查申请单、知情同意书、实验数据记录，均应保存 5 年以上，另有规定的除外。血清标本应保存至产后 2 年，血清标本

应保存于 -70 ℃，以备复查。

3.1.2.13　实验室精密度及检出率要求

（1）精密度要求

以变异系数 CV% 为代表，批内 CV%＜3%，批间＜5%。

（2）检出率要求

①二联法：对唐氏综合征的检出率＞60%，假阳性率＜8%；对 18-三体综合征的检出率＞80%，假阳性率＜5%；对开放性神经管缺陷（ONTD）的检出率＞85%，假阳性率＜5%。

②三联法：对唐氏综合征的检出率＞70%，假阳性率＜5%；对 18-三体综合征的检出率＞85%，假阳性率＜5%；对开放性神经管缺陷（ONTD）的检出率≥ 85%，假阳性率＜5%。

③四联法：对唐氏综合征的检出率＞80%，假阳性率＜5%；对 18-三体综合征的检出率＞85%，假阳性率＜1%；对开放性神经管缺陷（ONTD）的检出率＞85%，假阳性率＜5%。

（3）阳性预测值

阳性预测值为筛查阳性病例中的真阳性率，唐氏综合征产前筛查的阳性预测值应≥ 0.5%。

（4）实验室质量控制

每次实验应根据相应试剂盒的要求做标准曲线或校准标准曲线、质控品测定，以评估该批次实验测定结果的可靠性。实验室每年应参加 1—2 次卫健委指定机构的室间质评计划，并取得合格证书。连续 3 年不参加或者未取得室间质评合格证书的产前筛查视为质量控制不合格。

3.2　孕妇外周血胎儿游离 DNA 产前筛查与诊断技术规范

3.2.1　基本要求

3.2.1.1　机构要求

①开展孕妇外周血胎儿游离 DNA 产前筛查与诊断的医疗机构应当获得产前诊

断技术类《母婴保健技术服务执业许可证》。

②开展孕妇外周血胎儿游离 DNA 产前筛查与诊断采血服务的医疗机构（以下简称采血机构）应当为有资质的产前筛查或产前诊断机构。开展采血服务的产前筛查机构须与产前诊断机构建立合作关系，并向省级卫生健康行政部门备案。

③开展孕妇外周血胎儿游离 DNA 实验室检测的医疗机构（以下简称检测机构）应当具备临床基因扩增检验实验室资质，严格遵守《医疗机构临床实验室管理办法》《医疗机构临床基因扩增检验实验室管理办法》等相关规定。实验室按临床基因扩增实验室进行分区管理，确保实验室环境设施符合项目开展要求，相应检验项目应当接受国家卫生健康委临床检验中心组织的室间质量评价。

3.2.1.2 人员要求

①从事孕妇外周血胎儿游离 DNA 产前筛查与诊断的专业技术人员应当按照《产前诊断技术管理办法》要求取得相应资质。

②从事孕妇外周血胎儿游离 DNA 产前检测的实验室人员应当经过省级以上卫生计生行政部门组织的临床基因扩增检验技术培训，并获得培训合格证书。

3.2.1.3 设备及试剂要求

①在具备细胞遗传学实验诊断设备的基础上，同时具备开展孕妇外周血胎儿游离 DNA 产前筛查与诊断相应的主要设备，包括 DNA 提取设备、PCR 仪、高通量基因测序仪或其他分子检测设备等。设备的种类、数量应当与实际开展检测项目及检测量相匹配。

②设备、试剂和数据分析软件应当符合《医疗器械监督管理条例》和《医疗器械注册管理办法》等相关规定，经过食品药品监督管理部门批准注册。

3.2.1.4 工作要求

（1）相关规定

严格遵守《中华人民共和国母婴保健法》及其实施办法、《产前诊断技术管理办法》《医疗机构临床实验室管理办法》等有关规定。

（2）与产前筛查机构签订合作协议

产前诊断机构与产前筛查机构建立合作关系时，双方应当签订协议明确各自的责任和义务。具体要求如下。

①产前筛查机构主要负责制定产前筛查方案、检测前咨询、检测申请（包括签

署知情同意书、标本采集、检测信息采集）、对检测结果为低风险人群进行后续咨询、妊娠结局随访等。产前筛查机构应当及时将检测标本送至有合作关系的产前诊断机构，由产前诊断机构安排进行后续检测。

②产前诊断机构主要负责确定产前筛查与诊断方案、标本检测、出具发放临床报告、对检测结果为高风险人群进行后续检测、再次出具发放临床报告、对检测结果仍为高风险人群进行后续咨询、诊断与妊娠结局随访等。产前诊断机构负责对具有合作关系的产前筛查机构进行技术指导、人员培训和质量控制。

（3）与其他具备高通量基因测序等分子遗传技术能力的医疗机构合作

产前诊断机构与其他具备高通量基因测序等分子遗传技术能力的医疗机构合作时，双方应当签订协议明确各自的责任和义务，并向省级卫生健康行政部门备案。具体要求如下。

①产前诊断机构负责临床服务。主要包括确定产前筛查与诊断方案、检测前咨询、检测申请（包括签署知情同意书、标本采集、检测信息采集）、依据检测结果出具发放临床报告、后续咨询、诊断与妊娠结局随访等。

②检测机构负责提供检测技术。包括检测技术平台建设、技术人员培训、技术支持、开展室内质量控制和室间评价、标本转运与检测，提供检测结果并对检测结果负责，按照本规定保存相关标本、信息资料等，接受卫生健康行政部门的监督检查。检测机构不可直接面向孕妇开展外周血胎儿游离 DNA 产前筛查与诊断临床服务。

（4）报送相关信息

产前诊断机构应当定期向省级卫生健康行政部门报送相关信息，由省级卫生计生行政部门汇总后按要求报送国家卫生健康委员会。

（5）保护孕妇隐私

相关医疗机构要按照医学伦理原则，自觉维护孕妇权益，保护孕妇隐私。医务人员要坚持知情选择原则，全面、客观介绍各类产前筛查与诊断技术的适用人群、优缺点以及可供选择的产前筛查与诊断方案等，取得孕妇或其家属同意后方可开展。重要事项须经过本单位伦理委员会审议通过。

（6）严禁虚假宣传

严禁发布虚假医疗广告和信息，严禁夸大本技术临床应用效果。

（7）严禁非医学需要的胎儿性别鉴定

严禁任何机构或人员利用孕妇外周血胎儿游离 DNA 产前筛查与诊断技术进行非医学需要的胎儿性别鉴定。

3.2.2 适用范围

3.2.2.1 目标疾病

（1）NIPT

根据目前技术发展水平，孕妇外周血胎儿游离 DNA 产前筛查与诊断的目标疾病为 3 种常见胎儿染色体非整倍体异常：21-三体综合征、18-三体综合征、13-三体综合征。

（2）NIPT-plus

即无创升级版检测，plus 是 NIPT 的升级版，不但具备 NIPT 相同的筛查作用，还可以一次评估染色体非整倍体疾病及超过百种位于特定症候群相关染色体片段位置的微缺失疾病。NIPT-plus 的无创性、准确性获得诊断医师的普遍认可，不过也存在假阳性，可能造成产前过度诊断，因此目前建议在临床中可作为高风险孕妇产前筛查的一种有效补充。

3.2.2.2 适宜时间

孕妇外周血胎儿游离 DNA 检测适宜孕周为 12—22^{+6} 周。

3.2.2.3 适用人群

①血清学筛查显示，胎儿常见染色体非整倍体风险值介于高风险切割值与 1/1000 之间的孕妇。

②有介入性产前诊断禁忌证者（如先兆流产、发热、出血倾向、慢性病原体感染活动期、孕妇 Rh 阴性血型等）。

③孕 20 周以上，错过血清学筛查最佳时间，但要求评估 21-三体综合征、18-三体综合征和 13-三体综合征风险者。

3.2.2.4 慎用人群

有下列情形的孕妇进行检测时，检测准确性有一定程度下降，检出效果尚不明确；或按有关规定应建议其进行产前诊断的情形，包括：

①孕早、中期产前筛查高风险。

②预产期年龄＞35 岁。

③重度肥胖（体重指数＞40）。

④通过体外受精 – 胚胎移植的方式受孕。

⑤有染色体异常胎儿分娩史，但除夫妇染色体异常的情形外。

⑥双胎及多胎妊娠。

⑦医师认为可能影响结果准确性的其他情形。

3.2.2.5　不适用人群

有下列情形的孕妇进行检测时，可能严重影响结果准确性。包括：

①孕周＜12 周。

②夫妇一方有明确染色体异常。

③ 1 年内接受过异体输血、移植手术、异体细胞治疗等。

④胎儿超声检查提示有结构异常须进行产前诊断。

⑤有基因遗传病家族史或提示胎儿罹患基因病高风险。

⑥孕期合并恶性肿瘤。

⑦医师认为有明显影响结果准确性的其他情形。

除外上述不适用情形的，孕妇或其家属在充分知情同意情况下，可选择孕妇外周血胎儿游离 DNA 产前检测。

3.2.3　服务流程

3.2.3.1　检测前咨询及知情同意

对符合适用人群情形并自愿进行检测的，或符合慎用人群情形但在充分告知并知情同意的前提下仍自愿要求进行检测的孕妇，医师应当对孕妇本人及其家属详细告知该检测的目标疾病、目的、意义、准确率、局限性、风险以及其他筛查与诊断方案，与孕妇本人或其家属签署知情同意书并填写申请单。

知情同意书应当包括以下要点：

①告知本技术的目标疾病。

②告知本技术的检出率、假阳性和假阴性率，强调该检测结果不是产前诊断结果，高风险结果必须进行介入性产前诊断以确诊，以及检测费用及流程等。

③告知本技术有因检测失败而重新采血的可能。

④告知影响该检测准确性的相关因素。

⑤医师对病例个案认为应该说明的相关问题。

⑥对未接受孕中期血清学筛查，直接选择孕妇外周血胎儿游离 DNA 产前检测的孕妇，应当在孕中期进行胎儿神经管缺陷风险评估。

⑦产前筛查机构承担采血服务时，知情同意书应当一式两份，一份留存产前筛查机构，一份随标本运转至产前诊断机构。

3.2.3.2 检测信息采集

医师应当仔细询问孕妇基本情况、孕产史、本次妊娠情况、既往史和家族史等，如实、准确、详细地填写检测申请单。检测申请单第一联由产前诊断机构留存，第二联由检测机构留存。

3.2.3.3 标本采集及运转

①标本编号。采血机构应当对采血管进行唯一编号。该编号应当与知情同意书、检测申请单和临床报告单编号一致。

②标本的采集、分离、保存和转运按照标准操作流程和相关产品说明书的要求进行，抽血时间、接收时间和操作人员等信息要详细记录。标本应当与知情同意书、检测申请单等资料同时运转。运转过程应当符合生物安全和环境要求，同时做好交接记录。

3.2.3.4 临床报告的出具和发放

自采血至发放临床报告时间不超过 15 个工作日，其中发出因检测失败需重新采血通知的时间不超过 10 个工作日。临床报告应当由副高以上职称并具备产前诊断资质的临床医师出具发放。临床报告应当以开展相关技术的产前诊断机构名义出具，以书面报告形式告知受检者。

临床报告应当包括以下信息：

①送检单位和送检医师姓名。

②孕妇基本信息，包括姓名、年龄、末次月经时间、孕周等。

③标本信息，包括标本编号、标本状态、采血日期等。

④检测项目和检测方法。

⑤目标疾病检测值、参考范围、低风险或高风险结果。

⑥结果描述与建议。

⑦检测单位、检测时间、检测人员及审核人员签名。

⑧临床报告审核发放时间、审核医师签名。

3.2.3.5　检测后咨询及处置

对检测结果为低风险的孕妇，采血机构应当建议其定期进行常规产前检查；如果同时存在胎儿影像学检查异常，应当对其进行后续咨询及相应产前诊断。对检测结果为高风险的孕妇，产前诊断机构应当尽快通知其到本机构进行后续咨询及相应产前诊断。咨询率应达到 100%，产前诊断率应达到 95% 以上。

对于目标疾病以外的其他异常高风险结果，产前诊断机构应当告知孕妇本人或其家属进行进一步咨询和诊断。

3.2.3.6　妊娠结局随访

采血机构应当负责对孕妇的妊娠结局进行追踪随访。对检测结果为高风险的孕妇，妊娠结局随访率应达到 100%；对检测结果为低风险的孕妇，妊娠结局随访率应达到 90% 以上。随访应至少至分娩后 12 周，有条件的可随访至分娩后 1 年。

随访内容应包括：

①后期是否有流产、引产、早产或足月产、死产、死胎等妊娠结局。

②是否为 21–三体综合征、18–三体综合征、13–三体综合征患儿。

③有条件的可将后期流产、死胎的遗传学诊断纳入妊娠结局随访内容。

3.2.3.7　标本与资料信息的保存

采血机构负责保存知情同意书，产前诊断机构负责保存检测申请单第一联。检测机构负责保存检测申请单第二联、实验室检测核心数据信息和剩余标本。标本、信息和资料的保存期限应不少于 3 年。

3.2.4　检测技术流程

3.2.4.1　标本的接收

检测机构应当制定标本接收和拒收原则。拒绝接收不符合要求的标本时应当书面反馈拒收原因，具体拒收情况包括：

①标本采集不当，如抗凝剂使用不正确、容器使用不正确、严重溶血或有血凝块、采血管破裂或开盖、标本标识不清等。

②标本未按照规定的温度、时限等保存和运输。

③检测申请单填写不完整。

3.2.4.2 信息记录要求

在标本检测过程中，应当及时、准确、如实记录操作人员、仪器、试剂及检测数据等相关信息。

3.2.4.3 血浆 DNA 的提取

血浆 DNA 的提取应当在标本制备区进行，各项操作应当符合标准操作流程和说明书要求。如提取 2 次仍不符合质量标准，应当与采血机构充分进行沟通后决定后续处理。剩余的血浆标本应当在 –70 ℃以下保存不少于 3 年，避免反复冻融。

3.2.4.4 文库构建

文库构建流程和上机文库质量评估应当严格按照标准操作流程进行。实验操作应当符合《医疗机构临床基因扩增检验实验室管理办法》相关要求。文库检测浓度及文库片段分布范围应当符合试剂说明书的要求。

3.2.4.5 DNA 序列分析

DNA 序列分析应当在扩增产物分析区（如测序区域）按照标准操作流程进行。实验室分区温度和湿度应当符合设备说明书要求。每个标本有效数据量、唯一比对序列数目等均应当符合试剂说明书要求。DNA 序列分析应当严格按照产品说明书具体要求进行。

3.2.4.6 数据分析与结果判断

①检测质量合格的标本应当严格按照产品说明书进行实验室结果判读。

②检测质量不合格的标本应当重新提取 DNA 再次检测，再次检测后仍不符合数据分析或结果判断质量要求的标本，检测机构应当与产前诊断机构充分沟通后确定后续处理。

③检测机构应当按照检测方法相关说明书要求建立有关数据质量参考标准。

3.2.4.7 检测结果的出具

①检测机构填写临床报告中检测结果部分，描述目标疾病的高风险或低风险结果。

②对检测失败的样本，检测机构应当发放检测失败报告并注明原因。

3.2.4.8 检测数据的存储与安全

相关医疗机构应当严格保护孕妇隐私，严禁泄露受检者信息，采取措施确保信息安全。检测数据应当进行安全备份，并与互联网物理隔离。可追溯原始序列的核心数据保存应当不少于 3 年。

3.2.5　质量控制指标

（1）检出率

21–三体综合征检出率不低于 95%，18–三体综合征检出率不低于 85%，13–三体综合征检出率不低于 70%。

（2）假阳性率

21–三体综合征、18–三体综合征、13–三体综合征的复合假阳性率均不高于 0.5%。

（3）阳性预测值

21–三体综合征、18–三体综合征、13–三体综合征的复合阳性预测值不低于 50%。

（4）检测失败率

由于凝血、溶血、DNA 质量控制不合格等标本原因造成的检测失败率不超过 5%。

3.3　遗传病扩展性携带者筛查（ECS）

单基因遗传病是导致出生缺陷的重要原因之一，其整体发病率与染色体疾病处于同一水平。95% 的单基因病都缺乏有效的治疗方案，少数可治的又往往费用高昂，因此预防是最经济、最有效的单基因病防控策略。随着高通量测序技术的发展与应用，一次性对多种疾病（含相对高发的可有严重表型的致畸、致死性遗传病，或婴幼儿期及时干预可极大缓解症状改善预后的疾病）进行携带者筛查，在孕前或孕早期常规进行携带者筛查可以降低普通人群生育隐性遗传病患儿的风险。

3.3.1　适用人群

①健康备孕育龄的夫妻。

②不孕不育拟进行辅助生殖的夫妻。

③有不良孕史的妇女（如胚胎停育、胎儿畸形、死胎、死产史、产后大出血等）。

④血缘关系相近的夫妻。

3.3.2 检测内容及临床意义

①对备孕或孕早期（孕周≤ 13 周）夫妻，进行常见 300 多种隐性遗传病的致病基因检测。

②帮助育龄夫妻了解自身单基因隐性遗传病致病变异的携带情况，提示生育患儿的风险，提供科学的生育指导。

3.3.3 遗传病扩展性携带者筛查的应用

（1）扩展性携带者筛查在辅助生殖领域中的应用

孕前对胚胎进行遗传学筛查的需求急剧增长，因此扩展性携带者筛查率先在辅助生殖领域中得到广泛应用。在孕前（或孕期）进行扩展性携带者筛查可以帮助夫妇了解生育患儿风险，从而考虑全面的生育方式，让夫妇决定是通过自然妊娠、产前诊断，还是通过胚胎植入前遗传学诊断或选择供精（卵）来避免生育患儿。

扩展性携带者筛查可应用于准备用自己的配子进行辅助生殖手术的夫妇，同时也适用精子和卵子捐献项目，以避免一些严重的单基因病。

（2）扩展性携带者筛查在普通人群中的应用

随着扩展性携带者筛查的普及，许多遗传咨询和检测都是以种族背景为指导的，但是这种模式受到日益增多的种族混杂的挑战。扩展性携带者筛查可以检测出更多的突变和潜在的风险胎儿，检出率在不同的种族中的提升幅度高达 9%—55%。此外，扩大筛查范围或能减少种族之间的筛查敏感性差异，使种族间阳性率差异从 42.2 倍降低至 4.2 倍。扩展性携带者筛查的应用，根本阻断遗传病致病基因的传递，真正实现预防单基因遗传病在中国千万家庭中的首次发生，让罕见病更罕见。

3.4 新生儿疾病筛查技术

3.4.1 样本采集

3.4.1.1 新生儿疾病筛查血片采集技术规范

新生儿疾病筛查质量保证需要从筛查的各个环节，包括筛查的组织管理、新生儿血标本采集、实验室检测、实验质量控制、疾病诊治等进行严格质量控制。新生儿血标本采集是新生儿疾病筛查整个过程中最首要，并且十分关键的一个环节。采血质量直接影响到实验室检测结果，会导致假阳性或假阴性的发生，引起疾病的误诊、漏诊。采血虽简单，但对新生儿进行采血，并且保证较好的采血质量，则并不容易，需要熟能生巧。新生儿疾病筛查血标本采集一般由各妇幼保健医院或产科医院婴儿室医务人员负责，采血人员必须经过专项技术培训后上岗，并严格按照采血常规执行，保证采血质量。本节将分别阐述新生儿采血时间、采血所需材料、采血的操作步骤等规范方法。

（1）采血时间

目前我国开展的新生儿疾病筛查的主要疾病是苯丙酮尿症（phenyl ketonuria，PKU）及先天性甲状腺功能减退症（congenital hypothyroidism，CH）。苯丙酮尿症是患儿体内缺乏苯丙氨酸羟化酶，使摄入的蛋白质所产生的苯丙氨酸（Phe）不能正常代谢，导致 Phe 在血中蓄积，造成患者脑损害。在未哺乳情况下，因没有蛋白质摄入，血中的 Phe 含量不会升高，收集此时的血标本进行 PKU 的筛查，会出现假阴性结果而导致漏诊。

根据甲状腺激素的正常生理变化，新生儿出生后 48 h 之内促甲状腺激素（thyroid stimulating hormone，TSH）有生理性分泌增高。如果在出生后 48 h 之内采集血样标本进行 CH 筛查，会因血 TSH 水平生理性增高造成假阳性率增高，召回率的增高增加了家庭不必要的精神负担。

因此，为避免上述两种疾病筛查假阴性、假阳性结果，适合两种疾病筛查的最佳采血时间的标本为新生儿出生 72 h 后，充分哺乳至少 8 次再采集血样标本。

（2）采血所需材料

标准的采血应准备如下材料：标本卡、消毒用品、采血针等。

①标本卡：采血标本由两部分组成，即滴血滤纸和新生儿信息记录卡片。滴血滤纸印有 3—4 个直径 8 mm 的圆圈，以提示采血者采取的血滴大小尽量与所标印的圆圈大小接近，保证足够的血量。目前我国筛查用的滤纸均采用国际通用标准滤纸 S&S903，不采用其他非标准滤纸采血。新生儿信息记录卡片上需要填写的项目有采血单位、住院号、产妇姓名、新生儿性别、出生日期、孕周、出生体重、新生儿喂奶天（次）数、采血日期、采血人姓名等。此外，详细、准确地填写新生儿家庭联系电话、住址及邮编，以便发现可疑阳性者后及时通知家属，召回复查，早

期明确诊断和早期治疗，避免造成新生儿脑发育障碍。

②消毒用品：75% 的乙醇棉球或棉签、无菌干棉球和柔软的毛巾、无菌手套（无滑石粉）。

③采血针：采血针质量与采血质量密切相关。采血针有很多类型，但重要的是针头的长度不能超过 3 mm，这一点对于早产儿或低体重婴儿更重要，因其足跟骨与足底皮肤间的深度还不足 2 mm，针头过长很容易引起骨质损伤。普通的三棱针穿刺伤口较大，婴儿有痛感，采血人员凭个人感觉和经验来控制穿刺深度。全新的弧面浅表切口的刀片式采血针，穿刺虽浅但出血量大，可避免反复挤压和针刺得过深或过浅对婴儿造成的损伤，且采血刀片自动永久回缩，可杜绝针刺伤造成医护人员的职业伤害。据报道，如果选用合适的采血针，且采血前用 38—42 ℃的毛巾热敷穿刺部位 3—5 min，将会增加 7 倍的血流。

（3）采血的操作步骤

①认真填写新生儿信息记录卡片，卡片上的各项内容必须完整、清晰而准确地填写，以便能正确判断实验结果，及时召回可疑阳性病例。填写卡片时可用圆珠笔；避免用手及其他物质（如水、奶制品、乙醇、抗生素、手套滑石粉擦手油等）接触标本卡上的圆圈部位，使用不带滑石粉的手套。

②根据国内外新生儿疾病筛查血样采集的经验，足跟内、外侧缘是采血较理想的部位（图 3–1），该部位接近皮肤表面有充分的毛细血管血流，同时距离足骨有足够距离，可避免引起损伤。新生儿的皮肤血管主要分布于真皮 – 皮下连接处，位于新生儿足跟皮下 0.35—1.6 mm。1 个 3 kg 婴儿的足跟内侧和外侧从皮肤表面到骨头的深度为 3.32 mm，因此，新生儿的足跟穿刺安全深度为 2.0 mm。该穿刺深度能穿到主要的皮肤血管系统，同时避免穿刺至骨骼的危险。早产儿的安全穿刺深度仅 0.85 mm，需要特别注意。

以下部位不能用于新生儿疾病筛查血标本的采集：后足跟弯曲部位、足弓部位、足跟的中心部位、水肿或肿胀部位、手指部位。前 3 个部位采血，容易导致新生儿的神经、肌腱韧带和软骨的损伤，造成一定的后遗症。新生儿手指末端皮肤至指骨之间距离 1.2—2.2 mm，在此部位穿刺易造成骨质损伤、局部感染和坏死等手指采血的并发症。

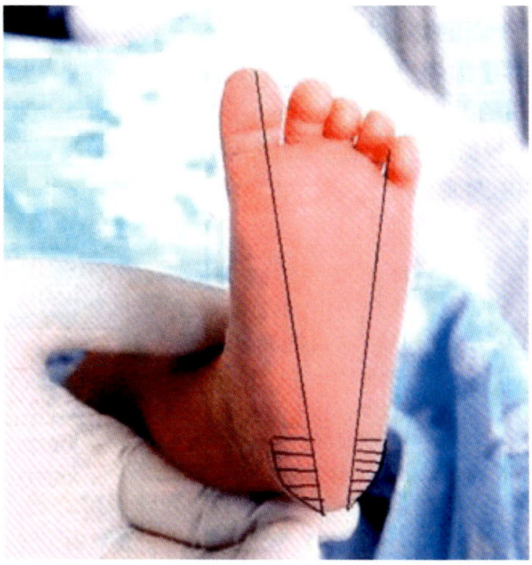

图 3–1　足跟内、外侧缘采血部位

③预处理针刺部位：采血者首先要洗手，保持清洁，戴无滑石粉的手套。在获取血标本之前，请再次核实填写的卡片是否与被采血者姓名一致。其次，检查一下新生儿足部是否足够温暖，建议用温热的湿毛巾（不超过 42 ℃）热敷足跟，使足跟部位保持一定温度，得到良好血循环。然后，把新生儿的头部抬高，使其足部低于心脏的水平以增加静脉的压力，增加到达针刺部位的血流。用 75% 乙醇棉球或棉签轻轻涂抹针刺部位，要待乙醇在空气中自然挥发或用无菌干棉球擦掉残余的乙醇后再开始操作，否则残留在皮肤上的乙醇会稀释血标本，影响检测结果（图 3–2）。

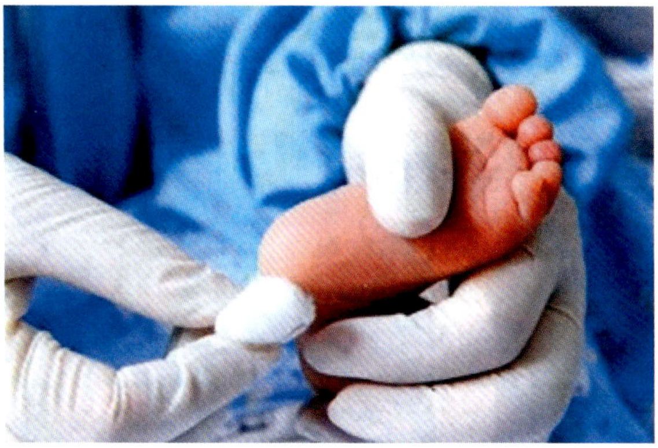

图 3–2　预处理针刺部位

④针刺取血首先将左手指轻轻持着婴儿的脚再将取血部位的皮肤绷紧，右手持针在足跟采血部位刺一下，刺入约 2 mm，早产儿，针刺深度应适当再浅些

（图 3–3）。联合利用大拇指和食指轻微挤压针眼周围使血液自行流出，然后轻轻用无菌棉球弃去第 1 滴血，以避免所含的组织液与血液混合而造成血样不纯。再通过轻微挤压、放松、再挤压，形成较大的血滴。

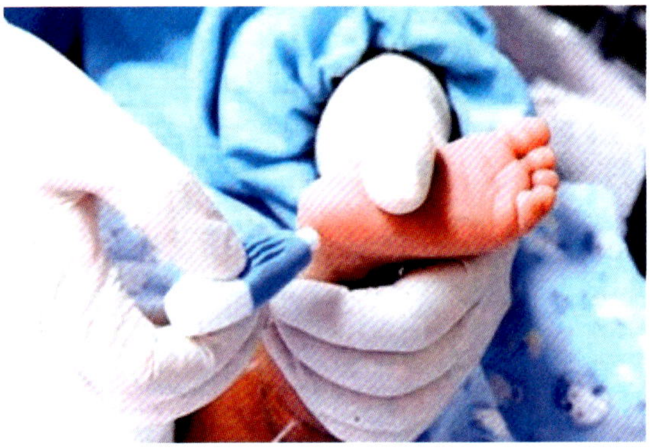

图 3–3　针刺取血

⑤将血液滴到滤纸圆圈上应避免滤纸表面被抓，使血液注入不均匀或不整齐。滤纸圆圈要对着流出的血滴，使血滴自然接触滤纸，不能用滤纸直接贴在足跟上；血液从滤纸的一面由中心向四周一次性滴入圆圈，并浸透至滤纸反面，确保滤纸正、反两面均匀渗透，不允许在滤纸两面分别滴血；连续采集 3—4 个血滴，每个血斑的直径不小于 8 mm（图 3–4）。如果形成的血斑太小，不要将血滴重复滴入同 1 个血斑上，应该滴入另 1 个圆圈之中，或者重新选择针刺部位，再次采血。血量太少或重复滴血都会影响检测结果。避免用手或其他物体接触血滴部位。

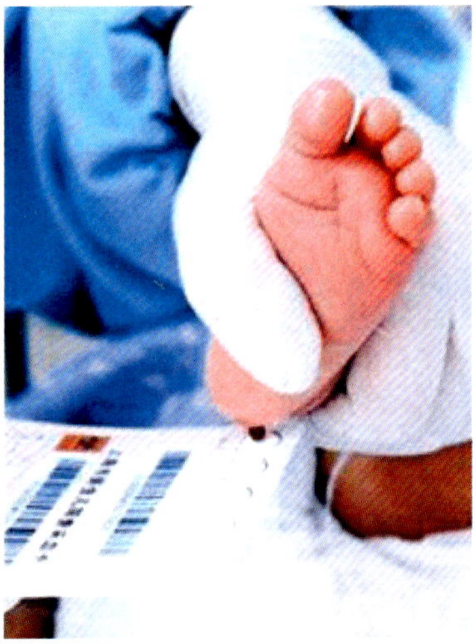

图 3–4　将血液滴到滤纸圆圈上

⑥采血后的局部处理首先将新生儿足部抬高，高于身体水平，然后用无菌纱布轻轻压住针眼，直到流血被止住，不要使用胶带（图 3-5）。

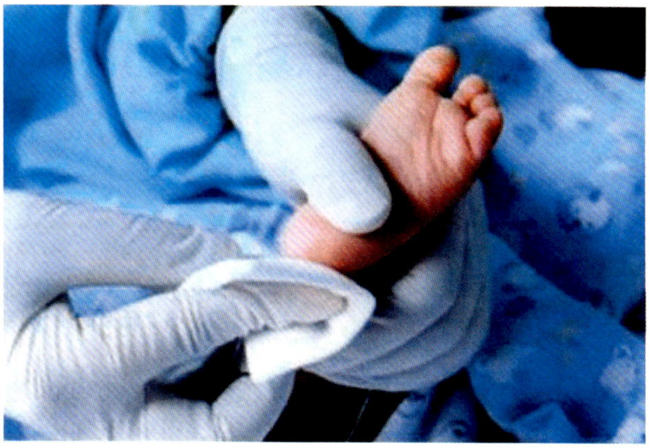

图 3-5　采血后的局部处理

⑦血标本平置晾干、采集后的血样标本分开，以水平位置悬挂，不能堆叠和触及其他表面（图 3-6）。放置室温下自然干燥，不要光照热烘；在干燥过程中严禁触及和弄脏血标本。一般室温 2—3 h 后，血斑从鲜红色转为深褐色，标本即可递送。如不能当日递送，应将标本存放于 2—8 ℃冰箱中。

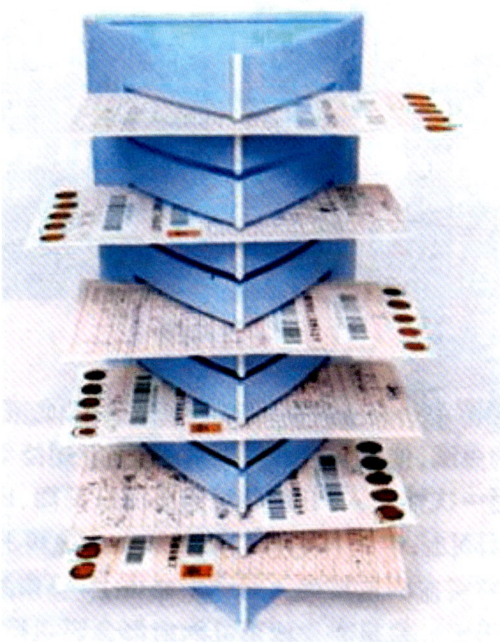

图 3-6　血片悬空平置自然晾干

⑧血标本处理所有血片应当按照血源性传染病标本对待，对于有特殊传染病标本，如艾滋病等应当标识并单独包装（生物安全标识包装）。

⑨特殊情况采血对出生新生儿，因各种原因在 3 d 内提早出院而未能采血者，由接产单位负责告知父母，并填写延迟采血通知单，交家长签收，嘱咐家长在新生儿出生后正常喂奶 3 d，最迟不超过出生后 20 d，带新生儿至接产医院采血。另一种情况是，新生儿出生后因患有其他疾病需要转院或转入其他科室接受治疗，由接产科室负责通知转院科室，并交给家长转院采血通知，同时嘱咐家长，提醒转院科室在规定时间给予采血。家长需知情并签字，并记录备案。

3.4.1.2 血标本递送、验收和保存

（1）标本递送前的准备

当血样标本干燥后，标本不能放置在完全密封的塑料或塑料制品的信封内，因潮湿和水分可严重影响血样的稳定性，造成标本的不可逆变化而不能得到准确的检测结果。应放入专用纸口袋里运送或邮寄。标本血滴部分不能重叠、堆叠，如果标本需要重叠可使每个标本的血滴部分呈 180° 方向错开叠放或两标本之间用纸片隔开以避免两张卡片的血斑相互污染。

（2）血标本递送时间

每日递送血标本，以便筛查实验室能够快速检测，使阳性患者得到更早治疗，改善预后。如标本量极少，最迟不宜超过 5 d 递送。

递送机构在转运标本过程中尽量减少室温放置时间，使标本在低湿度（＜30%）、低温度（＜10 ℃）条件下传递。对于南方地区、雨季和夏季等特殊地区和季节，标本最好采用冷链系统于车载冰箱中递送。

（3）递送方式

①邮寄的递送方式。在新筛起步阶段使用最多，365 d 每天都可递送，再偏远的地方也通邮，但花费时间较长。采用挂号信邮寄或快件邮寄，避免标本遗失。

②专人取标本。由筛查中心派专人至采血单位获取血标本，或采血单位派专人至筛查中心送标本，标本当面交接登记、签名，避免遗失。但做不到一有标本立即递送，往往要集几天的标本一起取或送。

③标本专收、专递。系统目前最为安全和快捷的方式。可与专业递送公司合作，建立新生儿疾病筛查标本专收、专递系统（绿色通道），使用筛查标本专用信

封，由递送公司每天派专人负责将标本送往筛查实验室。专收、专递系统可纳入筛查实验室的智能化网络平台，可实时监控标本递送中的过程。建议在递送过程中采用冷链系统。

（4）标本验收

新生儿疾病筛查：实验室收到筛查标本之后，首先有专人负责验收血标本，对不合格的标本，实验室应立即通知采血单位重新采血，或直接通知家长重新采血。对不合格的标本重新采集，均要有文字记录，验收人要在记录上签名。当然重新采血可能会使阳性患者延迟诊断和治疗，但如果对不合格的标本进行检测而漏诊，会造成更严重的后果。建议采血单位有专人在递送前对标本先行验收。

（5）血标本的保存

采集完的血标本在空气中自然晾干 2 h 后，滤纸上血斑由鲜红色转为深褐色即可递送。若标本当日不能递送，应将标本置密封塑料袋内，存放入 2—8 ℃冰箱中。在递送前应尽量减少标本在室温下放置时间，更不能放在太阳直射、紫外线照射或取暖设备等高温干燥地方。晾干后的标本血滴部分不能重叠在一起，可 180° 方向错开放。所有血标本均按照血源性传染病标本对待。对于有特殊传染病标本，如艾滋病、梅毒、乙肝等，血标本须单独包装和放置，并做好相应标识。

对于已经完成检测的标本应置于塑料袋（箱）内，温度 2—8 ℃、湿度低于 30% 的条件下存放 5 年，有条件者标本可 -20 ℃低温长期保存，以便将来必要时复检或用于 DNA 分析等。新生儿疾病筛查滤纸干血片标本作为一种生物资源，在经新生儿父母同意、医学伦理验证后，可用于公共卫生领域疾病研究和其他的科学研究。

3.4.1.3　新生儿疾病筛查血片质量评估

（1）滤纸干血斑的质量

合格的血标本至少有 3 个血斑，每个血斑直径大于 8 mm，且滤纸两面必须充分渗透，血斑的血浓度均匀一致。有下列情形之一的视为不合格血片：①滤纸两面未完全渗透；②每个血斑小于规定的直径，甚至小于实验室检测所需的血斑直径；③分别在滤纸两面采血或在一面重复采血；④血斑上血液不均匀或有凝固；⑤血标本被磨损或损坏；⑥血标本被血清尿、消毒剂或其他液体污染；⑦血斑表面有渗血环；⑧标本未干（即血斑呈鲜红色）即递送；⑨实验中血斑洗脱不下或洗脱不全；

⑩采血时间过早或蛋白质未负荷即采血；⑪新生儿关键信息缺失。

合格的标本是完全自然浸润血斑环线内，滤纸正反面血斑大小一致。表 3–1 中给出了合格的标本和不合格标本的类型，并阐释了可能的原因。

（2）信息填写质量

卡片上新生儿信息的基本内容包括采血单位、母亲姓名、住院号、小儿性别、孕周、出生体重、出生日期、采血日期、家庭地址、联系电话、采血者等，采血人员均需完整、清晰和准确地填写，以便能准确判断实验结果，及时召回可疑阳性病例。也可根据实际情况或筛查病种增加填写信息，如增加父母籍贯可提高对葡萄糖 – 6 – 磷酸脱氢酶缺乏症患儿判断的准确性。

随着新生儿疾病筛查流程的智能化发展，新生儿信息可形成二维码或数据流，与筛查实验室的检测系统相联，信息的完整性、正确性和安全性可得到保证。

表 3–1　血片合格情况的检查

<table>
<tr><th>合格的标本（图例）</th><th colspan="2">关键点</th></tr>
<tr><td>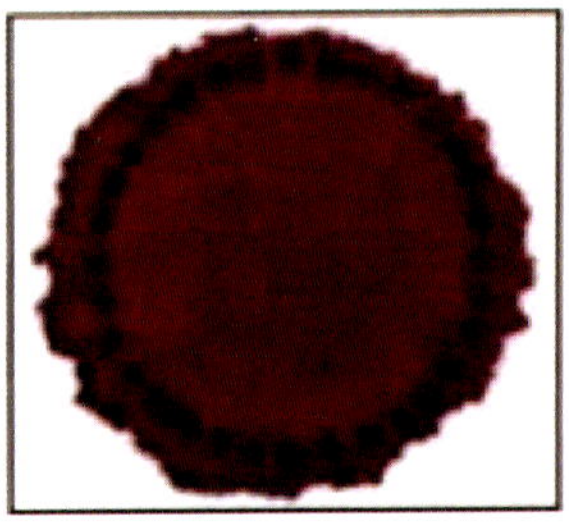</td><td colspan="2">足够量的血液完全浸润血斑环线。不要在已经有标本的采集环内再次滴入血液。避免触摸或涂抹血斑</td></tr>
<tr><th>不合格的标本（图例）</th><th>类型</th><th>可能原因</th></tr>
<tr><td>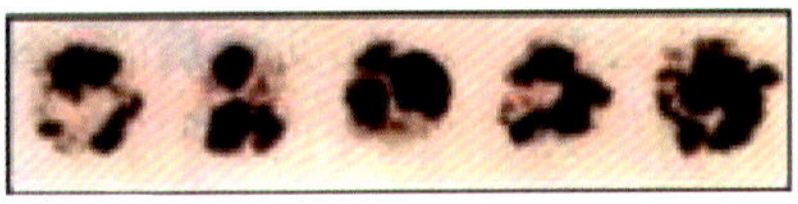</td><td>标本量不足</td><td>①针刺后未形成较大血滴就用滤纸去收集
②标本采集时，在血液完全浸润采集环前或向第二边浸润前，移走滤纸片
③使用非标准空白滤纸片</td></tr>
<tr><td>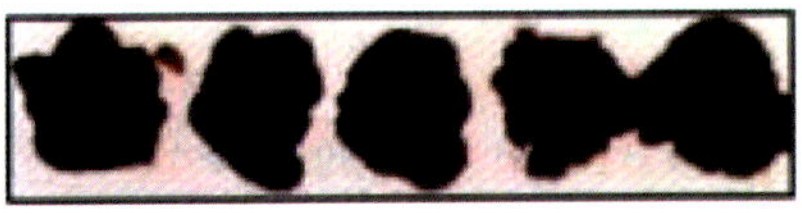</td><td>血斑表面毛糙</td><td>①使用毛细试管或其他物件将血液滴到滤纸片上
②取血时碰触脚后跟皮肤
③空白采血卡保存不当
④取完血晾干过程中碰触硬物</td></tr>
<tr><td>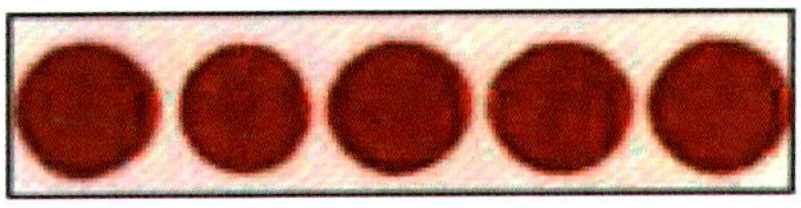</td><td>血片未干</td><td>血片的干透至少需要 2 h，在血片干透之前进行邮寄</td></tr>
</table>

（续表）

不合格的标本（图例）	类型	可能原因
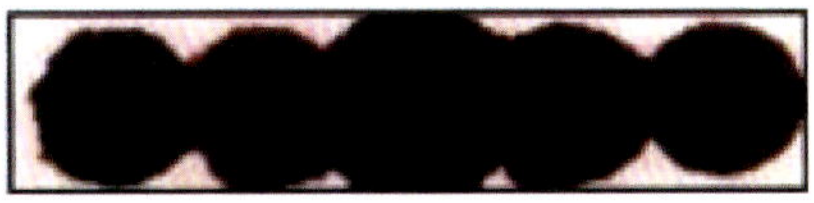	标本量过多	①滤纸片上的血液过量，通常可能是使用注射器采血后滴入空白滤纸造成 ②在滤纸片采集环两侧滴入血滴 ③使用采血针进针的深度和宽度超标准
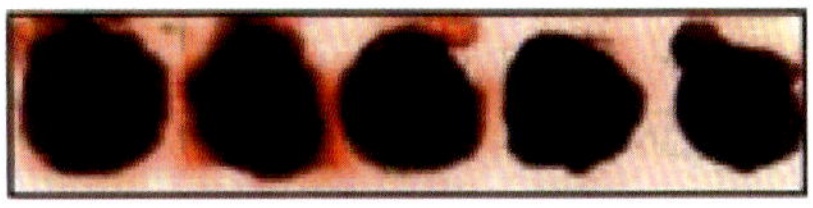	血斑稀释、污染	①挤压穿刺位点 ②佩戴（未佩戴）手套的手或乙醇、消毒剂、水、洗手液等在血液标本采集前或采集后接触到滤纸片
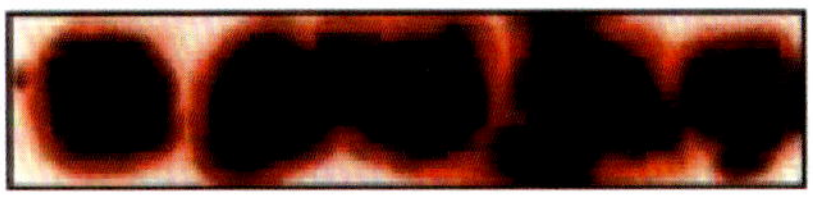	出现渗血环	①在皮肤穿刺前穿刺点乙醇未干 ②滤纸片接触到乙醇、洗手液等 ③过度挤压穿刺位点周围皮肤 ④使用抗凝毛细试管将血液滴到滤纸片上
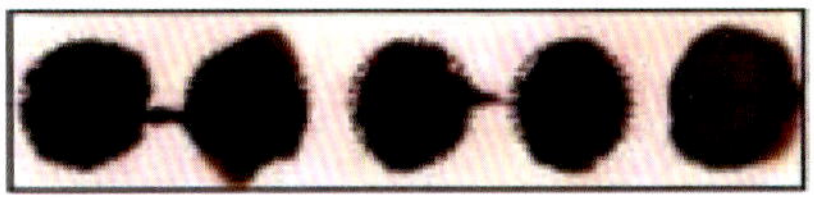	血斑凝块或分层	①在滤纸片采集环内相同位点多次滴入血液 ②在滤纸片采集环两侧滴入血液，充盈采集环 ③针刺形成血滴小，操作时间延长
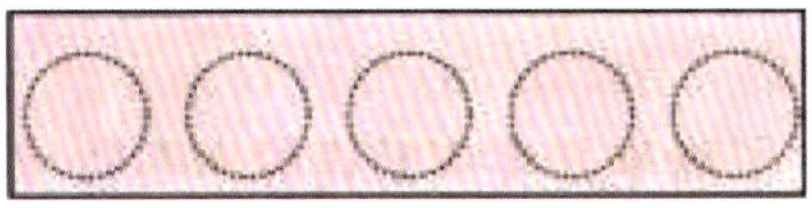	无血斑	采血失败

3.4.2　新生儿疾病筛查技术

3.4.2.1　高苯丙氨酸血症筛查技术

高苯丙氨酸血症（hyperphenylalaninemia，HPA）是由于苯丙氨酸羟化酶（phenylalaninehydroxylase，PAH）缺乏或其辅酶四氢生物蝶呤（tetrahydrobiopterin，BH）缺乏，导致血苯丙氨酸（phenylalanine，Phe）增高的一组最常见的氨基酸代谢病。血 Phe 浓度＞120 μmol/L（2 mg/dL）及血 Phe 与酪氨酸（tyrosine，Tyr）比值（Phe/Tyr)＞2.0 统称为 HPA。各个国家与地区 HPA 的发病率均有所不同。我国 1985—2011 年 3500 万新生儿疾病筛查资料显示，我国 HPA 患病率为 1∶10397。

3.4.2.1.1 筛查流程

HPA 的新生儿疾病筛查需严格按照国家《新生儿疾病筛查技术规范（2010版)》执行。对 HPA 筛查需特别关注以下几方面。

①知情告知。在实施血片采集前，血片采集人员应当将新生儿 HPA 筛查的目的、意义、筛查疾病病种、条件、方式、灵敏度和费用等情况如实告知新生儿的监护人，并取得书面同意。

②信息收集。认真填写采血卡片，做到字迹清楚、登记完整。卡片内容包括采血单位、母亲姓名、住院号、居住地址、联系电话、新生儿性别、孕周、出生体重、出生日期、采血日期和采血者等。

③标本采集。严格按照国家《新生儿疾病筛查技术规范（2010 版)》的新生儿遗传代谢病筛查血片采集步骤采集足跟血，制成滤纸并在规定时间内递交至新生儿遗传代谢病筛查实验室检测。

④实验室检测。严格按照国家《新生儿疾病筛查技术规范（2010 版)》的新生儿遗传代谢病筛查实验室检测技术规范进行实验室检测。

⑤结果判读。以血 Phe 作为筛查指标。Phe 浓度阳性切值根据实验室及试剂盒而定，一般大于 120 μmol/L（2 mg/dL）为筛查阳性。

⑥召回复查与随访。对于 2 次实验结果均大于阳性切值者，须追踪、确诊、随访。

⑦筛查结果假阳性。一过性 HPA 是早产儿、未熟儿较常见的异常，由于肝 PAH 未成熟，导致血中 Phe 浓度升高，随着患儿的成熟，血 Phe 浓度可降至正常，通过随访血中 Phe 水平可以鉴别。肝损害和某些遗传代谢病患儿血 Phe 也可轻度升高，通过肝功能检查和血、尿代谢物的质谱分析可以进行鉴别，也可通过基因分析鉴别。

⑧筛查结果假阴性。蛋白质摄入不足等情况可导致筛查结果假阴性，上述情况时判断须谨慎，筛查结果正常的新生儿仍需定期进行体格和智能发育评估。

⑨二级筛查是为了降低假阳性率，提高筛查效率。一些地区开展了 HPA 的二级筛查（second-tierscreening)，即对一级筛查阳性标本通过串联质谱技术检测 Tyr 及 Phe/Tyr 比值，但检测费用较高，也有地区采用基因检测等方法进行分析。

3.4.2.1.2 筛查技术

HPA 筛查以血 Phe 浓度为筛查指标；筛查方法主要有细菌抑制法、荧光测定法、定量酶法和串联质谱法。新生儿 HPA 的筛查方法早期采用细菌抑制法，由于是半定量测定法，存在一定局限性，目前多采用可信度高、检出率高、假阳性率低等特点的荧光测定法、定量酶法。近年来，应用串联质谱技术进行新生儿疾病筛查，逐步成为趋势。

（1）细菌抑制法

方法原理：细菌抑制法（bacterial inhibition assay，BIA）为美国 Guthrie 教授于 1961 年建立。它是基于枯杆菌变异菌株需 Phe 才能生长的原理。当其培养基加入一定量的与 Phe 结构相似的抑制剂（β-2 噻吩丙氨酸）后，可使枯杆菌生长受到抑制，此抑制剂的作用可因外界加入 Phe 而解除。当标本（滤纸干血片）置于含此抑制剂的培养板上时，标本中的 Phe 渗入培养基，经 37 ℃培养过夜后，由于二者的竞争抑制作用，细菌得以生长，在标本周围出现明显的菌环，此环的直径与标本中的 Phe 浓度呈正相关，将其与标准菌环比较，即可检测出标本中 Phe 浓度。

此方法简便、成本低、不需特殊设备而适于大规模检测 Phe 的浓度，但此法仅为半定量，血 Phe 浓度偏低时准确性受限制，耗时长而且其结果准确性受血标本中抗生素等诸多因素的影响，导致筛查结果的假阴性，目前这一检测法已经很少使用。

（2）荧光测定法（fluorescence assay）

①方法及原理。

从滤纸干血片上萃取出 Phe，能与茚三酮形成一种荧光复合物，加入脑二肽 L 亮氨酸-L 丙氨酸后可大大提高此荧光反应。经琥珀酸盐缓冲液严格控制反应条件 pH 在 5.8+0.1 可保证理想的荧光值和最大的特异度。加入铜试剂稳定荧光复合物并终止反应，在 485 nm 波长处测定荧光强度（激发光 390 nm）。基于 96 孔微量反应板测定滤纸干血片中 Phe 含量，适于大规模新生儿疾病筛查。

②仪器耗材。

仪器：荧光读数仪、自动洗板仪、孵育/振荡器、加样器、3 mm 实验血片打孔器或打孔钳、实验血片塑料支架、冰箱等。

耗材：新生儿疾病筛查滤纸干血片标本、试剂详见商品化试剂盒说明书。

③实验步骤见商品化试剂盒说明书。

④结果计算与判读。正常人全血 Phe 浓度＜120 μmol/L（2 mg/dL），高于或接近临界值的标本需复测，建议每个实验室设定自己的临界值。

⑤常见错误分析。

a. 荧光强度弱，标准曲线斜率低。可能原因有试剂变质，萃取标本时间过短，孵育温度过低、时间过短，使用非白色反应板，滤光片设置不正确。

b. 反应液呈黄色。可能原因有孵育温度过高、血红蛋白和其他蛋白未固定。

c. 反应板各孔颜色不均一。可能原因有使用了不适合厂家的乙醇、混合液配置错误。

在整个实验操作过程中常会出现一些问题和错误，一旦发现，应认真分析其原因，并加以处理，从中不断总结经验、吸取教训，完善实验方法。

⑥注意事项。

a. 仔细阅读试剂盒使用说明书。

b. 标准品和质控品包装一旦开启，必须密封置于 2—8 ℃，干燥剂应是蓝色的。

c. 建议每一块板都使用标准品和质控品，因为标准品、质控品和未知标本的荧光值可能是变化的。

d. 定期做好室内质控，参加国家卫生健康委临床检验中心的室间质评。

e. 延长萃取标本 Phe 的时间，不影响检测结果但应考虑 80% 乙醇挥发的可能性。

f. 操作步骤。选择 60 ℃，保温 60 min，可获得更高斜率。在 60 ℃孵育条件下，60 min 后反应达到平衡。而在 37 ℃条件下，反应时间在 180 min 内可使荧光强度增加。

g. 保温时间和反应温度轻微变化是许可的。然而，较低温度和较短反应时间将导致荧光强度下降。

h. 当加入铜试剂时，切勿剧烈振荡，以免溅出。

目前，根据荧光法的原理，已经研制出全自动荧光免疫分析仪，它是一款全自动的高通量分析仪，可检测新生儿干血片中的 Phe；可使实验室检测过程中的萃取、加样、孵育等自动化，提高了实验的精确性。

（3）定量酶法（quantitative enzymatic method）

①方法及原理。

使用苯丙氨酸脱氢酶催化，氧化型烟酰胺腺嘌呤二核苷酸（nicotinamide adenine

dinucleotide，NAD）的氧化脱氨作用将 Phe 转换成苯丙酮酸及氨。此过程所产生的还原型烟酰胺腺嘌呤二核苷酸（reduced form of Nicotinamide-adenine dinucleotide，NADH)，与四唑盐类电子接收剂进行化学反应，然后用比色法来测定终产物。具体分为酶反应和颜色反应两个步骤。

酶反应：Phe 与氧化型 NAD 经苯丙氨酸脱氢酶的催化作用，产生苯丙酮酸、氨和还原型 NADH（图 3-7）。

颜色反应：还原型辅酶 NADH，与中介电子接受剂和四唑盐进行化学反应，将无色的四唑盐反应形成有颜色的终产物有色甲瓒（formazan)(图 3-8）。

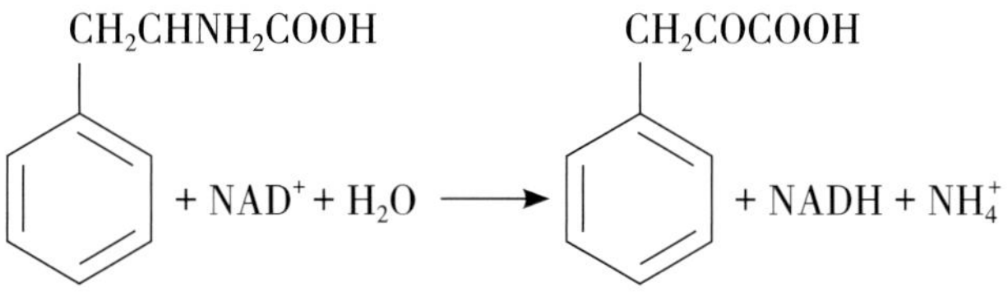

图 3-7　酶反应

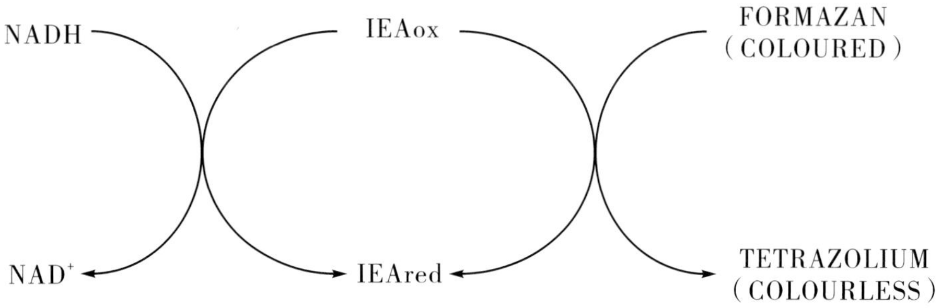

图 3-8　颜色反应

Phe 测定使用微孔板，对滤纸干血片标本中的 Phe 进行精确测定，这是一种快速的比色定量方法。因其操作方式简易，适用于酶标仪，亦可自动化以进行大规模的筛选测定。与半定量的细菌抑制法相比，本方法具有精确的定量结果，快速和不被抗生素干扰等特点。与荧光法相比，本方法不受样品中的内源荧光成分的干扰，可以排除内源荧光之类的假阳性。其操作过程简便、快捷，2 h 出结果，可快速诊断，避免抗生素和不被内源荧光成分干扰的优点。

②仪器耗材。

仪器：酶标仪（采用 570 nm 和 690 nm 滤光片）、微孔板振荡器、打孔器、多道移液器、真空水泵等。

耗材：详见商品化试剂盒说明书。

③实验步骤见商品化试剂盒说明书。

④结果计算与判读。酶标仪有内配的相应的软件，在已知标准浓度的情况下，可以依照线性回归自动计算，建议每个实验室设定自己的临界值。根据筛查常规，如果样本中的 Phe 的浓度超过 120 μmol/L（2 mg/dL）时，均应进行原标本复查，如复查仍为阳性，应将可疑病例召回复查。

⑤注意事项。

a. 试剂盒在安全性方面需注意的事项。酶稀释液含有 0.1%（w/v）叠氮化钠的防腐剂，当丢弃含有叠氮化钠的试剂时，应用大量水冲洗排水管道，以防止其聚集。洗脱缓冲液中含有 33% 三氯乙酸，使用此试剂于本测试之前，请遵照附加试剂盒内附的稀释说明细节（TCA 呈酸性，有腐蚀性）。所有来自人体的血液样品应视为具有潜在生物危害，处理与丢弃时应采取适当的措施。

b. 试剂盒在操作方面需注意的事项。不使用过期的试剂盒组件；不可混合使用不同批号的试剂组件；配置后的酶试剂、辅酶试剂或工作液，在推荐的时间之后不可使用；所有试剂应当放置于密闭容器内，保存于正常冰箱温度（2—8 ℃）。在使用前，应确保所有的试剂都在室温中（18—25 ℃）平衡半小时。标准品血片和质控品血片在不使用时，应放入原有内含干燥剂的袋中，保存于正常冰箱温度；任何试剂呈现浑浊或变色之后，不可使用；在孵育过程中不要使用板盖。

c. 定期做好室内质控，参加国家卫生健康委临床检验中心的室间质量评价。

（4）串联质谱（MS/MS）技术

利用 MS/MS 检测滤纸干血片中 Phe、Tyr 及其比值使检测结果更可靠，用于新生儿疾病筛查可显著降低假阳性率和召回率。

MS/MS 具有快速、灵敏、高通量和选择性强等特点，在新生儿遗传代谢病筛查中扩展了筛查疾病谱，提高了筛查效率和筛查特异度、灵敏度，可减少假阳性或假阴性，使得新生儿遗传代谢病筛查跨入新纪元。

3.4.2.2　先天性甲状腺功能减退症筛查技术

先天性甲状腺功能减退症的新生儿疾病筛查首先由 Klein 等在美国匹兹堡测定脐血促甲状腺激素（TSH）开始。1973 年 Dussault 等采用血滤纸片放射免疫方法测定出生 4—7 d 的新生儿末梢血 T4 进行 CH 筛查。1975 年 Irie 和 Naruse 在日本采用干血滤纸片法测定 TSH 的方法进行 CH 筛查，由于这一方法更为灵敏、简便，迅速在北美、欧洲、澳大利亚及日本等发达国家和地区广泛开展，两者优缺点见表 3-2。

表 3-2 血 T4 和 TSH 在先天性甲状腺功能减退症筛查中的优缺点

方法	优点	缺点
T4	1. 方法简便，分析流程少 2. 成本低 3. 可检出继发性甲状腺功能减退症（下丘脑垂体性和甲状腺球蛋白缺乏）	1. 复检率高 2. 可出现假阳性 3. 假阴性较多
TSH	1. 特异度强，灵敏，复检率低 2. 如果是原发性甲状腺功能减退症，很少出现假阴性 3. 可检测脐血	1. 分析过程长 2. 成本昂贵 3. 可遗漏继发性甲状腺功能减退症

理想的筛查方法是同时检测 T4 和 TSH，但成本大大提高。目前，国内外先天性甲状腺功能减退症的新生儿疾病筛查多采用 TSH 水平为指标。

由于 TSH 在血中含量甚微，尤其是筛查血标本量又很少，故定量 TSH 必须使用高灵敏度实验方法。目前，用于筛查的方法有放射免疫分析法、免疫放射法、酶免疫分析法、荧光酶免疫分析法和时间分辨荧光免疫分析法等。上述方法各有所长，也都有成套试剂或设备供应。下面将分别叙述各种方法的实验原理。

3.4.2.2.1 放射免疫分析法

1974 年 Klein 等将放射免疫分析法（radio immuno assay，RIA）应用于新生儿先天性甲状腺功能减退症筛查中，并建立了干血滤纸片 TSH 放射免疫测定方法。其作用原理是用放射性核素标记、待测抗原与标记抗原竞争结合有限量的特异度抗体，如标记抗原和特异度抗体的量保持恒定，则加入非标记抗原后，标记抗原与特异度抗体的结合即减少，标记抗原-抗体复合物形成量与样品抗原含量成反比。如果将各种已知浓度的标准 TSH 量加入恒定量的标记 TSH 与抗体作用，则可测得各种浓度下 TSH-抗体复合物的结合比率绘成竞争抑制曲线，只要将被测样品的结合率与标准曲线比较，即可算出 TSH 含量。这种方法灵敏度不高。血清分析灵敏度为 0.5 mU/L 左右，而纸片法大约为它的 10 倍，即 5 mU/L。由于使用放射性同

位素 ^{125}I，存在放射性污染、放射性损伤及货架期较短等缺点，目前已逐渐淘汰。

3.4.2.2.2　免疫放射法

免疫放射法（immuno radio metric assay，IRMA）属于非竞争性双位点技术，放射性核素标记的是抗体。IRMA 检测原理：将抗 TSH 单克隆抗体包被于塑料试管上，滤纸血片上的 TSH 被溶解下来后，与抗体结合，吸附于试管上，再加入 121 标记的抗 TSH 多克隆抗体与 TSH 结合，冲洗掉未结合物后，用 r 计数器计量放射强度，TSH 含量越高，其放射强度越大，与标准曲线对照求出相应的 TSH 含量。IRMA 方法的灵敏度比第一代 TSH RIA 方法的灵敏度高约 10 倍，可达 0.1 mU/L 以下，纸片法可达 1 mU/L。1982 年 Sutherland 等建立了干血片 TSH IRMA 方法，并用于新生儿先天性甲状腺功能减退症的筛查。IRMA 的缺点与 RIA 相同。

3.4.2.2.3　酶免疫分析法

（1）方法原理

酶免疫分析法（enzyme immuno assay，EIA）又称酶联免疫吸附分析法（enzyme-linked immuno sorbent assay，ELISA），以酶标记的抗体或抗原作为主要试剂的免疫测定方法是标记免疫技术的一种。TSH 测定采用聚乙烯微量反应板作为固相载体，包被抗体，血片上洗脱下来的 TSH 与包被抗体及酶标记抗体形成免疫复合物。洗去游离的或多余的酶标记抗体经显色和终止反应，在 450 nm 波长下测定吸光值。以标准血片 TSH 浓度对数值做 X 轴，相应的吸光值做 Y 轴制作标准曲线，通过标准曲线，求得 TSH 浓度。

（2）仪器和试剂

仪器：配备电脑的酶标读数仪、振荡仪/恒温仪、洗板机、加样器、打孔器（直径为 3 mm）。

试剂及材料：包被抗 hTSH 抗体的 96 孔固相反应板、被标记的抗 hTSH 抗体结合物、结合物稀释液、显色剂、显色剂稀释液、荧光增强剂、浓缩洗涤剂、标准干血滤纸片 1 套、质控干血滤纸片 1 套、终止液、说明书和本批号的标准浓度、质控值及其波动范围的记录单。

（3）操作步骤

①事先做好当天检测项目所需物品的准备工作，包括将标准品、质控品和待检测标本进行实验检测并顺位编号。标准品和质控物（品）必须双份，待检测标本

每孔加入直径 3 mm 干血滤纸片 1 片。

②按使用的商品化试剂说明书操作（表 3–3）。

表 3–3　TSH 测定的试剂准备

序号	试剂	准备	开启或稀释后的稳定性（2—8 ℃）
1	96 孔固相板	至室温使用	＞1 周
2	抗 hTSH-HRP 结合物	进行一定容积的复溶	有效期内使用
3	酶结合物稀释物	供配制结合物用	有效期内使用
4	酶反应底物	进行一定容积的稀释	第 4、5 两液的试剂现配现用
5	底物缓冲液	供配制底物用	用多少配多少，不能保存
6	洗涤剂（浓缩）	按一定的稀释比进行稀释	如有浑浊即废弃
7	标准品和质控品	直接使用	至少 1 个月

③具体操作步骤。

检测前编号定位
标准品、质控物（品）、未知样品，每孔直径 3 mm × 1 片
按说明剂量每孔加抗 hTSH-HRP 溶液
↓
振荡、孵育 2 h 或室温振荡 15 min、4 ℃静置过夜
↓
弃去反应液和纸片、洗涤
↓
按说明剂量加 TMB 基质液室温振荡、孵育 20 min（暗处）
或＞ 30 ℃时振荡、孵育 15 min（暗处）
↓
按说明剂量加入终止液
↓
酶标读数仪 450 nm 读 OD 值

（4）结果计算和判断

以标准系列的吸收值或荧光值为纵坐标（Y 轴）对应的横坐标（X 轴）为 hTSH 浓度绘制标准曲线坐标图。未知样品浓度可用吸收值或荧光值从纵坐标通过标准曲线查得相对应横坐标上 hTSH 的浓度。

如果干血滤纸片标本TSH大于实验室TSH值切割值，需对原干血滤纸片标本复查。TSH值仍大于实验室切割值，要召回新生儿，复查血TSH水平。如召回复查后，TSH值仍是大于切割值水平，需采取静脉血测定FT3、FT4、TSH，以进一步确诊是否患有先天性甲状腺功能减退症。

（5）操作过程中的注意事项

①仔细阅读试剂盒说明书，严格操作过程操作。

②所有从2—8 ℃冰箱取出的试剂盒内试剂都必须在室温下复温至18—25 ℃后方能使用。

③所用试剂正确储存，不要使用过期的试剂，不同批号的试剂不能混用。

④为保证检测质量，减少板间差异，建议每块板都使用标准品和质控品，并做双孔测定。

⑤避免触摸或划磨酶标板的底部，加样时勿接触孔壁，避免交叉污染，仔细洗板。

⑥不能一次用完的试剂，在操作时应尽量采用无菌技术移液，以免污染，影响下次的测定结果。

⑦溶解于二甲基亚砜（DMSO）中TMB要在18 ℃以上溶解，但不能用强光照射。不能与氧化剂、金属离子或肥皂水等接触。可用1N的HCL或H_2SO_4清洁移液器，再用蒸馏水冲净后再用。

⑧使用移液器时应注意移液量的准确。

⑨结果一定要以吸光值来判断，不能仅凭目测判断。

⑩所有标准品、质控品、待检测标本应认为有潜在的感染可能，标本处理按生物安全等级水平处理，ELISA方法的灵敏度较高，可达0.1 mU/L，被认为与IRMA方法等效。

3.4.2.2.4　荧光酶免疫分析法

（1）原理

荧光酶免疫分析法（fluoroenzyme immunoassay，FEIA）是一种高度灵敏的检测方法，用FEIA测定血hTSH基于一步夹心法原理，采用固相、双位点荧光酶免疫分析法。干血斑中洗涤出的hTSH，同时与包被在酶标板上抗hTSH的单克隆抗体分子和辣根过氧化物酶（HRP）标记的抗hTSH-亚基的第二抗体结合。孵育2 h

后，过量的酶结合物和未结合的 hTSH 被洗涤去掉，加入荧光底物 3-P-羟基苯丙酸（3-P-hydroxyphenyl propionic acid HPPA）进行酶反应。作用 1 h 后，以甘氨酸缓冲液终止酶反应，用荧光读数仪以 320 nm 为激发光、405 nm 为发射光测定荧光值。由于荧光强度与酶标反应板上结合的 hTSH 数量成正比，因此该荧光值也与干血斑中 hTSH 的含量相对应。用 FEIA 测 hTSH 的灵敏度达 0.037 mU/L。

（2）仪器和材料

①仪器：荧光读数仪、自动洗板仪、孵育/振荡仪、加样器、直径 3 mm 血片打孔器、实验血片塑料支架。

②材料：新生儿疾病筛查滤纸干血斑标本用 S&S903 滤纸，按新生儿疾病筛查滤纸干血斑标本采集方法采集；芬兰 Labsystems hTSH-FEIA 试剂盒、包含抗 hTSH 包被的酶标板、抗 hTSH-HRP 酶结合物、酶结合物稀释液、HPPA 荧光底物、H0 溶液、终止液；TSH 标准品；质控（物）品。

标准品和质控物（品）的 TSH 浓度有批次差异需参照每一试剂盒中的标准品和质控物（品）的记录单（表 3-4）。

全血样品中 TSH 含量与血清样品中 TSH 含量的转化公式：

TSHmU/L 血清 =TSHmU/L 全血 ×100/（100-HCR）

表 3-4　试剂盒内的 hTSH 标准品和质控物（品）

标准品	hTSH（mU/L）	质控物（品）	hTSH（mU/L）
A	1.0	C_1	2.0
B	7.5	C_2	20
C	15		
D	40		
E	60		
F	100		

（3）实验操作步骤

在检验前，所有的试剂和酶标反应板应放置室温平衡 30 min。

①在纸上打下 3 mm 直径的标准品（双孔）、质控物（品）（双孔）和标本，并依次放置到抗 hTSH 包被的酶标板孔内。注意：为避免层析效应，应围绕血样点中央

对称地打孔。

②加入 200 μL 抗 hTSH-HRP 酶结合物。

③选择以下步骤进行孵育。

过程 A：室温（18—30 ℃）振荡孵育 3 h，振荡速率 65 r/min。

过程 B：室温（18—30 ℃）振荡 15 min 覆盖酶标板，4 ℃过夜孵育。

备注：室温超过 30 ℃，最好选择过程 B 孵育，以避免高本底干扰。

④去掉溶液和滤纸片。

⑤洗涤。手工洗涤：每孔加入 300 μL 的洗涤液，倒去孔内液体并拍打，使孔内无残液，重复操作 4 次，倒置于纸巾上；洗板仪洗涤：洗涤液每孔 400 μL，重复洗涤 4 次。

⑥每孔加入 200 μL 底物溶液。

⑦室温 18—30 ℃振荡孵育 1 h。

⑧每孔加入 100 μL 终止液。

⑨在 60 min 内用光读数仪测定各孔的荧光值。

使用电动打孔/去纸片系统简化实验操作。如 Labsystems 公司的电动打孔器可将样品固定在一次性塑料支架上，将带有样品纸片的支架插入酶标板反应孔内进行反应。孵育结束后，样品纸片和支架一同去除。

流程如下：

打下 3 mm 干血片，置于酶标板孔中
加入 200 μL 抗 hTSH-HRP 酶结合物
↓
室温振荡孵育 3 h 或室温振荡 15 min、4 ℃静置过夜
↓
去掉滤纸片，洗涤
↓
加入 200 μL 底物溶液，室温振荡、孵育 1 h
↓
加入 100 μL 终止液
↓
激发波长 320 nm，发射波长 405 nm 下测定荧光值

（4）计算结果

测量结束后，可利用电脑工作软件，自动处理绘制标准曲线，推荐使用线性

坐标，选择光滑曲线。也可使用手工计算，在绘图纸上以荧光值为纵坐标，标准品的 hTSH 浓度为横坐标绘制标准曲线。从标准曲线上读取质控物（品）和标本的 hTSH 浓度。

在试剂盒中均应有质控物（品）和其期望值，只有当质控物（品）测定值在其范围内，该次检验才能视为合格。

hTSH 的阳性切值根据各实验室及试剂盒具体情况而定，一般为 10—20 mU/L。高于或接近切值的标本建议复测。

（5）质量控制

每批试剂盒的每套试剂盒内都有一张单独纸片，给出质控的期望值，只有质控测定值在期望值范围内，结果才能被接收。

（6）注意事项

①仔细阅读试剂盒使用说明书，试剂盒仅用于体外诊断。

②所用试剂需正确储存，不恰当的保存方式可能造成荧光背景增加，标准曲线斜率降低，进而影响实验精确度。试剂一般储存在 2—8 ℃。

③勿使用过期试剂，不同批次试剂不可混合或互换，不要互换试剂瓶盖。

④开始检测前，把试剂盒内所有用的试剂和酶标板放置在室温（18—25 ℃）预热 30 min。

⑤建议每块酶标板都使用标准品和质控物（品），并作双孔。

⑥严谨的操作过程方可获得理想的检测结果。准确地使用加液器，不要使加液器头子接触孔壁，避免空间污染；配制 HPPA 底物溶液等时，所用的器具只能是清洁的；仔细地洗板是很重要的。

⑦从试剂瓶中转移液体时，使用无菌的移液管以避免污染，否则由于试剂污染可能产生不正确的结果。

⑧检测一旦开始，随后的步骤应连续地进行下去，不要中断。

⑨加样时勿接触孔壁，以避免孔间交叉污染。

⑩孵育时间的轻微变化是允许的，首次孵育和二次孵育许可时间分别为 3 h ± 10 min 和 1 h ± 5 min。

⑪使用过夜孵育过程，实验结果可获得较高的重复性。

⑫空气的洁净度可能影响实验结果。

⑬清洗玻璃容器时，用 1N 的酸（HCl 和 H_2SO_4）彻底洗涤，然后用蒸馏水洗涤几遍。

⑭结果一定要以荧光值来判断，不能凭目测判断。

⑮标准品、质控品虽然已经灭活，但不能绝对认为无传染性，应认为有潜在的传染可能。标本等的处理按生物安全二级水平——《实验室生物安全通用要求》及相关生物安全防范措施处理。参见美国疾病控制中心国立健康研究所的《微生物和生物医学实验室生物安全》手册（1993）。

3.4.2.2.5　时间分辨荧光免疫分析法

时间分辨荧光免疫分析法（time-resolving flourescence immunoassay，TRFIA）亦称解离增强镧系元素荧光免疫分析法（dissociation-enhanced lanthanide fluoro immunoassay，DELFIA），是 20 世纪 80 年代问世的另一种非放射性免疫分析法，因其极大提高了荧光信号的测量特异度，使其灵敏度可达 0.025 mU/L，纸片法为 1 mU/L。

（1）原理

DELFIA 测定干滤纸血片中的 TSH 浓度是采用“固相双位点，双抗体免疫夹心法”用促甲状腺激素（TSH）抗体包被 96 微孔反应板，形成固相 TSH 抗体。依次加入标准品、质控品及待测血片和用铕（europium，Eu^{3+}）标记的另一株抗 TSH 抗体，干血片、标准品和质控品中皆含有 TSH 抗原，该抗原决定簇上有 α、β 两个位点。固相 TSH 抗体与 TSH 抗原 β 位点结合成 TSH 抗体 +TSH 复合物，而用 Eu^{3+} 标记的抗 TSH 抗体一部分和抗原的位点相结合，一部分和 β 位点相结合。通过孵育后在管壁形成一个 TSH 抗体 +TSH+Eu^{3+} 标记 TSH 抗体复合物。经洗涤除去多余的 Eu^{3+} 标记抗 TSH 抗体后，通过增强液将固相 TSH 抗体 TSH+Eu^{3+} 标记 hTSH 抗体复合物上的 Eu^{3+} 解离到溶液中并与增强液中的有效成分形成高荧光强度的螯合物，荧光强度与标准品、待测血片中的促甲状腺激素浓度成正比，从而可换算出干血片上 hTSH 含量。

（2）仪器和材料

①仪器：时间分辨荧光免疫测定仪、自动冲洗仪、自动振荡仪、负压吸引泵、连续加样器、内径为 3 mm 的打孔器、镊子等。

②材料：S&S903 滤纸、Neo-TSH 试剂盒。

③标本采集和递送：新生儿出生后 48—72 h 内，从足跟采血滴于 S&903 滤纸上，室温下自然晾干，待干燥后置塑料袋内，储于 2—8 ℃冰箱，3 d 内邮寄或递送至筛查中心。

（3）实验操作步骤

①将 Neo-TSH 试剂盒置于室温下 0.5 h。取出 96 孔抗体板盘（也可根据需要拆条使用），在自动冲洗仪上，用洗涤液（原液 25 倍稀释）冲洗井形管 1 次。

②用打孔器在载血滤纸上打下 3 mm 直径的标准品、质控品和标本。标准品、质控品为双孔，标本为单孔。依登记次序放入抗体板的井形孔内。每块板上均需放置质控品。

③每个井形孔内加稀释的示踪剂 200 μL，可按以下任一步骤进行：先置自动振荡仪上快速振荡（1350 r/min）5 min，再减速振荡（950 r/min）10 min；放 4 ℃冰箱内过夜次日取出，置自动振荡仪上慢振 1 h。置自动振荡仪上 10 min 快速振荡再室温慢速振荡 4 h。

④用负压吸引泵吸出滤纸片后，先预洗井形孔 1 次，然后冲洗 6 次，以除去剩下的未结合的 Eu^{3+} 标记物。

⑤每个井形管孔内加 200 μL 增强液，再慢速振荡 5 min 置于室温 10 min。

⑥在时间分辨荧光免疫测定仪上测定，并打印结果。实验步骤简介见表 3–5。

表 3–5　DELFIA 新生儿疾病筛查 hTSH 测定实验步骤

步骤	内容		
	Strips	Tracer stock solution (μL)	Buffer (mL)
稀释标记物	4	70	11.5
	8	140	23
	12	210	34
	16	270	43
	20	330	53
	24	400	64
	28	460	74
	32	520	84

（续表）

步骤	内容
洗涤	程序 12（×1）
打孔标准、对照和未知	
加标记物稀释液	200 μL
	快速振荡 10 min + 室温下低速振荡 4 h 或者
孵育	快速振荡 10 min+2—8 ℃过夜 + 室温下低速振荡 1 h
移除纸片并洗涤	程序 12（×6）
加增强液	200 μL 低速振荡 5 min
测量	试剂盒 12

（4）结果计算和判断

DELFIA 荧光测定仪内配有电脑程序，也可外接电脑 Multicalc 软件，均可自动处理绘制标准曲线，直接打印出每秒钟的荧光脉冲数和 TSH 浓度。荧光脉冲数与 TSH 浓度成正比关系，形成的标准曲线是直线。筛查阳性判断参考值一般大于 9 μU/mL，每个实验室应根据实际制定符合要求的阳性判断值。

（5）操作过程中的注意事项

①空气中存在少量稀土元素，由于 DELFIA 技术的扩增原理，一旦受污染，将使实验结果值偏高，故实验室力求保持清洁，特别需防尘。温度维持恒定。

②由于 EDTA 与 Eu^{3+} 有合作，故 DELFIA 不能用 EDTA 抗凝的血标本。

③试剂盒中的示踪剂缓冲液等是以 NaN_3（叠氮化钠）作为防腐剂，NaN_3 会与铜等反应形成叠氮金属，故在试剂配备、加样等操作过程中，容器最好使用塑料制品。

④ Eu^{3+} 标记抗体按比例与缓冲液配制形成的示踪剂抗体溶液，现配现用，配置完的抗体液需在 1 h 内用完。

⑤实验过程中冲洗是实验成败的关键。冲洗仪需调节在最佳状态，每次洗涤时应确保管道通畅，确认微孔中注满洗液而不溢出，冲洗完毕后孔壁上无水滴，以保证完全冲洗。洗涤后微孔残留液应≤ 2 μL/孔，并将微孔板倒扣于干净吸水纸上拍干。每次实验前后冲洗仪均需用去离子水大量冲洗，定期依次用 NaCl（30 g/L）、50% 乙醇溶液和去离子水冲洗消毒。

⑥未注明使用温度均为室温操作，均应在实验前恢复至室温。如果室温低于 20 ℃，请置于 20—25 ℃的恒温箱中振荡孵育或采取其他的保温措施。

⑦洗板机应定期进行校正注液量和残留量。

⑧取增强液和标记物时，请使用新吸头。加入过程中应避免吸头触及小孔内壁或其中的试剂。

⑨本试剂盒中标准品、质控品和所有待测样本均可能成为潜在传染源，请按《实验室生物安全通用要求》及相关生物安全防范措施处理。

⑩如果检测出现质量控制失控情况，应立即查找原因，必要时重新检测该批次标本。

（6）筛查时间及阳性切值

新生儿 TSH 在出生后有生理性增高，一般认为与寒冷刺激有关，2 d 后恢复正常。筛查的血标本应在生后 48—72 h 收集。首先用 75% 乙醇消毒婴儿内侧或外侧足跟针刺并挤压使血自然滴于筛查专用滤纸上，送往筛查实验室。由于测定 TSH 试剂盒的种类和方法不同，故滤纸干血片 TSH 浓度的阳性临界值存在差异，大多数认为在 10—20 mU/L，具体值根据实验室条件而定。大于临界值的样品为可疑或者阳性标本，应对原标本复测，阳性者召回采血、重新送检。如果复查标本 TSH 仍增高，应对新生儿进行相关确诊检查。无论何种筛查方法，无人为技术差错，尚可能有 5%—10% 筛查漏诊。对甲状腺功能减退症筛查阴性病历，如果临床表现有甲状腺功能减退症可能，仍应提高警惕，做进一步详细检查。以 TSH 为先天性甲状腺功能减退症的筛查指标只能检测出原发性甲状腺功能减退症，即因甲状腺缺如、萎缩或发育不良导致的甲状腺功能减退症。对于垂体或者下丘脑功能低下引起的甲状腺功能减退症，因 TSH 在血中不升高，故无法检出。垂体或下丘脑引起的甲状腺功能减退症较少见。

3.4.2.3　葡萄糖-6-磷酸脱氢酶缺乏症筛查技术

葡萄糖-6-磷酸脱氢酶（glucose-6-phosphate dehydrogenase deficiency，G6PD）缺乏症是最常见的红细胞膜疾病，该病是由于红细胞膜表面的 G6PD 缺陷，导致红细胞戊糖磷酸途径中谷胱甘肽还原酶的辅酶-还原型辅酶Ⅱ（还原型烟酰胺腺嘌呤二核苷酸磷酸）NADPH 生成减少，使得维持红细胞膜稳定性的还原型谷胱甘肽减少而不能抵抗氧化损伤，最终导致红细胞破坏并溶血的一种遗传病。19 世纪 50 年代，Carson 等首次证实 G6PD 缺乏症的临床生化、遗传特点，患者常因食用蚕豆而发病，俗称“蚕豆病”。G6PD 基因位于 X 染色体上，系 X– 连锁不完全显性遗传疾病，男性患者临床表现严重。部分重型患者可引起新生儿期重度高胆红素血症，或在特定条件下（氧化应激、食物或药物）引发非免疫性溶血，危及生命。本病是目前人类最常见的遗传性红细胞酶缺陷病之一，是引起溶血性疾病的重要原因，在广东、广西、云南、四川、福建、台湾和海南发病率较高，呈“南高北低”的分布态势，与疟疾发病率的分布一致。本病无特殊的根治方法，重在预防。

3.4.2.3.1　筛查流程

此项目的新生儿疾病筛查流程需严格按照 2010 年原卫生部《新生儿疾病筛查技术规范》《医疗机构临床实验室管理办法》（卫医发〔2006〕73 号）执行。对 G6PD 缺乏症的筛查需特别关注以下几方面。

（1）样本采集与递送

建议冷链（2—8 ℃）递送样本，并对样本递送环节进行温度、送检时间的质控。对于严重溶血或输血患儿需 10—15 d 后采集。

（2）优先检测原则

由于 G6PD 活性容易受温度、湿度及待检时间的影响，同时 G6PD 缺乏症的新生儿有可能早期发生严重高胆红素血症，故筛查样本到达实验室后，建议优先于其他新生儿疾病筛查的项目检测。

（3）阳性切值的设定

由于女性携带者酶活性的变异大，各实验室应参照试剂盒说明及本实验室数据制定合理的阳性切值。针对男、女新生儿设置不同的切值，有助于女性杂合子的检出。

（4）阳性召回

对初筛阳性的新生儿，召回后应直接进行诊断性实验室检测。

3.4.2.3.2　筛查方法及原理

目前常用的 G6PD 缺乏症筛查是通过检测干血滤纸片的 G6PD 酶活性进行检测，筛查方法主要包括荧光定量法或荧光斑点法，由于荧光定量法具有较高的特异度与灵敏度，目前新生儿疾病筛查推荐使用该方法。其他筛查方法还包括高铁血红蛋白还原试验、硝基四氮唑蓝纸片试验、G6PD 缺陷变性珠蛋白小体试验等。

（1）荧光定量法检测原理

荧光定量法原理是干血滤纸片的 G6PD 作用于底物葡萄糖－6－磷酸（G6P）及烟酰胺腺嘌呤二核苷酸磷酸（NADP），将 G6P 氧化为 6－磷酸葡萄糖酸（6PG），同时将 NADP 还原为 NADPH（图 3–9），在特定激发波长（355 nm）和发射波长（460 nm）下测 NADPH 的荧光强度计算 G6PD 的活性。荧光定量法切值多设定为 2.1—2.6 U/gHb，但该方法对于女性杂合子的诊断效率有限。

$$G\text{–}6\text{–}P + NADP^{+} \xrightarrow{G6PD} 6\text{–}PG + NADPH^{+} + H^{+}$$

图 3–9　G6PD 酶活性检测原理示意图

（2）荧光斑点法检测原理

葡萄糖－6－磷酸脱氢酶荧光斑点检测是采用荧光法对葡萄糖 -6- 磷酸脱氢酶进行测定。葡萄糖－6－磷酸脱氢酶和 NADP 反应能使 NADP 还原成 NADPH，后者在紫外线照射下会发出荧光。G6PD 活性正常者在紫外线照射下发出荧光强度正常，根据 G6PD 活性缺乏程度，荧光强度呈现为减弱或消失。此方法检测准确性较高，特别对 G6PD 重度缺乏者（男性半合子和女性纯合子）的检出率近 100%。但其结果的判断受主观因素影响较大，点样圆斑的大小可影响荧光强弱的分辨，结果不能长期保存，不适用于血红蛋白＜60 g/L 的患者。

（3）高铁血红蛋白还原试验（MHb–RT）检测原理

①比色法。在血液中加入亚硝酸盐，使红细胞中的亚铁血红蛋白变成高铁血红蛋白，正常红细胞的 G6PD 催化戊糖旁路使 NADP 变成 NADPH，其脱下的氢通过亚甲蓝试剂的递氢作用，而使高铁血红蛋白还原成亚铁血红蛋白，通过比色可观察还原的多少，当 G6PD 缺乏时，高铁血红蛋白还原率下降。正常人高铁血红蛋白还原率≥ 75%（脐带血≥ 77%），高铁血红蛋白 0.3—1.3 g/L。当还原率减低，提示蚕豆病和伯氨喹药物溶血性贫血。G6PD 患者（纯合子或半合子）还原率＜30%，脐带血＜40%，杂合子高还原率为 31%—74%，脐带血为 41%—77%。但本方法特异度较差，血红蛋白 H 病、不稳定血红蛋白病、高脂蛋白血症及巨球蛋白血症可导致假阳性。

②红细胞内血红蛋白可被亚硝酸钠氧化为高铁血红蛋白，后者可经亚甲蓝还原为血红蛋白，G6PD 缺乏时则高铁血红蛋白不被还原。加入氰化物后形成氰化高

铁血红蛋白，易被过氧化氢洗脱，染色后形成空影红细胞。正常的红细胞，氧合血红蛋白的过氧化酶活性，不被氰化物抑制，阻止了枸橼酸盐的洗脱作用，保证红细胞的正常形态。

（4）硝基四氮唑蓝纸片试验检测原理

NADPH 通过吩嗪二甲酯硫酸盐（M-PMS）的递氢作用使淡黄色的硝基四氮唑蓝（NBT）还原成紫色的甲臜颗粒。G6PD 缺乏时由于 NADPH 生成不足，不显紫色。正常酶活性者纸片变为紫蓝色，当 G6PD 严重缺乏者为红色，杂合子为淡紫红色。判别时应与对照孔进行比较观察颜色的区别。血迹纸片放置时间长会影响显色时间和结果观察，宜采用新鲜血片检测。

（5）G6PD 缺陷变性珠蛋白小体试验检测原理

取 G6PD 缺乏的患者血样加入乙酰苯肼于 37 ℃孵育 2—4 h，用煌焦油蓝染色观察红细胞中珠蛋白小体的生成情况，计算含 5 个以上珠蛋白小体的红细胞的百分率。正常人含 5 个及以上珠蛋白小体的红细胞一般＜30%。G6PD 缺乏症阳性细胞常＞45%。

不稳定血红蛋白、血红蛋白 HBH 病、还原型谷胱甘肽缺乏症可导致假阳性，结果＞45%；接触硝基苯、苯胺等化学试剂也可导致假阳性。

3.4.2.3.3　常用筛查方法的实验步骤

（1）采血

血片采集人员清洗双手并佩戴无菌、无滑石粉的手套，按摩或热敷新生儿足跟采血部位，可以使用温湿毛巾或湿布（低于 42 ℃）覆盖在采血部位 3—5 min。将新生儿腿部放置在低于心脏的位置以利于增加静脉压力。用 75% 乙醇擦拭婴儿足跟，等待乙醇自然干燥，使用一次性采血针刺足跟内侧或外侧，深度小于 3 mm，用无菌纱布或棉球擦去第一滴血滴（第一滴血滴中可能含有组织液，可造成样本稀释），用拇指轻柔地按压足跟周围，但不能靠近采血部位，形成血滴后停止按压，用滤纸轻触血滴，让血滴自然渗透滤纸，滤纸正反面血斑一致，形成 3 个直径＞8 mm 的血斑。然后将血纸片在室温下（18—25 ℃）悬空平置 3 h 自然干至呈深褐色。避免放在吸水性物质上，避免阳光及紫外线照射，避免烘烤，避免挥发性化学物质等污染，不要叠放或靠近热源。所有使用过的器具应放入生物危害专用垃圾箱内。采集标本后应抬高婴儿足部，用无菌纱布或棉球轻按采血部位，直到完全止血，不要使用黏性绷带。

（2）采血及样本递送其他要求

①样本干燥后放置在密封袋内，放在适当的容器中运输。

②所有血片应当按照血源性传染病标本对待，对特殊传染病标本，如艾滋病等应当标识，单独包装。

③滤纸干血片应当在采集后 24 h 内冷链递送。

④有完整的血片采集信息记录。

⑤为保证检测结果的准确性，实验室应优先检测该项目。

（3）试剂准备及测量

① G6PD 底物试剂复溶。在每个冻干的 G6PD 底物试剂小瓶中加入 G6PD 复溶缓冲液（为 1 个微孔板用量），轻轻混匀，注意在使用前 5 min 复溶 G6PD 底物试剂。

②样品准备。用打孔器将血滤纸片及标准品、质控品打孔，并按工作单顺序放在白色微孔板的板孔内。

③加样。向每个装有血片的板孔中加入复溶 G6PD 底物试剂。

④孵育。室温下孵育，用振荡器慢速振荡，不要覆盖或叠放微孔板。

⑤终止反应。向每个装有血片的板孔中加入终止试剂进行终止反应，轻拍微孔板使其混匀，静置。

⑥测量。加入终止试剂 15 min 内使用荧光分析仪以激发光 355 nm 和发射光 460 nm 的波长进行测量。以 U/gHb 为酶活性单位。

⑦筛查阳性切值及结果判读。各实验室应参照试剂盒说明及本实验室数据制定合理的阳性切值。荧光定量法切值多设定为 2.1—2.6 U/gHb。针对男女新生儿设置不同的切值有助于女性杂合子的检出，当检测结果大于切值（2.1—2.6 U/gHb）时，判读为正常个体；当检测结果小于或等于切值（2.1—2.6 U/Hb）时，判读为葡萄糖 – 6 – 磷酸脱氢酶缺乏症个体；当检测结果等于切值或位于切值附近时，应注意排除女性杂合携带者。

（4）质量控制

在 G6PD 活性检测前，需对血片采集、递送时间、温湿度、标本保存条件等质控指标进行监控，并在检测过程中进行室内和室间质控。检测后，还需对阳性样本召回率进行监控。通过召回样本的确诊情况，对筛查方法进行持续的改进。

（5）检测方法的优缺点

荧光定量法测定干血斑 G6PD 活性具有灵敏度高、实验程序操作步骤简便、耗时少、结果客观、易判别且费用低廉等优点，但也存在一些局限性，包括对于女性杂合子的检出率有限，检测结果受到血斑质量、实验取样部位、样本储存条件等多种因素的影响。

（6）检测方法评价

实验室应建立相应设备、试剂性能验证的程序、定期校准程序和定期维护程序。内容包括检测限值、参考区间、可报告的范围、干扰物质及方法的灵敏度、特异度等。

3.4.2.4 先天性肾上腺皮质增生症筛查

先天性肾上腺皮质增生症（congenital adrenal hyperplasia，CAH）是一组先天性常染色体隐性遗传性疾病。由于类固醇激素合成过程中某种酶先天性缺陷，如 21- 羟化酶缺乏症（21-hydroxylase deficiency，21-OHD），导致肾上腺皮质醇（cortisol）的合成完全或部分受阻，经负反馈作用促使垂体分泌的促肾上腺皮质激素（adrenocorticotropin，ACTH）增加，导致肾上腺皮质增生。酶阻断的前体化合物如 17α- 羟孕酮（17-hydroxyprogesterone，17α-OHP）增多，经旁路代谢而致雄激素产生增多。临床上可出现肾上腺皮质功能减退或伴有失盐、女性男性化、男性假性性早熟。

3.4.2.4.1 筛查流程

新生儿 CAH 筛查是指对出生 3 d 新生儿采用时间分辨荧光免疫分析法或酶联免疫吸附法测定干血滤纸片中 17α-OHP 浓度进行 21-OHD 筛查（一级筛查），对筛查阳性患者进一步通过各项实验室指标检查进行诊断，争取早期诊治，预防危及生命的肾上腺皮质危象发生，预防女性患儿由于外生殖器男性化造成性别误判，减轻或预防过多雄激素造成侏儒症、心理或生理发育障碍等后遗症。但目前这种筛查方法，只能检出约 70% 的失盐型及部分单纯男性化型 21-OHD。

新生儿疾病筛查需严格按照 2010 年原卫生部《新生儿疾病筛查技术规范》执行，并建立规范的筛查流程。对 CAH 筛查需特别关注以下几方面。

（1）知情告知

血片采集人员在实施血片采集前，应当将 CAH 筛查（即 21-OHD 筛查）的目的、意义、筛查疾病病种、条件、方式、灵敏度和费用等情况如实告知新生儿的监护人，并取得书面同意。对可疑阳性病例应当协助新生儿遗传代谢病筛查中心，及时通知新生儿复查，以便确诊或采取干预措施。对孕妇、出生后新生儿有糖皮质激素服用史者，须告知出生 2 周再次复查 17α-OHP。

（2）信息收集

标本采集人员必须认真填写采血卡片，做到字迹清楚、登记完整。卡片内容包括采血单位、母亲姓名、住院号、居住地址、联系电话、新生儿性别、孕周、出生体重、出生日期、采血日期和采血者等。

（3）标本采集

正常新生儿出生时 17α-OHP 生理性增高 12—24 h 可降至正常。因此筛查的血标本的采集不宜过早，以免造成假阳性。标本采集人员必须严格按照新生儿遗传代谢病筛查血片采集步骤采集足跟血，制成滤纸干血片，并在规定时间内递送至新生儿遗传代谢病筛查实验室检验。ACTH、皮质醇具有昼夜分泌节律，清晨分泌最高，下午及晚上较低，糖皮质激素治疗可降低 ACTH 及 17α-OHP 浓度。因此，为了提高诊断的可靠性，建议早晨 8 时前在糖皮质激素服用前采血。因特殊情况未按期采血或不合格标本退回需要重新采血者，应当及时预约或追踪采集血片。

（4）实验室检测

参照相应仪器标准操作流程及试剂盒说明书进行检测。具体检测内容见后文。

（5）结果判读

由于 CAH 筛查有较高的假阳性率及较低的阳性预测值，尤其是早产儿或低体重儿，使筛查面临极大的挑战。因此，17α-OHP 阳性切值的合理设定是 CAH 筛查的关键。正常足月新生儿血 17α-OHP 浓度＜30 nmol/L，早产儿及低体重儿血浓度可有不同程度的增高，孕周出生体重与 17α-OHP 浓度存在一定的负相关，前者相关性更好。用出生时孕周代替体重来调节阳性切值可改善筛查特异度，但按照不同孕周、出生体重来设定切值操作烦琐，也未能明显改善早产儿筛查的假阳性率。

目前国内多数筛查实验室参照试剂盒提供的 17α-OHP 正常值 30 nmol/L 作为阳性切值，部分实验室也有各自切值，无统一标准。结合国内实验室的经验，推荐足月儿或正常体重儿≥ 2500 g 的 17α–OHP 阳性切值为 30 nmol/L，早产儿或低体重儿（ <2500 g）为 50 nmol/L。各筛查中心也可根据当地新生儿群体特点、筛查统计资料、检测方法等调整阳性切值，以改善筛查的灵敏度与特异度。

（6）召回复查与随访

新筛中心对原标本复查后，血 17α–OHP 浓度高于阳性切值的新生儿均需召回复查，必要时通过妇幼追访系统协助召回，如召回复查后 17α–OHP 浓度仍高于切值，需通知患儿监护人尽早带新生儿至新生儿筛查中心或小儿内分泌、遗传病专科进行确诊及遗传咨询。通常 CAH 患儿血 17α–OHP 浓度随着时间延长而升高。对于召回的新生儿其血 17α–OHP 浓度较原标本下降，尤其是早产儿或低体重儿、临床无症状及体征者可继续随访，每 2 周至 1 个月复查 17α–OHP 浓度，以排除假阳性，必要时仍需要做诊断性检查。

（7）筛查结果假阳性

CAH 筛查结果假阳性的主要原因。出生应激反应（出生 24—48 h 内采血）、早产儿低体重儿（肾上腺功能不成熟、酶活性较低）、危重疾病（如呼吸衰竭、败血症等）、黄疸、脱水及 17α–OHP 阳性切值设定偏低等。假阳性率增高导致召回率增加，增加家长不必要的精神负担。

（8）筛查结果假阴性

对于新生儿疾病筛查疑似假阴性者（孕妇或新生儿糖皮质激素治疗史等），需在出生后 2 周再次复查。有报道约 30%CAH 患儿未能被筛查检出，可能与血 17α–OHP 延迟升高等因素有关，故对筛查阴性及临床高度疑似者仍需要进行诊断性实验室检查。

（9）二级筛查（second–tiers creening）

由于单纯采用 17α–OHP 浓度进行 CAH 筛查的假阳性率高，阳性预测值低，使 CAH 筛查面临高度挑战。因此，国际上部分筛查中心采用其他的方法进行二次筛查，以提高筛查的特异度及阳性预测值，降低假阳性。二级筛查方法是对 17α–OHP 筛查阳性的原标本采用 LC–MS/MS 技术，同时测定血片中 17α–OHP、Δ4–A、11– 脱氧皮质醇、21– 脱氧皮质醇计算酶反应的底物与产物比值（17α–OHP+Δ4–A）/ 皮质醇、（17α–OHP+21– 脱氧皮质醇）/ 皮质醇等进行判断。该方法有较高的特异度和灵敏度，可提高阳性预测值达 30%—100%。此外，该方法还可筛查其他类型 CAH，有条件下的筛查实验室可探索性开展。

3.4.2.4.2 筛查技术

本病筛查以 17α-OHP 作为筛查指标，主要筛查 21-OHD，这是最常见的一种先天性肾上腺皮质增生症类型。目前的筛查方法主要有 TRFIA 和 ELISA 等，国内主要采用 TRFIA。血片 17α-OHP 水平与出生体重和孕周有一定关系，且出生后新生儿并发某些心、肺、脑疾病时 17α-OHP 也会上升，因此筛查结论应根据实验室检测情况和新生儿状态而定。初次筛查结论为可疑或者阳性，应对原标本重复测定，仍为阳性者召回采血，重新检测。

（1）时间分辨荧光免疫分析法（TRFIA）

①方法原理。TRFIA 测定 17α-OHP 的原理为固相二抗抗原竞争法，此反应模式是固相上带有第二抗体（抗免 IgG 抗体），血片中 17α-OHP 与示踪物 Eu^{3+} 标记 17α-OHP 共同竞争第一抗体（免抗 17α-OHPIgG 抗体）结合，形成的抗原抗体复合物，同时被固相第二抗体结合，在微孔表面形成二抗-一抗-抗原-E 复合物。经洗涤除去剩余 Eu^{3+} 标记的 17α-OHP，加入增强剂，分离结合在固相上的 Eu^{3+}，并与其形成强荧光螯合物，然后进行测定，标本中 17α-OHP 浓度与荧光强度成反比。

②仪器耗材。

仪器：时间分辨荧光检测仪、洗板机、打孔器、振荡仪、电吸引器，各类精确、可调加样器。

试剂：详见商品化试剂盒说明书。

③实验步骤详见商品化试剂盒说明书。

④结果计算与判断。

结果计算：在 MultiCalc 计算软件中按试剂盒说明书输入参数软件会自动以标准浓度的荧光强度为纵坐标，标准浓度值为横坐标，在对数坐标轴上画标准曲线，由标准曲线求未知样本浓度。

结果判断：结合国内实验室的经验，推荐足月儿或正常体重儿（≥ 2500 g）的 17α-OHP 阳性切值为 30 nmol/L；早产儿或低体重儿（＜2500 g）为 50 nmol/L。筛查结果大于等于阳性切值的判定样本为阳性，小于阳性切值的判定样本为阴性。各筛查中心也可根据当地新生儿群体特点、筛查统计资料、检测方法等调整阳性切值，以改善筛查的灵敏度与特异度。

⑤质量控制。

应始终使用质控样品来保证实验室日常结果的有效性。质控样品应与实验样品以同样的方法运行。每次测试都要运行不同水平的质控品。如果测试中使用一块以上的微孔板，每块微孔板都应该运行质控系统。每个实验室都应建立自己的质控平均值和允许误差范围。实验室建立的平均值与试剂盒中质量控制证书上提供的数值之间的误差不要超过 ± 20%。除试剂盒提供的质控外，建议每个实验室建立自己不同水平的质控库。只有在测试结果符合实验室已经建立的允许范围时才能报告样品结果。

如同其他新生儿疾病筛查项目，所有进行 CAH 筛查的实验室均需要定期进行实验室室间质量评价。

⑥注意事项。

a. 必须仔细阅读并充分了解试剂盒说明书，不同批号试剂盒及试剂不能混用，过期试剂盒不能使用。

b. 测定前各试剂必须达到室温。

c. 洗涤板时，洗涤液必须充满微孔，并达到上缘。吸水时必须吸干，否则将板反扣吸水，在纸上轻轻扣干水分。

d. 如有 Eu^{3+} 的弃液污染或洗涤不净可使本底高或结果不准，所以需要高水平加样和洗涤技术。加样器应准确，加样时加样吸头必须垂直，不可接触载液微孔和液面。洗板机的洗涤针头必须通畅并保持正常的吸力和流量。

e. 自然环境中稀土离子存在十分广泛，如空气灰尘和烟雾中均有不同程度存在，故实验室必须保持清洁。不得用手直接接触加样吸头尖部或微孔板微孔。

f. 血片采集必须合格，被取样血片处，血液应浸透纸片正反面。

g. 加入 Eu^{3+} 标记的 17α-OHP 应用液 100 μL 后，缓慢振荡 3 h（y）或放置于 2—8 ℃，18—22 h（x），两种方法具有相关性，其回归方程为 $y=1.08x-0.52$，相关系数 $r=0.97$（$n=89$）。

h. 含有 EDTA 血标本的血片，因其与 Eu^{3+} 可形成螯合物而无法使用。

（2）酶联免疫吸附法（ELISA）

①方法原理。ELISA 是以酶标记的抗体或抗原作为主要试剂的免疫测定方法，

是标记免疫技术的一种。ELISA 测定 17α-OHP 利用的是竞争法。微孔板的微孔中包被了直接抗 17α-OHP 上抗原部位的多克隆抗体。患者样品中的内源性 17α-OHP 与辣根过氧化物酶标记的 17α-OHP 酶标物竞争结合包被抗体。温育之后洗去未结合的酶标物。过氧酶醇标物的结合量与样品总 17α-OHP 的浓度成反比。加入底物液后，所显示的颜色强度与患者样品中的 17α-OHP 的浓度成反比。

②仪器耗材。

仪器：配备电脑的酶标读数仪、带振荡功能的可调恒温仪、洗板机、打孔器、多头和单头可调加样器（20—300 μL）。

试剂：详见商品化试剂盒说明书。

③实验步骤详见商品化试剂盒说明书。

④结果计算与判读以标准系列的 D 值为纵坐标（Y 轴），17-OHP 浓度为横坐标（X 轴）绘制标准曲线坐标图。未知样本浓度可从坐标图中查得。结果判断同 TRFIA 法。

⑤质量控制同 TRFIA 法。

⑥注意事项。

a. 仔细阅读试剂盒说明书。

b. 所有从 2—8 ℃冰箱取出的试剂盒内材料都必须在室温下复温至 18—25 ℃后方能使用。

c. 不要使用过期的试剂。

d. 不同批号的试剂不能混用。

e. 避免触摸及划磨酶标板的底部。

f. 一次不能使用完的试剂，在操作时应采用无菌技术移液，以免污染影响下次的测定结果。

g. 使用移液器时应注意移液量的准确和精度。

（3）质谱法

①方法原理。

二级筛查方法是对 17α-OHP 筛查阳性的原标本采用液相色谱 - 串联质谱联用技术（LC-MS/MS），用含 d8-17-OHP 和 d2- 皮质醇的萃取液将血斑中的 17α-OHP、11- 脱氧皮质醇、21- 脱氧皮质醇、皮质醇和雄烯二酮洗脱出来，经过高效液相色谱柱进行分离后，进入质谱采用多反应监测模式进行数据采集，完成各个检测物的定量。

②仪器耗材。

仪器：液相色谱串联质谱联用仪、振荡仪、离心机、96 孔聚丙烯板、各类精确可调移液器。

试剂：丙酮、乙腈、二次蒸馏水、甲醇、甲酸、17α–OHP、皮质醇及其内标（d8–17–OHP、d2– 皮质醇）标准品等。

③实验步骤。

a. 将 6 mm 直径的血斑（相当于 12 μL）打孔放置于聚丙烯板上。将体积比为 50：50 的丙酮：乙腈与 d8–17–OHP 内标液（15 nmol/L）各 20 μL/孔加入聚丙烯板，将板密封 20 ℃下振荡孵育 50 min。

b. 将上清液转移到另一块聚丙烯板中并在 60—70 ℃下干燥。用 80 μL 含有 50 mmol/L 甲酸的 50：50（vol/vol）的甲醇/水复溶，振荡 30 min 后将溶液转移到 384 孔微量滴定板中，以 2000 r/min 离心 10 min 以除去滤纸的残留物。

c. 液相分离与质谱检测：采用 dC183 μm，2.1 mm × 20 mm IS 色谱柱与 C18 4.0 mm × 2.0 mm ODS 预色谱柱进行色谱分离后进入质谱进行检测。质谱条件：毛细管电压 3.5 kV，离子源温度 120 ℃，去溶剂气温度 300 ℃，真空压 -2.2×10^{3} mbar（1 mbar=0.1 kPa）。

④结果计算与判读。通过将待测物峰面积除以内标的峰面积来获得定量结果，使用 QuanLynx 软件通过线性回归计算浓度。17α–OHP、雄烯二酮增高，皮质醇降低或正常，同时计算酶反应底物与产物比值（17α–OHP+ 雄烯二酮）：皮质醇、（17α–OHP+21– 脱氧皮质醇）：皮质醇等进行判断。

⑤质量控制。

此方法暂无商品化的试剂盒与方法学，应使用 17α–OHP 及其内标 d8–17–OHP 来建立标准曲线，并通过线性回归分析来确定斜率、截距和相关系数，17α–OHP 定量同时应使用标准质控品用于保证实验室日常结果的有效性，质控样品应与样品以同样的方法运行，实验室应建立自己的平均值和允许误差范围，质控检测值偏离理论值 ±15%，极低浓度质控样本浓度检测值偏离 ±20%。建议每个实验室建立自己不同水平的质控库。只有在测试结果符合实验室已经建立的允许范围时才能报告样品结果。

由于该方法需要经过色谱柱分离，整个样本检测时间较长，一般 7—12 min 完成一个样本的检测，因此 17α-OHP 的检测适用于 CAH 筛查阳性的二次筛查以排除假阳性。

⑥注意事项。

a. 测定前，各试剂必须达到室温。

b. 实验所有的试剂必须为色谱级标准，如果试剂纯度不够会导致标准曲线结果不准，无法准确定量。

c. 血片采集必须合格，被取样血片处，血液应浸透纸片正反面，血斑直径大于 8 mm。

d. 内标品放置 2—8 ℃冰箱保存，质控品放置 -20 ℃保存。

e. 标准品测定时加入物质测定值偏离理论值不超过 15%，极低浓度的检测值偏离小于 20%。

f. 血斑处理后进色谱前必须经过离心处理，除去纤维和杂质，防止色谱柱的堵塞。

3.5　地中海贫血筛查

3.5.1　定义和术语

（1）地中海贫血：又称海洋性贫血或珠蛋白合成障碍性贫血，简称地贫，是一种常染色体隐性单基因遗传病。地中海贫血是由于珠蛋白基因缺陷导致血红蛋白中的珠蛋白肽链合成减少或不能合成，使得血红蛋白的组分和含量发生改变，影响到红细胞的携氧功能，从而导致不同程度的溶血，使得患者发生贫血。广西壮族自治区地中海贫血的发病率是中国最高的，人群中致病基因携带率高达 24%，每 5 人当中就有 1 个地中海贫血基因携带者，每出生 200—250 个新生儿就有 1 个重型地中海贫血患儿。重型地中海贫血作为一种先天性基因遗传病，一旦患儿出生后就很难将其治愈。因此，防治重型地中海贫血的重心需要前移到产前地中海贫血筛查和（或）基因诊断。

（2）地贫筛查：是指开展血常规检查、血红蛋白电泳检测，以上两项任选一项或两项。筛查内容为 MCV、MCH 和血红蛋白分析。筛查结果按《医疗机构临床实验室管理办法》要求发出血细胞分析和血红蛋白分析检验报告。

（3）地贫筛查阳性判读标准：血细胞分析 MCV＜82 fl 或 MCH＜27 pg；血红蛋白分析 HbA2 ≥ 3.5%，HbA2＜2.4% 或 HbF 升高或出现异常血红蛋白指标。以上任一项异常均判断为筛查阳性。筛查阳性者，由筛查机构指定的有资质人员提供咨询和医学指导，并负责落实到定点产前诊断机构进行地贫基因诊断。

3.5.2　质量控制

（1）标本采集与运输的质量控制

①血细胞分析及血红蛋白分析均使用 EDTA-K2 抗凝采血管；②采集静脉血必须按照操作规程进行；③真空采血管采集静脉血 2 mL 后，立即将采血管颠倒数次充分混匀，并在试管上做好标识；④检测前标本可于室温转运，检测完成后置于 2—8 ℃保存或运输；⑤溶血标本需重新采集。

（2）标本分析的质量控制

①血细胞分析标本采集后 2 h 内送检，4 h 内完成检测。②因不稳定血红蛋白会降解造成假阴性，血红蛋白分析标本宜在 48 h 内完成检测；无法立即检测的血红蛋白分析标本，应放置在 2—8 ℃保存。③血细胞分析实验室必须按照临床检验质控要求建立室内质量控制（IQC），并必须参加省（自治区）临床检验中心的室间质量评价（EQA），成绩合格后方能进行相关筛查检测。④所有检测工作必须严格按照卫生部（现为卫健委）颁布的《医疗机构临床检验实验室管理办法》及仪器生产厂家的要求进行质量控制和仪器校准。

3.5.3　地贫筛查实验室的建设要求

3.5.3.1　实验室人员要求

①取得临床检验相关专业技术资格。

②掌握地中海贫血筛查检验相关理论、操作、实验影响因素和质量控制技术，了解地中海贫血基因诊断、产前诊断等检查方法，掌握地中海贫血筛查项目的临床意义。

③通过卫生行政部门考核获得从事产前诊断或产前筛查技术项目的《母婴保

健技术考核合格证书》。

3.5.3.2 地贫筛查实验室场地要求

实验室场地能满足地中海贫血筛查检验工作的要求，粉尘、噪声、电磁、温湿度等因素应加以控制以不干扰检测准确性，实验室的设置和布局应符合生物安全要求。

3.5.3.3 地贫筛查实验室设备要求

地贫筛查实验室设备要求见表 3–6。

表 3–6 地中海贫血筛查实验室设备一览表

名称	单位	数量	需求情况
全自动血细胞分析仪	台	1	必备
全自动血红蛋白分析仪	台	1	必备
低速离心机	台	1	必备
普通冰箱	台	2	必备
涡旋混匀器	台	1	必备
恒温水浴箱	台	1	必备
微量移液器	套	1	必备

3.5.4 地中海贫血的实验室筛查技术

3.5.4.1 血细胞分析

目前分析红细胞参数基本采用全血细胞分析仪进行血常规检测，可以获得 RBC（红细胞计数）、HGB（血红蛋白）、HCT（红细胞比容）、MCV（平均红细胞容积）、MCH（平均红细胞血红蛋白含量）、MCHC（平均红细胞血红蛋白浓度）和 RDW（红细胞分布宽度）等参数。地中海贫血血液学的重要特点之一是小红细胞及低色素。地中海贫血筛查中应用得最多的血液学指标是 MCV 及 MCH。若 MCV＜82 fl 或 MCH＜27 pg，则可能为地中海贫血或缺铁性贫血。广西由于为地中海贫血高发区域，如出现上述情况，需考虑为地中海贫血基因患者或携带者。值得注意的是，α–静止型地中海贫血可能不表现为小细胞低色素血液学表型，在筛查中易漏诊。

3.5.4.2　红细胞形态学检查

地中海贫血患者和携带者的红细胞大小、形态结构及染色会有不同程度的改变。通过显微镜观察红细胞形态学的改变，可初步判断地中海贫血的可能性。地中海贫血患者的血涂片多体现为红细胞体积大小不一，小细胞为主，中心浅染区扩大或环形红细胞，可见靶形、球形、泪滴状红细胞，染色质微粒及环状体等形态或结构异常。

3.5.4.3　不稳定血红蛋白测定

（1）异丙醇沉淀实验

地中海贫血患者红细胞内的不稳定血红蛋白在异丙醇非极性溶剂的作用下，很快出现混浊并形成絮状。但影响本实验的因素较多，如血红蛋白浓度的高低、样本是否新鲜等，需做好质量控制。

（2）变性血红蛋白包涵体检测

地中海贫血患者由于 Hb 的两条 α 类肽链与两条非 α 类肽链比例的不平衡，红细胞内的血红蛋白具有不稳定性，极易被氧化发生变性和沉淀，在红细胞内形成包涵体。该实验对诊断 HbH 病是一项简易、方便且特异性较高的方法。

3.5.4.4　红细胞渗透性、脆性实验

测定红细胞在低渗盐液中，使其膨胀破裂而开始溶血到完全溶血的界限，与红细胞形态、大小、膜的结构、抵抗性有关。由于地中海贫血的红细胞表面积与体积比增大，故红细胞渗透脆性降低。该实验是地中海贫血群体筛查的简便方法。联合检测 MCV、RDW 和红细胞渗透性脆性实验，可提高地中海贫血筛查的检出率、灵敏度和特异度。

3.5.4.5　血红蛋白分析

（1）醋酸纤维素薄膜电泳（cellulose acetate electrophoresis，CAE）

使用醋酸纤维素薄膜作为支持物进行电泳。醋酸纤维素薄膜由纤维素的羟基经乙酰化而成，是均匀的微孔物质，对蛋白质的吸附极少，几乎无“拖尾”现象。因膜的亲水性较小，能快速分离 HbA、HbF、HbS、HIbC 及 HbA2，易于洗脱定量，实验结果可以长期保存。但醋酸纤维素薄膜电泳分辨率较差，对 HbA2 的定量不是一个很好的方法，有些病例 HbA2 降低和 HbF 升高不能检出，且 HbE 与 HbA2、HbF 与 HbA 及 HbS 因有相同的迁移率区带通常难以分开，从而容易导致漏诊或误诊。

（2）琼脂糖凝胶电泳（agarose gel electrophoresis）

琼脂糖是从红海藻的细胞壁分离纯化而来，孔径较大，几乎不吸附蛋白质。琼脂糖凝胶电泳胶片背景清晰，通过吸光度扫描可对血红蛋白进行定量，再经过染色和脱色后使 Hb 区带可视化。在碱性缓冲液条件下电泳时，HbC、HbE、HbA2 和 HbO 的迁移率相似，同样也很难分辨 HbS、HbD、HbG。在酸性缓冲液条件下电泳时，却能分辨 HbC 与 HbE，HbS、HbO 与 HbD、HbG 的不同，但仍然难以分辨 HbE 与 HbO、HbD 与 HbG 的不同。与醋酸纤维薄膜相比，琼脂糖凝胶电泳极大提高了 HbF 分辨率，但对 HbA2、HbH 和 HbBart 定量的准确度不够理想。HbH 区带多数比较淡染，甚至会出现 HbBart 浓于 HbH 区带的情况，因此琼脂糖凝胶电泳对血红蛋白 H 病的检测有一定的局限性。与醋酸纤维素薄膜电泳一样，同样也存在难以区分 HbE 与 HbA2 的问题。

目前，醋酸纤维素薄膜电泳法及琼脂糖凝胶电泳法由于电泳分辨率较差、实验耗时长、自动化程度低等因素，已被大多数临床实验室淘汰。仅有部分实验室、院校教学、一些科研项目在使用。

（3）高效液相色谱（high performance liquid chromatography，HPLC）

高效液相色谱是色谱法的一种，是利用离子交换树脂作为固定相，以液体为流动相，采用高压输液系统，根据理化性质的不同而各 Hb 在固定相中停留时间的不同将其分离。通过分析 Hb 色谱图的出峰时间与面积可初步对地中海贫血进行分型。高效液相色谱的出现弥补了琼脂糖凝胶电泳通过吸光度扫描对血红蛋白定量不够准确的缺点。但 HPLC 不能区分 HbE 与 HbA2，且对 α 地中海贫血筛查准确率尚欠缺，符合率仅为 62.6%。HPLC 对 HbCS 杂合子、HbCS 纯合子、Hb CS 型 HbH 病个体的检出率分别是 26.32%、42.86%、90%，没有毛细管电泳法敏感。

（4）毛细管电泳（capillary electrophoresis，CE）

检测原理是以毛细管为分离通道，以高压直流电场为驱动力，依据样品中各组分在电场强度下的迁移速度差异而实现液相微分离分析技术。与普通电泳相比，毛细管电泳具有自动化程度高、不需要标本预处理、样品量少、稳定性高、分析速度快等优势。毛细管电泳法能有效地检出中国南方和东南亚地区人群中的 HbCS。

第四章　实验室检查技术——诊断技术

4.1　细胞遗传学诊断技术

4.1.1　术语及定义

（1）细胞遗传学产前诊断（cytogenetic prenatal diagnosis）

通过细胞遗传学技术，对胎儿来源的细胞标本进行染色体数目和结构的分析检查，从而对其是否存在染色体异常做出诊断。

（2）核型分析（karyotyping）

1个体细胞中特定数目和形态的染色体称为核型（karyotype）。对中期细胞显带染色体标本进行染色体计数和带型模式分析，称为核型分析。

（3）染色体计数（chromosome counts）

在显微镜下计数一定数量的中期细胞中具有着丝粒的染色体数目。

（4）分析细胞数（analyzed cells）

在镜下，或者计算机处理图像，或根据照片对显带标本中期细胞中每1条染色体的形态进行分析的细胞数量。

（5）核型分析细胞数（karyotyped cells）

根据ISCN 2013规则，对1个细胞的染色体照片或者计算机处理图像进行分组、排队、配对并进行形态分析的细胞数量。

（6）评估细胞数（scored cells）

用于评估标本中具有或缺少某一特殊细胞遗传学特征而需要分析的细胞数量。一般是由于患者有某种临床病史，或在分析过程中发现有1—2个异常细胞。评估细胞数通常由实验室负责人规定，另有说明的除外。

（7）集落（colony）

经收获并染色后贴附在细胞培养物生长基底上相对聚集的细胞克隆。

（8）异常克隆（abnormal clone）

至少有2个细胞含有相同的额外染色体或染色体结构异常，或至少有3个细胞均丢失同一号染色体。

（9）染色体异常（chromosome abnormality）

细胞的染色体发生了数目或者结构变异，统称为染色体异常。

（10）染色体病（chromosomal disease）

由染色体数目或结构异常所引起的疾病称为染色体病。

（11）非整倍体（aneuploidy）

人类体细胞为二倍体（diploid），含 46 条染色体，任何不成倍增加或者减少的染色体异常个体均统称为非整倍体。

（12）嵌合体（mosaicism）

由两种或多种具有不同核型的细胞系所组成的个体称为嵌合体。

4.1.2 羊水细胞实验室操作程序

4.1.2.1 实验原理

人的羊水细胞能长成单层并可连续进行传代培养，但它们的一些特征与一般成纤维细胞不同。在羊水中存在着各种不同类型的胎儿细胞，依据其外形和生长特征可分为以下三类：上皮细胞（E）、成纤维细胞（F）和羊水细胞（AF）。通常在培养后第 7 d 出现的 AF 细胞集落适合作染色体分析，加入秋水仙素，抑制纺锤体形成，使细胞分裂不能顺利进入后期，而停止在最适于染色体分析的分裂中期，结果可在短期内积累大量的中期分裂象用以分析研究。如果在培养后第 14 d 还未见长出新的细胞，应考虑第二次羊膜穿刺。

4.1.2.2 标本采集及处理

孕中期穿刺通常在 16—22 孕周进行，特殊情况下也可在孕中期、孕后期的任何时间进行。最初抽出的 1—2 mL 羊水可能会有母体细胞的污染，弃去不用。在无菌条件下抽出的羊水放置在 15 mL 无菌一次性离心管里，总量 20 mL，每管 10 mL，共 2 管。离心管上贴上患者信息条码，并与申请单上信息及条码核对无误后，按顺序摆放在试管架上。羊水必须在室温（15—30 ℃）下保存和运送，并要求于 24 h 之内送到诊断实验室进行处理，以得到满意的细胞培养效果。

4.1.2.3 标本接收登记

细胞遗传实验室收到羊水后，立即核对标本标识的孕妇姓名与产前诊断申请单是否一致，若同一批标本中有同名孕妇，按出生日期区分，每份标本有一个唯一的编号，在产前诊断标本接收登记本上登记。并观察羊水是否清亮，含胎脂的多少及是否为血性羊水；羊水中少量红细胞不需要处理，如有明显血性羊水，立即在羊水中加入无菌肝素 1 滴。

4.1.2.4　细胞培养

4.1.2.4.1　实验试剂

100 mL 羊水培养基［试剂到货立即分装入 15 mL 无菌离心管中，每管 10 mL 培养基，冷冻保存（–20 ℃）］。20 μg/mL 秋水仙素、0.25%EDTA– 胰酶溶液、0.075 mol/L KCl 溶液（低渗液）、固定液（甲醇：冰醋酸 =3：1）、0.9%NaCl 溶液、FALCON 50 mL 曲颈培养瓶。

4.1.2.4.2　仪器设备及耗材

超净工作台、CO_2 培养箱、普通离心机、普通电冰箱、倒置显微镜、电热恒温水浴箱、电热鼓风干燥培养箱、OLYMPUS 显微镜、Carl zeiss 自动扫描系统、Ikaros– 核型分析软件、FALCON 50 mL 曲颈培养瓶、烧杯、天平、量筒、载玻片、玻片盒、酒精灯、灭菌注射器、无菌吸管等。

4.1.2.4.3　操作程序

（1）接种和培养

①在无菌条件下抽取妊娠 16—22 周羊水后，注入 15 mL 离心管中，总量 20 mL，立即送检。

②编号由负责接种的 2 名操作技术员共同完成，一编一核。培养瓶瓶壁标注患者姓名、实验室编号、培养皿编号、接种日期及操作技术员姓名。

③接种：一人一线，独立操作，并使用不同批号或厂家的培养基。离心 10 min（转速为 1600 r/min，下同），观察羊水外观及沉淀量并记录。实验前紫外消毒 30 min，并用 75% 乙醇消毒桌面。进无菌室，在超净操作台上吸去上清液，每管约留 0.5 mL，用吸管轻柔打散细胞，制成细胞悬液。再加入 3 mL 完全培养基入管内，吸管充分混匀，移至 50 mL 曲颈瓶中，盖好盖子，轻轻混匀，移至 CO_2 培养箱（CO_2 浓度 5%，温度 37 ℃ ±0.5 ℃）培养。

④培养：一般在培养第 7—8 d 行第一次镜下观察，当细胞生长旺盛，在贴壁细胞层上出现羊水细胞时，视情况（有较好的梭形细胞克隆）换液，弃上清液，加

入新鲜的羊水培养基 3 mL，继续培养 24—48 h 后再行镜下观察，如羊水细胞克隆生长良好，即可加入秋水仙素（浓度为 20 μg/mL），7 号针头垂直加 3 滴，2.5 h 后行细胞学处理。

（2）收获

①消化处理：将培养瓶中细胞上清液倒入 15 mL 离心管，0.9%NaCl 冲洗培养瓶 2 遍，吸净并编号按序排放（1 管/瓶），加入 0.25%EDTA-胰酶溶液 1—2 mL 消化 5 min，待细胞面出现肉眼可见皱形改变（即脱离培养瓶底部）时即可用吸管吸取对应离心管中上清液入培养瓶中止胰酶消化并打散细胞，吸出细胞液入对应离心管。

②低渗处理：将收集好的细胞悬液离心 10 min，弃上清液，并用吸管吹打沉淀，加入经过 37 ℃温育的低渗液（0.075 mol/L KCl 溶液）8 mL，用吸管混匀成单个细胞悬液，后置于 37 ℃水浴处理 12—15 min。

③预固定：每管加入 2 mL 新配制的固定液，用吸管轻摇混匀。

④离心与固定：离心 10 min，弃上清液，每管加入上述固定液 8 mL，并用吸管混匀后离心 10 min，去上清液，重复 2 次。

（3）制片

加入适量上述固定液并用一次性滴管轻轻吹打以调制成浓度适宜的单细胞悬液，取常温下的干燥洁净玻片并编号，将悬液滴于玻片中央，1 滴/片，75 ℃烘烤 3 h。

①滴片：滴片前，将滴片仪启动，温 / 湿度设定为 25 ℃/50%。离心后标本弃上清，加入新鲜固定剂调成浓度适宜的悬液，按顺序摆放在试管架上。将玻片、玻片盘及标本放置滴片仪内，当温 / 湿度达到 25 ℃/50% 并恒定时，即可开始滴片。滴片时，将细胞悬液滴 1 滴在玻片上，并在玻片上标记区域写上相应编号，一般 2 片/管。然后置玻片盘中待细胞环充分扩散及稳定。待玻片自然风干后镜下观察细胞中期分布情况及形态，酌情增减。

②烤片：滴片完成后把剩余细胞转移至 0.5 mL 离心管中放置 -20 ℃冰箱保存 20 年，玻片置 75 ℃烤箱烘烤 3 h，自然冷却后进行显带处理。

（4）注意事项

①来自患者的所有标本都被认为是具有传染性的，操作过程中要戴口罩及手套，注意个人生物安全防护，以免造成损伤。

②每份标本一定要标记明确，避免出错。每份标本的培养应及时记录，以备查找。避免干扰和交叉反应，防止样本污染。

③羊水标本应及时送检，送检过程中不宜受热或冰冻，实验人员收到羊水后应先观察羊水外观是否清亮、是否含大量胎脂、是否为血性羊水。羊水中若含大量胎脂，可酌情每线每管加种 1 瓶。羊水中少量红细胞一般不需处理，如有明显肉眼血性羊水，应立即在羊水中加入无菌肝素 1 滴，以防止大量红细胞凝聚影响正常羊水细胞贴壁。

④羊水标本采集后当天接种为最佳。特殊情况下可存放于 4 ℃冰箱，但要注意避免保存时间过久而影响细胞的活力，甚至造成样本污染。

⑤接种所用器皿均须经过严格的灭菌处理后方可使用。离心时，一定要注意离心机内温度，必须在室温下进行。

⑥接种及换液均须严格按照无菌操作要求在无菌室中进行，且接种和换液后卧倒培养瓶时培养基不能接触瓶盖。

⑦培养中，每天一定要注意观察 CO_2 培养箱的湿度、温度及 CO_2 浓度，保证羊水细胞的生长环境始终处于适宜条件下。CO_2 培养箱应定期换水及消毒，防止羊水细胞生长外环境受污染。每周检查贮气瓶气体和实验室空气湿度。

⑧要根据细胞的生长状况来决定所要收获的时间。抓住细胞生长旺盛时期相当重要，如羊水为血性羊水或胎脂较多时给予不同的处理。若要收获较多的分裂象，则需在适当的时机收获。收获标准：在 10 倍目镜和 4 倍物镜下观察，以长梭形羊水细胞为主的生长细胞，形成的细胞克隆覆盖≥ 1 个的完整视野；细胞克隆＞3 个，且每个细胞克隆中存在有 20 个以上的圆形、葡萄状或双圆形的透亮细胞；细胞克隆中央的细胞开始老化，克隆周边细胞生长旺盛。

⑨收获细胞时低渗液的量和处理时间需要把握好，吹打时力度要均匀。滴片浓度不宜太高，以免染色体不分散。培养收获时间大多数为 9—12 d，最早收获在第 7 d，最长不超过 2 周。如果细胞培养不满意，实验室应在羊膜穿刺之日起 14 d 内通知临床医生。

⑩显带时，胰酶消化时间根据其活性来定，一般羊水消化时间比外周血要稍短。

4.1.2.5 细胞分析

产前诊断染色体检查，除非为医学指征需要报告性别，一般情况下不允许报告性别，对正常核型的报告应注明“未见异常”。

羊水常规需进行不少于两线的计数、分析，每一线均需计数不少于10个中期分裂象，选择不少于3个完整的中期分裂象进行核型分析。所分析细胞的染色体分辨率应达到320条带水平，记录观察到的任何数目及结构畸变，如遇特殊情况需在实验中注明。如发现丢失同一条染色体有3个细胞则算1个细胞系，增加同一条染色体有2个细胞则算1个细胞系，同时具有2种或以上细胞系的应加大计数到100个，并标出其所占比例。对性畸形及高度怀疑性染色体异常的患者，因为其常见嵌合，所以应至少计数30个细胞，或应加大染色体的计数，即计数60个、90个或更多细胞。细胞核型分析记录及染色体异常的命名法采用ISCN 2013版本法则。实验员完成阅片后，将患者的基本信息输入报告系统，产生结果报告单后，由具有副高以上专业技术职称的审核人审核，审核时需对患者的基本信息及阅片人员的所有核型计数、分析等进行检查，无误后方可签发报告。对异常及疑难染色体分析的结果，阅片人员要组织全组人员进行分析讨论，意见一致时方能发出报告。G显带染色体检查水平是320—400条带，报告若未达到上述要求，报告不可发出，必要时重抽复查。羊水染色体检查报告一般应在25个工作日内发放，若细胞培养不满意，应尽快通知临床，必要时重抽，若无细胞生长，则需要在14个工作日内通知临床。在检查中，若发现染色体报告异常，与临床医生联系，进行讨论及做进一步相关检查后方可发放报告，必要时抽脐血复查。

4.1.3 绒毛细胞实验室操作程序

4.1.3.1 实验原理

人的绒毛细胞（villous cell）由受精卵发育分化的细胞滋养层（cytotrophoblast）及绒毛间充质细胞（mesenchymal cell）组成，绒毛细胞与胎儿组织同源。绒毛细胞培养包括直接收获（direct harvest）和长期培养。直接收获是收获细胞滋养层中的朗汉斯巨细胞（Langhans cell），朗汉斯巨细胞在孕早期时自我分裂能力强，所以只需2—3 h的处理就可以得到中期细胞以用于染色体分析。绒毛细胞从经过酶处理后的绒毛组织中分离出来，绒毛核心（villous core）中的间充质细胞可以在培养过程中分化，得到足量的中期细胞用于核型分析。由于直接收获得到的细胞核型分析的结果对某些特殊情况的鉴别（如母体细胞污染和限制性胎盘嵌合体）具有特别重要的参考价值，故在每一例绒毛细胞进行培养时都尽可能将其中的小部分进行直接收获处理。

4.1.3.2　直接收获

（1）绒毛组织

将绒毛组织移至佩特里培养皿中，并在倒置显微镜下小心地将表面光滑的母源性蜕膜组织和血块清除干净，必要时可以用 HBSS 溶液洗涤绒毛组织。将绒毛分成两部分，一部分（2—3 根绒毛组织）用于直接收获，另一部分则用于长期培养。

（2）细胞生长同步化

将供直接收获的绒毛放在盛有 3 mL 经过预温的 RPMI-1640 培养液（含 20% 的小牛血清，1% 庆大霉素）的佩特里培养皿里，然后放进 5%CO_2 培养箱（湿度为 100%，温度为 37 ℃）培养 3 h。

往培养皿中加入 0.1 mL 浓度为 5—10 mol/L 的 FUdR 溶液，FUdR 溶液的最终浓度为 3.3×10^{-7} mol/L，然后隔夜培养（约 15 h）。第二天早晨往培养皿中加入 0.1 mL 浓度为 10^{-3} mol/L 的胸苷（thymidine）溶液，并使其最终浓度为 3.3×10^{-5} mol/L。继续培养 5 h 后，加入秋水仙素（最终浓度为 10 μg/mL），然后再培养 1 h。

（3）收获

①用移液管将培养液从培养皿中吸出，再将经过预温的 3 mL 1% 枸橼酸钠溶液加入培养皿，放回培养箱静置 20 min。

②小心地将 0.5 mL 固定液加入培养皿中，以终止低渗液的作用。

③将固定/低渗混合液吸出，随后逐滴加入 2 mL 新鲜配制的固定液，在加固定液的同时将培养皿轻轻来回水平摇动。

④更换固定液 1 次，然后放在 4 ℃冰箱中过夜。若急需结果，可以在更换固定液 20 min 后滴片。

⑤次日早晨将固定液吸出，等 1—2 min 后，让固定液尽量蒸发。

⑥视绒毛组织量的多少，加入 100—200 μL 60% 的冰醋酸。在倒置显微镜下观察细胞从绒毛组织中分离的情况，同时轻轻摇动以利于细胞的分离。

⑦用移液管将分离出来的细胞连同冰醋酸吸出，然后均匀地滴在经 70 ℃预热的玻片上。冰醋酸在室温下会自动挥发。将玻片放在 60 ℃电热板上隔夜干燥，然后进行显带染色。

（4）注意事项

①用 FUdR 溶液对细胞进行生长同步化处理可以收获到较多的中期细胞，其染色体形态也较理想，缺点是占用时间较长。如果不使用同步处理，可以将绒毛组织放在培养液中 37 ℃下培养 1 h，即可完成余下的低渗、固定以及冰醋酸处理等步骤，在当天收获。

②在制片时可用移液管将绒毛在玻片上轻轻地来回拖动，这样可以分离出更多的细胞。

4.1.3.3 长期培养

长期培养的时间并不长，仅 7—10 d。绒毛组织由外层的滋养层细胞和内层的间充质核心组成，间充质核心含有丰富的间充质细胞和细胞间物质。滋养层细胞属上皮细胞，进行体外培养时其分裂能力差。间充质核心含多种不同的细胞，其中包括纤维细胞、内皮细胞以及巨噬细胞。纤维细胞在体外培养分化能力强，所以能从中得到足量的中期细胞用于核型分析。

（1）实验用品

与羊水细胞培养所需用品基本相同。

（2）操作程序

①接种：进入无菌室，在无菌操作台上挑取绒毛约 10 mg 移至无菌培养皿内。在倒置显微镜下剥除绒毛枝上蜕膜组织，用无菌生理盐水洗涤 2—3 次，转移至另一个无菌培养皿内，用无菌手术刀片充分剁碎后，用一次性无菌滴管取少量绒毛培养基，将剁碎的绒毛混成细胞悬液，吸入一次性无菌培养瓶中，加入 3 mL 的培养基，混匀，置于 CO_2 培养箱（CO_2 浓度 6.5%，温度 37 ℃ ±0.5 ℃）培养。

②培养：一般在培养第 7—8 d 行第一次镜下观察，当细胞生长旺盛，即贴壁细胞层的背景上出现圆形细胞时，视情况换液，弃上清液，加入新鲜的绒毛培养基 3 mL，继续培养 24—48 h 后再行镜下观察，如细胞克隆生长良好，即可加入秋水仙素（浓度为 20 μg/mL），7 号针头垂直加 3—4 滴，3—4 h 后行细胞学处理。

③消化处理：倒出培养瓶中细胞培养上清液至 15 mL 离心管并编号按序排放

（1 管/瓶），加入 0.25% EDTA-胰酶溶液 1—2 mL 消化 7—10 min，待细胞面脱离培养瓶底部时即可用吸管吸取对应离心管中细胞悬液入培养瓶中止胰酶消化并打散细胞，吸出细胞液入对应离心管，用 0.9% NaCl 冲洗瓶壁一遍并收集入对应离心管。

④低渗处理：将收集好的细胞悬液 1800 r/min 离心 6 min（下同），弃上清液，并用漩涡混匀器混匀，加入经过 37 ℃温育的低渗液 6 mL，再用漩涡混匀器混匀成单个细胞悬液，后置于 37 ℃水浴处理 10—15 min。

⑤预固定：每管加入 0.5 mL 新鲜固定液，轻摇混匀。

⑥离心与固定：离心 6 min，弃上清液，用漩涡混匀器混匀成单个细胞悬液，每管加入上述固定液 5 mL，并用漩涡混匀器混匀后离心 6 min，重复 2 次。

⑦制片：弃上清液，加入适量上述固定液并用一次性滴管轻轻吹打以调制成浓度适宜的单细胞悬液，取常温下的干燥洁净玻片并编号，将悬液滴于玻片中央，1 滴/片，一般 2 片/管（待玻片自然风干后，镜下观察细胞中期分布情况及形态，酌情增减）。80 ℃烘烤 1.5—5 h。

（3）注意事项

①绒毛细胞培养注意事项与羊水细胞培养基本相同。

②绒毛细胞培养成功的关键是在显微镜下鉴定绒毛枝及严格无菌操作。

③绒毛生长最适宜 pH 为 7.2—7.4，pH＜7.0 和 pH＞8.0 均不适于绒毛细胞生长。

④若绒毛染色体分析结果有异常，应复查羊水或胎儿脐带血。

4.1.4　外周血（脐血）实验室操作程序

4.1.4.1　实验原理

外周血中的淋巴细胞几乎均处于 G0 期或 G1 期，通常是不分裂的。当在培养基中加入植物血凝素（PHA），这种小淋巴细胞受到刺激后转化为淋巴母细胞（lymphoblast），并开始进行有丝分裂。经过短期培养后，加入秋水仙素抑制纺锤体形成，使细胞分裂不能顺利进入后期，停止在最适于染色体分析的分裂中期，可在短期内获得大量中期分裂象的细胞，制片后可以进行染色体分析。

4.1.4.2　标本采集及处理

外周血染色体检测标本的采集由门诊、注射室、病区采集，在病房由护士采集。采样人员的培训由细胞遗传实验室工作人员负责落实培训，要求在样品的采集过程中保证无菌操作，无菌抽静脉血 2—3 mL（肝素抗凝）。轻轻摇动 30 s 左右，使血样与抗凝剂充分混匀，当天送检。血样采集后，由相关人员送至实验室中进行接收。

胎儿脐带血，包括胎儿脐带血在内的产前诊断标本由围产科的妇产科医师负责采集，临床引产标本可由病区或外院采集（须为抗凝、活胎无菌血）。脐血标本采集完毕后，由相关人员送至实验室中，与细胞室的相关工作人员进行标本的交接。采血管上贴上患者信息条码并与申请单上信息及条码核对无误后，按顺序摆放在试管架上。当日送检可在室温条件下保存，不能当日送检则应置于 4 ℃条件储存，并尽快送检，超过 2 d 送检的，实验失败率增加，须告知医生及患者。

4.1.4.3 标本接收及登记

细胞遗传实验室收到外周血、脐血后，立即核对标本标识的患者姓名与申请单是否一致，并观察标本状态，若标本未进行无菌操作、采血量不准确、标本凝固则不能作测定。

4.1.4.4 细胞培养

4.1.4.4.1 实验试剂

淋巴细胞血培养基、秋水仙素（20 μg/mL）、0.075 mol/L KCL、固定剂（甲醇∶冰乙酸 =3∶1）。

4.1.4.4.2 仪器设备及耗材

恒温培养箱、超净工作台、电热恒温水浴箱、电热鼓风干燥培养箱、OLYMPUS 显微镜、离心机、普通冰箱、Carl zeiss 自动扫描系统、Ikaros- 核型分析软件、THERMOTRON 分散仪、离心管、烧杯、天平、量筒、载玻片、玻片盒、酒精灯、灭菌注射器、无菌吸管等。

4.1.4.4.3 操作程序

（1）接种和培养

①实验前用紫外光灯消毒 30 min，并用 75% 乙醇消毒桌面。充分溶解后的 5 mL 淋巴细胞培养基，瓶口用 75% 乙醇消毒，过火，备用。用棉签蘸 75% 乙醇对采血管口进行消毒，过火，备用。

②接种培养：接种前核对标本及申请单上的名字后，在标本及申请单上进行

唯一编号，并将标本按顺序排好，放置试管架上，同时在培养基上贴上写有对应编号及姓名的标签，核对无误后方可进行接种。接种时严格按操作原则操作（按顺序拿标本和培养基，并核对标本上的编号与培养基上的编号是否一致）。接种后充分混匀，每个培养瓶接种全血 0.3—0.5 mL（接种血量可根据实际情况调整），每个标本接种完后再次核对标本上的编号与培养基上的编号是否一致，确认无误后，把接种好的标本轻轻混匀放入培养箱，接种过的血标本放在试管架上于 4 ℃冰箱保存 1 周，接种完毕清洁台面，用 75% 乙醇消毒桌面后进行紫外消毒 30 min。把接种的外周血标本的信息按编号顺序抄写在外周血培养登记本上。接种好标本的培养瓶放置 37 ℃恒温培养箱 68—72 h，收获前 1.5 h 加入秋水仙素（浓度为 20 μg/mL），7 号针头垂直加 3 滴轻轻混匀。

（2）收获

①低渗处理：从温箱取出培养瓶后，轻柔颠倒混匀，转入贴有与培养基相同编号、姓名标签的离心管，进行 1600 r/min 离心 10 min（下同）。离心后标本弃去上清液，按顺序摆放在试管架上，接着往每支离心管加入经过 37 ℃温育的低渗液（0.075 mol/L KCL）8 mL，充分吹打混匀。标本置 37 ℃水浴箱低渗 25—30 min（可根据实际效果调整低渗时间），使红细胞破碎，白细胞膨胀。

②预固定：每管加入 2 mL 固定剂，轻轻混匀，离心 10 min，弃上清液。

③固定：每管加入 8 mL 固定剂轻轻混匀后离心 10 min，弃去上清液（重复固定 2 次）。

（3）制片

①滴片：滴片前，将滴片仪启动，温 / 湿度设定为 25 ℃/50%。离心后标本弃上清液，加入新鲜固定剂调成浓度适宜的悬液，按顺序摆放在试管架上。将玻片、玻片盘及标本放置滴片仪内，当温 / 湿度达到 25 ℃/50% 并恒定时，即可开始滴片。滴片时，将细胞悬液滴 1 滴在玻片上，并在玻片上标记区域写上相应编号，然后置玻片盘中待细胞环充分扩散及稳定。

②烤片：滴片完成后把剩余细胞放置 4 ℃冰箱保存至该标本出报告，玻片置 75 ℃烤箱烘烤 3 h，自然冷却后进行显带处理。

（4）注意事项

①外周血（脐血）细胞培养注意事项与羊水细胞培养基本相同。

②每份标本在采血后立即培养为最佳，否则应置于 4 ℃冰箱（不超过 1 周）或室温存放（不超过 24 h）再行培养，避免保存时间过久而影响细胞的活力。

③培养箱的温度和培养基的 pH 应分别保持人外周血淋巴细胞培养最适温度为 37 ℃ ±0.5 ℃，最适 pH 为 7.0—7.4。

④秋水仙素的浓度及时间要准确掌握，以免影响染色体的形态和计数。

⑤低渗处理时，低渗液的浓度及低渗时间要适当，以免影响染色体的形态和计数。

⑥固定时固定液一定要新鲜，混匀细胞要轻柔且至少固定 3 次，以免影响染色体的形态和计数。

⑦制片过程中，核型的分散程度与温度、湿度相关，视实验室条件做相应调整。若发现细胞膨胀不良，细胞膜没有破裂，染色体聚集一团伸展不开，可将固定时间延长数小时再行滴片，或置于 4 ℃冰箱中存放过夜再取出，离心并弃上清液，加入新鲜固定液重新调制单细胞悬液以获得良好的染色体形态。

⑧烤片时间不宜过长，以免影响之后染色体的带纹形态。

⑨由于新生儿血液中含丰富的红细胞，所以种植时宜用少量全血（通常取 0.5 mL）。应急情况下，新生儿血液培养可在 24 h 收获，并在种植时同时加入秋水仙素。脐带血的培养通常也在 24 h 收获 1 次，其余部分留作 48 h 或 72 h 培养。

4.1.4.5　细胞分析

外周血染色体检查报告一般应在 15 个工作日内发放，当淋巴细胞培养发现无核型时，一般应在 10 个工作日内通知患者抽血复查。若检查报告与临床相关资料不符，核对整个过程，若未发现差错，应与临床医生联系，通知患者再采血复查及做进一步相关检查。每年诊断失败率不超过 2%。外周血常规计数：计数至少 20 个细胞。对 5 个完整的中期分裂象进行核型分析，所分析细胞的染色体分辨率应达到 320 条带水平。记录观察到的任何数目及结构畸变。

对于羊水及绒毛样本，建议在收到样本后的 20 个工作日内完成报告发放；对于脐血样本，建议在收到样本后的 15 个工作日内完成报告发放。因特殊情况需延迟报告发放或因检测失败需重新采集样本，应在 10—15 个工作日之内通知患者和临床医师。

4.1.5 染色体显带实验室操作程序

4.1.5.1 G 显带技术

通常是 G 显带（Giemsa banding）。这一程序使用 Giemsa 染料对染色体进行染色，使染色体在荧光显微镜下显示出深浅不同的带型，人类 24 种染色体可呈现出各自特异的带纹。

（1）实验原理

各染色体上不同的区域含不同比例的 A–T/G–C 碱基。经过胰蛋白酶消化处理后，染色体里的 DNA 暴露。由于 Giemsa 染料对 A–T 碱基的亲合力比对 G–C 碱基强，从而使得染色体呈现恒定的深浅不一的带纹。该技术根据 Giemsa 的第一个字母命名。

（2）实验用品

GIBCO Trypsin（1：250）胰蛋白酶、pH 7.2 磷酸缓冲液、上海乐辰 Giemsa 染料、pH 6.8 磷酸缓冲液、去离子水、烧杯、量筒、染缸。

（3）操作程序

①显带：称取 Trypsin（1：250）胰蛋白酶粉末 20—30 mg，加入 350 mL pH 7.2 磷酸缓冲液，混匀，倒入染色缸放入 37 ℃水浴箱中预热 15 min。

②染色：Giemsa 工作液试剂盒，工作液包括 Chromed 20 × 缓冲液及 Chromed G，按 Chromed 20 × 缓冲液：Chromed G：蒸馏水 =2：2：40 的比例，现用现配。

③将去离子水 50 mL 放入染色缸，置 37 ℃水浴箱中保温 15 min 备用。

④将标本玻片放入胰酶液染色缸中，并经常摇动，处理 10—20 s，取出放入去离子水中稍稍漂洗，冲洗玻片上的胰酶，取出后轻轻甩干玻片上的去离子水。

⑤将胰酶处理后的玻片放入 Giemsa 染液中染色 1 min（每批实验的具体时间稍有区别）。

⑥冲片，吹干，晾干。置玻片盒中保存，待读片。

（4）注意事项

①在每次使用显带染色试剂前应先试染 1 张玻片，以确定各试剂使用时所需时间，不可盲目处理全部玻片。镜检判断显带效果，在低倍镜下选择分散良好、长度适中的分裂象，再转至油镜下观察。若染色体未出现带纹，则为显带不足；若染

色体边缘发毛，则为显带过度。这时应根据具体情况再试 1 张标本片，适当增减胰蛋白酶处理的时间，直到满意为止。

②玻片完全干燥后，才可放置于油镜下进行观察。

③为保证显带染色质量，应按照时间和染片的数量，定时更换胰蛋白酶及 Giemsa 液。

④全部试剂均在室温下使用。

⑤不同种类组织细胞的染色体对胰蛋白酶消化作用的敏感性不同，所以在用胰蛋白酶进行处理时应掌握好时间。

⑥显带效果的判断，应多观察几个长度适中的分裂象，不能仅凭 1—2 个分裂象的显带效果决定下一步显带时间。

4.1.5.2 C 显带技术

通常称为 CBG 显带（C-bands using barium hydroxide and Giemsa）。该技术于 1971 年由 Arrighi 和 Hsu 发明，其起源于原位杂交。经过强碱 $Ba(OH)_2$ 和盐溶液处理后，Giemsa 染料只对结构性异染色质（constitutive heterochromatin）深染，而对常染色质淡染。

（1）实验原理

各染色体的着丝粒周围含丰富的结构性异染色质，而染色体两臂含常染色质。用强碱溶液（如 $Ba(OH)_2$ 溶液）加热处理染色体标本使其 DNA 变性后，再以温热的盐溶液处理使其复性时，由高度重复 DNA 序列组成的染色体结构性异染色质区域的 DNA 复性速度要明显快于其他区域，因而易被 Giemsa 染液深染，在染色体上呈现出特有的着丝粒和次缢痕深染区，形成着丝粒异染色质带（即 C 带）。而常染色质仅能显示较淡的轮廓。由于人类的第 1、第 9、第 16 号染色体长臂近着丝粒处为次缢痕区（结构异染色质区），Y 染色体长臂远端也为异染色质部分，因此这些区域均可显示出非常明显的 C 带，故该技术可以准确鉴别第 1、第 9、第 16 号染色体和 Y 染色体，还可以确定着丝粒的数目和位置，配合其他显带技术可鉴别部分染色体的结构异常。该技术以 constitutive 的第一个字母取名。

（2）实验用品

① 5% $Ba(OH)_2$ 溶液 25 g，蒸馏水 100 mL。将 $Ba(OH)_2$ 放入蒸馏水中并用磁棒搅拌器搅拌 15—20 min，过滤后使用。每次应新鲜配制。

②2×SSC溶液氯化钠17.5 g，二水枸橼酸钠8.8 g，蒸馏水1000 mL。用NaOH将2×SSC溶液的pH调至7.0。

③光学显微镜、恒温水浴箱、培养皿、1 mL注射器、擦镜纸、小镊子、未染色的标本片、PBS、Giemsa染液。

（3）操作程序

①制片：常规外周血法制备的未染色的标本玻片。

②$Ba(OH)_2$处理将玻片放入60 ℃的5% $Ba(OH)_2$溶液中处理10 s至几分钟（根据气温和标本片龄来定，常规为1—4 min，1月片龄为8—16 min，建议设置梯度）。应将盛有$Ba(OH)_2$的广口瓶置于60 ℃水浴箱中以保持温度恒定。

③2×SSC溶液处理将玻片浸入60 ℃的2×SSC溶液中处理90 min，用水浴箱保持温度恒定。用自来水冲洗干净，室温下晾干。2×SSC溶液温育的目的是使DNA骨架断裂及断片溶解。

④染色：用5% Giemsa染液染色10 min。用自来水冲洗干净，室温下晾干玻片。

⑤镜检：在高倍镜下观察显带标本，若次缢痕部位、着丝粒区域（异染色质部位）及Y染色体深染，染色体其他区域浅染，即为成功标本。

（4）注意事项

①$Ba(OH)_2$的碱性比NaOH弱，所以对染色体变性作用的时间较长，易于控制。较长时间的染色体变性是获得理想C带的关键步骤。

②$Ba(OH)_2$处理可在室温下进行，时间为20—30 min。这种处理方法可以最大限度地保持染色体的形态。

③$Ba(OH)_2$处理时间的长短会影响染色体的形态，时间过长则染色体变成空洞，过短则C带会分辨不清。

④不同种类组织细胞的染色体对$Ba(OH)_2$作用的敏感性不同。骨髓和恶性肿瘤细胞的染色体比经有丝分裂刺激剂刺激培养的外周血细胞的染色体敏感，后者又比纤维细胞的染色体敏感。在对染色体进行变性处理时应注意掌握好时间。

⑤$Ba(OH)_2$容易与空气中的CO_2结合并形成碳酸钡结晶，沉淀在瓶底或附于玻片上，使玻片不干净，影响效果。因此，在$Ba(OH)_2$处理过程中必须将瓶盖密封。若形成碳酸钡结晶，可用清水洗涤2—3次。如果不能清洗干净，可将玻片放在稀释的盐酸溶液中将结晶去掉。

⑥ 2 × SSC 溶液处理时间的长短不会严重影响 C 带效果，隔夜处理还可以使 C 带的分辨率增高，但会使玻片背景不干净。

⑦ Giemsa 染色时间与玻片和组织细胞的种类有关，所以建议先试染一张玻片观察染色效果。

4.1.5.3　NOR 染色

（1）实验原理

人类的近端着丝粒染色体（即 D 组的第 13、第 14、第 15 号染色体和 G 组的第 21 和第 22 号染色体）的次缢痕处与核仁形成有关，故称为核仁形成区（nucleolar-organizing region，NOR），它是中期染色体的明显结构之一。应用 DNA-RNA 分子杂交技术，证明人类的 18S 和 28S 核糖体 RNA（rRNA 编码结构）的基因（rDNA）位于 NOR。目前已有多种技术可以显示中期染色体上的核仁形成区，其中最简单而又准确的方法是银染法，即利用硝酸银染色将具有活性的 NOR（rRNA 基因）特异性地染成黑色。

（2）实验用品

①配制新鲜的 50% 的硝酸银溶液：用 10 mL 的去离子水溶解 5 g 硝酸银，加 10 μL 甲酸，混匀。

②甲酸、6% 的 Giemsa 染液、去离子水、磷酸盐缓冲液。

③光学显微镜、恒温水浴箱、吸管、移液枪、培养皿、擦镜纸、镊子等。

（3）操作程序

①置 Giemsa 染液缸入 37 ℃水浴箱，另设 60 ℃水浴箱，将 1 个干燥培养皿放于 60 ℃水浴箱水面上。

②将玻片用 4 层干净擦镜纸（稍小于玻片大小）盖好。

③用吸管将 50% 的硝酸银溶液慢慢滴于玻片纸上，直至擦镜纸呈现棕黄色（黑色）为止。

④用镊子轻轻揭开擦镜纸，将玻片用自来水冲干净。

⑤用 6% 的 Giemsa 染液染色 5 min。

⑥用自来水冲去多余染料，室温下晾干。若染色过深，可用磷酸盐缓冲液脱色。

⑦镜检：在低倍镜下选择长度适中、分散好的分裂象，接着转换油镜观察显带的情况，选择显带好的标本进行核型分析。

（4）注意事项

①硝酸银溶液应现配现用，注意避光。用锡箔纸包住离心管，放置时间不宜超过 20 min，若放置时间过长，溶液会出现浑浊，则不宜再用。

②滴硝酸银溶液时，不能让玻片干燥，同时需要注意避免溶液溅至手和衣服上。

③滴片时玻片要平放，保证染液均匀分布在玻片上，使标本着色均匀。

④应在随体深染后才将硝酸银清洗掉（即玻片擦镜纸变黑后再冲洗）。

4.1.6 荧光原位杂交

4.1.6.1 实验原理

荧光原位杂交（fluorescence in situ hybridization，FISH）的基本原理是利用 DNA 碱基互补配对的特点，在体外的一定条件下，使同源的 DNA 链或 DNA-RNA 单链结合成双链。FISH 使用荧光标记的 DNA、RNA 或与 RNA 互补的 cDNA 探针来和染色体或基因杂交，从而在中期染色体、间期核、组织切片、裂殖细胞或配子细胞上检测 DNA 序列。在具体技术上，FISH 方法首先将靶 DNA 及其周围的物质固定于玻片上，通过加热和甲酰胺处理使双链 DNA 变性成单链，再使双链 DNA 探针变性成单链；然后在适当条件下，使单链探针 DNA 与单链靶 DNA 结合或杂交形成新的双链 DNA。为了能在显微镜下用肉眼观察多种不同的杂交结果，FISH 使用不同颜色标记的探针或不同荧光波长下发光的对比染料。抗褪色剂的使用则可以较长时间地延长杂交后信号的颜色和光度，便于镜下观察、摄像和保存。按标记方法不同，FISH 探针分为直接标记和间接标记两种。前者是使荧光染料直接地与 DNA、RNA 或 cDNA 探针结合，由于荧光染料可以在荧光显微镜下显示观察，故杂交后的信号可进行分析；后者则需用半抗原将探针标记，杂交后再用相对的荧光素标记抗体与抗原结合，这样产生的信号同样可以在荧光显微镜下观察。所用的半抗原包括生物素和地高辛，并以前者最常用，因其亲合力比后者强。以 DNA 特点区分，FISH 探针主要包括卫星序列探针、专一序列探针和全染色体涂染探针。

（1）卫星序列探针（satellite sequence probe）

由以下四种不同 DNA 序列组成：

①α 卫星 DNA（α-satellite DNA）。这是由特定序列和长度的 DNA 片段单体

（monomer）构成的基因组重复区域，每个单体含 171 bp，位于每条染色体的着丝粒区域。

②β卫星 DNA（β-satellite DNA，例如每条染色体的着丝粒区域）。其 DNA 分子的重复和排列方式与α卫星 DNA 相同，但每个单体只含 68 bp，位于近端着丝粒染色体（即第 13、第 14、第 15、第 21 和第 22 号染色体）的短臂。

③Ⅰ型经典卫星 DNA（classic DNA Ⅰ）。是位于第 1、第 9、第 16 号和 Y 染色体次级缢痕上的 AATGG 重复序列。此类探针临床上少用。

④端粒 DNA。位于各染色体端粒，是 TTAGGG 重复序列。卫星序列探针主要用于对某种特定染色体的检测，可用于中期或间期细胞。由于靶 DNA 重复多次，目标较大，除端粒 DNA 探针以外，显微镜下的信号容易被观察。

（2）专一序列探针（unique sequence probe）

与靶基因或位点同质的 DNA 序列，而且具有特异性，因而用于探测人类基因组中不重复的靶基因，在 CMA 技术出现之前曾在临床上广泛用于肿瘤诊断或探测微缺失综合征。

（3）全染色体涂染探针（whole chromosome painting probe）

含有各条染色体上众多重复而特定的 DNA 序列。因为间期核染色质处于非浓缩状态，杂交后的信号呈斑点状，无法做出诊断，故只适用于中期细胞染色体，以确定标记染色体的来源，或探测隐蔽易位、重复、插入，以及累及多个染色体的复杂性重排，这可以行多色 FISH 技术检测。

4.1.6.2 实验室操作程序和质量控制

FISH 的具体操作程序取决于所用探针的种类、探针标记的方法以及产品的质量。厂家在销售探针或试剂盒时通常会提供具体的操作步骤。这里只介绍一般的操作程序和注意事项。

（1）试剂

磷酸缓冲洗涤剂，70%、85% 和 95% 乙醇，标记的探针，DAPI/抗褪色剂，2 褪色剂，甲酰胺（formamide），探测物品 [生物素-FITC（biotin-FITC）或地高辛-碱性芯香红（digoxigenin-rhoda mine）]，蒸馏水等。

（2）操作程序

玻片准备→ DNA 变性→探针变性→杂交→洗涤→标记探针→对照染料→镜下

观察。

①玻片准备：将已收获的标本滴在显微镜玻片上，注意在显微镜下观察靶染色体的质量。理想的标本染色体应该呈黑色，分布均匀，数目足够，少含胞浆。将玻片放入已用 37 ℃预热的 2 × SSC 中，30 min 后取出，室温下分别于 70%、80% 和 95% 的乙醇缸中脱水，每缸 2 min。玻片室温下晾干。

② DNA 变性：将玻片放入在 70 ℃下预热的 70% 的甲酰胺/2 × SSC 混合液（pH=7.0）中变性处理，2 min 后立即取出，随即分别在 70%、80% 和 95% 的 –20 ℃乙醇缸中脱水而使其变性终止。玻片室温下晾干。

③探针变性：使双链 DNA 探针变性成单链 DNA。不同的探针使用不同的变性条件，要按照产品说明书操作处理。对于重复序列–DNA 探针，一般先将探针放入 37 ℃水中预温 5 min，然后将它放入 70 ℃水箱热处理变性 5 min。

④杂交：置探针于含有靶 DNA 的玻片上，用盖玻片盖好，注意避免气泡的出现，再用胶合剂将盖玻片周围封好，放入保湿盒内，在 37 ℃恒温箱里杂交。杂交时间长短依不同的探针而定，通常过夜（约 15 h）杂交效果更好。

⑤洗涤：将杂交后的玻片放进 70 ℃适当浓度的 SSC 溶液（pH=7.0）5 min，然后转至 1 倍 PBD 洗涤剂并轻摇 2 min。操作过程中注意保持玻片湿润。

⑥标记探针：间接标记的探针在杂交后需要与荧光团结合，而直接标记的探针则不需要这一步骤。

⑦对照染料：提供 propidium iodide（PI）或 diamidino–2–phenylindole（DAPI）对照染料。

⑧显微镜下观察结果。

（3）注意事项

①理想的 70% 甲酰胺/2 × SSC 溶液的温度为 70 ℃，由于每次加入玻片后会使温度降低，所以在每次使用前必须先调整温度，并按每放一块玻片加热 1 ℃的原则。注意甲酰胺在较高温度下极易挥发，应避免呼吸道吸入和皮肤接触，并注意保护眼睛。

② PI 是一种潜在性致癌物，使用时注意避免直接与皮肤接触。

③使用对光线敏感的试剂如 PI 和 DAPI 时，应避免在亮光下操作。

④盖玻片下气泡影响探针杂交，一旦发现，应想办法将之去除。

⑤探针信号和玻片背景与杂交后洗涤强度、杂交和杂交后洗涤温度有密切关系。可以通过调节 SSC 的浓度、洗涤时间改善玻片背景。玻片背景过多时可以改用低浓度 SSC，或延长洗涤时间（应控制在 15 min 以内）。洗涤时间过长会使信号减弱。信号过弱可以作以下处理：室温下继续用 1 倍 PPD 液洗涤；扩增信号；在经过前面两步处理后还不能改善时，重新杂交。杂交和杂交后洗涤温度都会影响信号的质量，两者分别低于 37 ℃和 72 ℃时会导致交叉杂交，而使信号同时出现在别的染色体上；但如果温度分别高于 37 ℃和 72 ℃时信号会变得模糊不清。

⑥快速洗涤方法只适于地高辛标记探针的使用，而不适于用 FITC 标记的探针。

⑦每使用一批新生产的探针，必须先作试验性检测，并进行必要的质量对照和质保试验，以确定杂交和洗涤的最好条件。

⑧分析细胞数：对于微缺失或其他结构性染色体异常的诊断，起码要分析 5 个中期细胞。如果需要使用间期核作分析，细胞数量的多少取决于不同的探针种类、诊断准确度，基本要求是从每张玻片随机分析 200 个间期核，并且通常要求有阳性和阴性对照。对于新建立的 FISH 实验室，应该首先通过分析至少 30 例间期核，以确定阳性和阴性的阈值。

⑨对比染料的选择：常用的对比染料有 PI 和 DAPI。两者均可插入 DNA 并可以在大致相同的波长下发出荧光。常用荧光染料为 TexasRed、Rhoda mine、Spectum Orange 和 Spectum Green，它们都在基本相同的波长下发出荧光。选择对比染料的原则是：应用黄色荧光染料时（如荧光素），最好选用橙色的 PI 对比染料；应用红色荧光染料（如 TexasRed 和 Rhoda mine）或同时使用两种颜色标记时（如红和绿或红和黄），蓝色的对比染料 DAPI 是最佳选择。

4.1.6.3 临床应用效果评价

DNA 的稳定性使 FISH 曾应用于多种临床标本，几乎任何有核细胞都可应用 FISH 技术。但如果细胞中的 DNA 已降解，例如自然流产组织和死胎组织，则难以获得满意的结果。

（1）产前诊断

产前诊断需要快速和准确的实验室结果。FISH 在产前诊断上的应用，主要是使用 α 卫星探针对第 13、第 18、第 21 号和 X、Y 染色体数目改变的筛查。其最大优点是不需要细胞培养而直接在羊水和绒毛或脐带血间期细胞上进行，仅需要

1—2 d 就可得出结果。但目前 FISH 在产后诊断和肿瘤诊断的应用更为广泛，主要原因如下：

①羊水标本中绝大多数细胞已死亡，无活性细胞所含的 DNA 变性后不能为探针提供适当的靶 DNA，从而使实验失败。早期羊水穿刺可能增加活细胞的比例，有助于改善 FISH 结果。

②标本母血细胞污染机会大。

③敏感度低。据报道，FISH 在使用未经培养绒毛细胞对常见染色体数目异常（指第 13、第 18、第 21 号和 X、Y 染色体综合征）进行诊断时准确率仅达约 50%。

④第 13 号和第 21 号染色体的着丝粒 DNA 序列同源，因而在应用时两者无法区别。同理，第 14 号和第 22 号染色体之间的着丝粒 DNA 也无法区分。故市售的探针分别为 13/21 和 14/22 的组合。

⑤ FISH 不能一次性地检测全部染色体异常，且不能对结构性异常染色体的亲源性作诊断。

由于常见染色体数目异常仅占产前诊断中全部染色体异常病例的 50%—60%，所以到目前为止，FISH 只能作为一种辅助性或应急性的染色体分析方法对产前诊断中常见的染色体病进行检测，不能单纯根据 FISH 结果作诊断。最后的诊断结果必须靠传统染色体核型分析。此外，FISH 还可以应用于高度怀疑的染色体微缺失的产前诊断。对这种特殊病例的产前诊断也同样需要进行传统染色体核型分析，以排除具有相似临床特征的其他染色体病。

（2）植入前遗传学检测

在植入前遗传学检测中，FISH 目前主要用于测定性染色体数目异常，或者对有 X-连锁遗传疾病家系（如 Lesch-Nyhan、DMD 等）的病例进行胚胎性别的鉴定，以推测胚胎正常与否。由于用于植入前诊断的标本一般只有 1—2 个细胞，故技术要求十分高，目前只建议个别条件完善且具备资质的生殖医学中心进行。

（3）微缺失综合征

微缺失综合征是由染色体微小缺失引起的一组综合征。由于 FISH 可以探测 3 Mb 大小的缺失，因而成为诊断微缺失综合征和隐蔽易位的工具。最常用的探针是混合探针（cocktail），即将靶关键区域的 DNA 序列探针和内对照探针混合在一起，前者检测靶关键区域的基因，而后者作为内对照以确定靶区域所在的染色体。

这类探针通常用于中期细胞，但在严格的质量对照或质检的情况下，也可以用于间期细胞。对于正常细胞，显微镜下可观察到 4 个信号，其中 2 个信号来自关键区域的 DNA 序列，另外 2 个信号则是内对照。如果发生微缺失，那么其中 1 个关键区域的信号就会缺失。这种方法的检测率相当高。对微缺失综合征的诊断通常是产后诊断。对于病史明确者，或某种微缺失高风险者，也可行产前诊断。

（4）结构重排

应用染色体涂染探针可以探测传统染色体核型分析所不能发现或确诊的染色体上较明显的多余遗传物质、缺失、插入或其他重排，故可以作为产前或产后的诊断。复杂性重排在肿瘤常见，故也常使用染色体涂染探针作诊断。FISH 染色体涂染探针可以用于癌症细胞中常见的复杂性重排，但不能对倒位作诊断。

（5）标记染色体

应用特定染色体着丝粒 DNA 探针或全染色体涂染探针可以鉴定标记染色体的来源，可以协助遗传咨询、临床治疗和估计预后，在产前或产后诊断中十分重要。

（6）肿瘤诊断

目前对肿瘤的基因组变异的诊断中，FISH 的应用仍然广泛。

①肿瘤基因易位：FISH 具有利用间期细胞分析的能力，弥补肿瘤细胞染色体形态差、中期细胞指数低等不足，从而能为临床诊断提供证据。临床上应用的易位探针是与白血病或淋巴瘤相关的融合基因（或癌基因）的特定 DNA 序列。探针由两种不同荧光颜色标记，常为红色和绿色。当易位使两个不同位点上的肿瘤基因非常接近或融合时，产生第三种颜色，即橙黄色。

②骨髓移植后的追踪观察：可以使用 X 和 Y 染色体着丝粒 DNA 探针或其他对肿瘤诊断有特异性的探针作移植后的疾病观察。在异性供体移植时，通过测定男（XY）、女（XX）细胞的存在及其比例，对异源性嵌合体加以诊断，从而判断骨髓移植的效果；预测或判定诊断治疗后疾病复发与否。所以 FISH 对肿瘤治疗效果的鉴定和对微残留疾病的检测以及指导及时治疗非常有用。

③实体肿瘤分析：与对白血病的诊断一样，FISH 可用于实体肿瘤组织标本的检测，例如与非小细胞性肺癌相关的 ALK 融合基因检测。这包括曾用福尔马林固定和石蜡包埋的病理切片。

④基因扩增分析：指应用特种探针测定扩增的靶基因，为某些癌症疾病的诊

断和预后提供资料。目前广泛应用的对肿瘤基因 Her-2-neu 扩增的测定与乳腺癌的诊断和预后评估密切相关就是其中的例子。在间期细胞检测基因扩增常比在中期细胞明显。

4.2 分子遗传诊断技术

分子遗传学是遗传学的一个分支学科，是在分子水平上研究基因的结构与功能以揭示生物遗传、变异和表达的分子机制。它研究的范畴包含基因在生命系统中的储存、组织结构、基因的复制与传递的分子机制、基因表达与调控规律、基因表达产物的结构与功能、基因变异的分子机制、基因在控制细胞分裂、生长和分化以及形态发生与个体发育中的作用机制。

基因检测方法的多样性决定了各种方法不同的适用性和局限性。在临床应用中应该根据具体情况合理选择最佳检测方法。另外，各种方法的成本和耗时也是考虑选择的因素，忽略了这些而一味追求全和精是不可取的。与产前诊断相关的基因检测有两类：一类是特定已知变异的检测，另一类是寻找未知变异的检测。

第一类针对已知变异的靶向检测一般简单明了、结果意义明确、成本低廉、耗时短，适用于验证其他方法得到的结果，检测家族成员是否携带已知变异、一些特殊遗传病的常见热点变异，以及一些靶向药物适用者的筛选。这类检测的具体方法依然需要根据变异的类型来选择。如果是小的 DNA 碱基序列变化，可以用等位基因特异鉴别的方法，如 Realtime PCR；如果是已知染色体微缺失/微重复，根据有没有合适的探针，可选择 MLPA、FISH 或定量 PCR 的方法；如果是染色体平衡重排，根据有没有合适的探针，可选择 FISH 或染色体断点测序方法；如果是染色体数目的变化，则选择核型分析或 FISH。这类靶向检测是产前诊断应用最多的。因为产前诊断经常是基于临床意义明确的先证者的基因型、父母携带者筛查结果或胎儿游离 DNA 非侵入性筛查结果来检测胎儿的基因型，因此一般都有已知阳性样品可作为参照，最好用先证者的样品。实在没有阳性参照的情况下，至少要保证在相同实验室用相同方法在其他样品中检出过相同的变异，否则不能排除试剂原因，不能检出已知变异而得出假阴性的结果。无论已知变异是什么类型，这类靶向检测仅针对特定变异，而不检测相同基因的其他变异或与表型相关的其他基因。由于许多疾病有遗传异质性，阴性结果只表明样品不含所测的变异，但不排除其他可能。

如果测的是家族性或常见热点致病变异，阴性结果只是降低可能性，但并不排除患病风险。

第二类寻找未知变异的检测方法，一般不直接用于产前诊断，较多用来确诊先证者从而为产前诊断取得依据。有些典型的遗传性疾病已经很明确和单个基因相关，但变异遍布整个基因，并不集中在某个热点，这种情况单基因测序就比较合适。根据基因的大小和外显子数目的多少，可采用 Sanger 测序或高通量测序。一些异质性较高的遗传性疾病，通常涉及几十个甚至几百个基因，应该设计捕获特定基因的高通量测序基因包。如果是疑难病例没有适用的基因包，可以采用临床外显子组或全外显子组测序；如果是先天性多重出生缺陷或智力低下，可采用染色体微阵列芯片分析。虽然从大的基因包到全外显子组测序都有可能测出拷贝数变异和长片段的纯合变异区域，但结果不是非常可靠而且会有很多临床意义未明的发现。相比而言，用包含 CNV-SNP 混合探针的染色体微阵列杂合芯片技术来检测拷贝数变异的方法已经比较成熟，而且速度也较快。但是这种芯片无法测出小的 DNA 序列变异，无法测出平衡的染色体结构变异，也不能明确染色体结构变异的准确断点。全基因组测序能综合全外显子组测序和芯片的优点，既能精确到每个碱基位点，也能检出各种染色体数目异常、拷贝数异常和平衡重排。从理论上说，全基因组测序是最全面、最精确的方法，但目前因为成本高、解读难、耗时长而尚未能推广到临床。这些常用的检测方法都有其局限性。靠捕获来富集检测区域的方法只限于对捕获区域的检测，不能检测捕获区域之外的部分，而且捕获并不一定完全。每个批次可能有或多或少覆盖不全的区段，影响可重复性。靠 PCR 扩增检测区域的方法会受到引物区内的序列变异的影响，有可能导致等位基因无法被扩增。另外，一些碱基重复的动态变异、假基因的干扰、特别高或特别低的 CC 含域、甲基化的检测等都不是普通的高通量测序可以检测到的。新的方法，例如三代单分子测序、乳液滴单分子 DNA 条码标记、长片段插入跳跃序列库、纳米管单分子影像术等能克服一些不足，正逐渐向临床应用迈进。

总之，基因检测方法种类繁多。如何选择最合适的检测方案取决于待测的目标是否明确。如果已经明确，则根据目标变异的类型选择合适的方法；如果尚未确诊，则需根据临床相关性选择适当的方法。检测的精度、广度和深度都要根据临床需要决定。同时需要考虑检测方法的灵敏度、特异度、局限性、成本、检测周期等因素来做出抉择。

① DNA 甲基化分析：通过 Southern Blot 或甲基化特异性 PCR 进行分析，能明确诊断各种已知分子机制（包括父/母源区域缺失、母/父源 UPD、印记缺陷）所致的 PWS 或 AS，但不能分辨是哪一种机制。

② MS-MLPA：能检测缺失、UPD（单亲二倍体）以及印记缺陷、分辨缺失和 UPD，检测特异性甲基化位点，为临床常用手段。

③ FISH：通常结合核型分析，仅能检测缺失，但检测范围并不包含整个 PWS/AS 区，会漏检部分小缺失。低于 1% 的患者存在可见的染色体重排。

④ CMA：检测效率略高于 FISH，且能提供缺失大小位置的相关详细信息。此外，也能提供基因组其余部分的缺失和重复的信息。能检测微缺失，较核型和 FISH 更精确。SNP-array 可检测缺失和部分 UPD。

⑤ STR：同时检测患儿及父母的 15q11.2-13 区域 STR 位点，可以发现缺失 UPD，检测成本较低。

⑥ Sanger 测序：约 11% 的 AS 患者由 UBE3A 基因致病性变异引起，可通过测序分析发现。

⑦大规模平行测序技术的 NIPT：可以 1 次并行对几十万到几百万条 DNA 分子进行序列测定，分辨率可达到 1 bp，而 cffDNA 中包含胎儿全基因组遗传信息，因此，NIPT 用于微缺失/微重复综合征检测，理论上是可行的。但多项研究显示，该技术对于胎儿微缺失/微重复的阳性检出率约为 0.13%，而 PPV 为 3.8%—17%，在个别高危孕妇人群研究中检出率最高为 48%，有效性非常有限，可能与母体 DNA 背景、测序深度、分析方法以及 cffDNA 性质有关。CNV 在人类普遍存在，部分与表型无关，但均可影响 NIPT 分析，而测序深度与检出率密切呈正相关。另外，cffDNA 并非完整 DNA，均为小片段，通过拼接，难免出现误差。因此，NIPT 目前仅适用于一些研究清楚且具有严重临床表型的染色体微缺失/微重复综合征。

⑧ NGS。随着高通量测序（NGS）技术的出现，引起基因组学研究领域的巨大变革。为了弥补传统高通量测序的局限性，单细胞测序技术应运而生。单细胞测序技术是一项能够在单个细胞的水平上，对基因组进行高通量测序分析的技术。该技术的应用对辅助生殖技术意义重大。研究发现，通过对人卵母细胞成熟过程中 2 个极体细胞进行高通量测序，能够推算出卵细胞自身的单倍体是否异常，从而监控早

期胚胎是否健康。

⑨ PGT。胚胎植入前遗传学检测（PGT）包括植入前遗传学诊断（PGD）与胚胎植入前遗传学筛查（PGS），是指在胚胎植入母体前（或怀孕之前）完成的遗传学诊断。因为避免了宫内产前诊断方式，发现胎儿遗传异常后夫妇不得不选择人工终止妊娠，减轻了夫妇精神上和肉体上的痛苦，所以更易于被大众所接受，特别适合有生育遗传病患儿高风险的夫妇，是产前诊断的重要手段。

4.3　生化遗传诊断技术

4.3.1　生化遗传诊断技术概述

新生儿出生缺陷是我国面临的严重公共问题和社会问题。为了提高新生儿出生素质，预防医学越来越注重对新生儿的疾病筛查。妊娠过程中，胎盘及胎儿可合成许多物质，并释放入母体血液，这些物质随母体、胎儿发育而变化，常用指标包括 hCG、孕酮、FNPL、雌三醇等，可采用免疫化学法测定这些指标。用孕妇血样、尿液及羊水等进行相关指标的检测，为妊娠正常与否、母体及胎儿健康状况评估、妊娠期特有疾病诊断及产前筛查提供重要依据。胎儿健康状况评估包括胎儿成熟度评估和胎儿先天性缺陷的筛查，后者主要指应用 IhnA、PAPP-ACG（或 β-hCG）、uE 等指标对神经管缺陷、唐氏综合征和 18-三体综合征进行产前筛查。WHO 报告，出生缺陷病种繁多，目前已知 8000—10000 种，其中新生儿遗传代谢病（IMD）为主要出生缺陷原因之一。IMD 是一组由于代谢途径缺陷导致代谢障碍和（或）毒性中间代谢产物蓄积的遗传和表型高度异质性的疾病，早期筛查是控制与降低 IMD 危害最有效的途径。随着新生儿 IMD 的筛查技术的不断进步，串联质谱技术（MS/MS）在 IMD 筛查和诊断中大大提高了筛查效率及筛查的敏感性和特异性。

4.3.2　生化检测技术

4.3.2.1　妊娠与异常妊娠的检测指标

4.3.2.1.1　hCG

hCG 的 α 亚基基因在 6 号染色体，与 TSH、黄体生成素（LH）和卵泡刺激素（FSH）的 α 亚基均由同一单独基因编码，所以这 4 种激素的 α 亚基结构高度同源。

hCG 与 LH 的 β 亚基在肽链部分具有广泛的同源性。前述 4 种同源性高的糖蛋白激素 β 亚基的前 115 个氨基酸中的 80% 是相同的，差别仅在于 β 亚基 C–端的后 30 个氨基酸，这一特性可作为检测 hCG 的理论基础。针对 β 亚基特异性进行的 hCG 检测在临床检验报告单上以 β–hCG 表示。hCG、β–hCG 和 α–hCG 在妊娠期末都会消失。首次晨尿样本与血清中 hCG 浓度具有可比性。hCG 也可与母体甲状腺的 TSH 受体不牢固结合，所以当 hCG 浓度大于 1 × 10 U/L 时，可刺激甲状腺产生甲状腺激素。

hCG 是妊娠期重要的激素。确定妊娠的标志是定量血液 hCG 或定性尿液 hCG。hCG 可作为肿瘤标志物使用，β–hCG 对 21– 三体综合征（T21）、18– 三体综合征（T18）、13– 三体综合征（T13）有较高的分辨率，是妊娠早期、中期唐氏筛查必做的指标。

（1）检测方法

①血清 hCG 定量试验：定量测定血清 hCG 常用时间分辨荧光免疫分析法、ELISA 法、免疫层析法、放射免疫分析法、化学发光免疫分析法及电化学发光免疫分析法等。抗体特性的差异导致不同方法检测血清中 hCG 浓度差异达 2.2 倍。

②尿液 hCG 定性试验：是最常用的妊娠试验，操作简单，可自行检测。多数为单一试剂，使用免疫胶体金、免疫酶法。检测限为 50 U/L，需 2—30 min 完成。该方法结果直观，但干扰因素多，易错判。

（2）方法学评价

尿液 hCG 定性试验的样本最好是首次晨尿，此时 hCG 含量最高。由于尿中存在干扰物质如蛋白质、药物、细菌、红细胞或白细胞，所以该试验有 1% 的假阳性。同时也有假阴性结果，这是因低于 50 U/L 的 hCG 浓度水平不能检出。血清 hCG 定量试验结果准确可靠。hCG 用放射免疫分析法检测的敏感度为 3.1 ng/mL，发光免疫分析法等的检测敏感度＜1 U/mL，特异度接近 100%。干扰因素包括注射 hCG 针剂可使 hCG 升高，人的异源性抗体产生可致 hCG 假阳性，溶血、脂血或混浊血清样本可影响结果。样本 48 h 内不测定，应 –20 ℃冻存。

（3）参考区间

非妊娠期 hCG 定性试验阴性，妊娠后阳性；正常情况下血清 hCG 浓度＜6 U/L。

4.3.2.1.2　孕酮

孕酮在妊娠期主要由胎盘利用母体的胆固醇合成，从妊娠 3—6 d 起胎盘即能生产足够孕酮，其水平伴随妊娠周数的增加而升高，可一直保持到临产前才稍降，待胎盘娩出后迅即降至 10—20 ng/mL。妊娠早期孕酮分泌量为 30—50 mg/d，而未孕妇的分泌量仅为 1—25 mg/d，孕酮主要由妊娠黄体分泌。雌激素和孕酮在妊娠过程中可维持子宫内膜的正常形态和功能、充足血供并为分娩做准备。

测定血清孕酮可用于早期妊娠状况的评价及妇女妊娠期胎盘功能的监测。子痫、先兆流产、胎儿发育迟缓、死胎及异位妊娠者血清孕酮水平较低，有一半的异位妊娠者血清孕酮＜20 mg/L。双胎和多胎妊娠者血液中孕酮水平相对升高；妊娠期高血压（hypertensive disorders of pregnancy，HDP）、妊娠期糖尿病、子痫前期、葡萄胎及原发性高血压时，孕酮含量也会升高。

（1）检测方法

放射免疫分析法、化学发光免疫分析法及电化学发光免疫分析法等。

（2）参考区间

未孕妇：0—15 mg/L；妊娠 5周：16.7—31.3 mg/L；妊娠 32周：88.2—162.2 mg/L；妊娠 37 周达最高峰约 150 mg/L。

4.3.2.1.3　胎儿纤维连接蛋白

胎儿纤维连接蛋白（fetal fibronectin，fFN）是一个广泛存在的黏附性糖蛋白家族的统称。fFN 在细胞表面、血浆和羊水中均存在，在发育胚胎黏附于子宫内膜表面时起到重要作用。妊娠早期，阴道分泌物可检测到 fFN ；在妊娠 24 周后，宫颈阴道分泌物则无法检测到 fFN，除非绒毛蜕膜连接被破坏或胎膜破裂；分娩开始时，胎盘和子宫壁间的细胞黏附破坏，使子宫颈和阴道分泌物中的 fFN 含量增加。在妊娠中期和晚期，如果母体宫颈和阴道分泌物中 fFN 的含量超过 50 ng/mL，发生早产的危险性较高。

（1）样本收集和储存

用灭菌拭子在阴道后穹处，轻轻蘸取分泌物约 10 s，取出拭子，将拭子头插入含有缓冲液的试管内，充分混合 10—15 s。拭子应该尽可能在试管内壁上滚动，以便保证标本尽可能多地溶于缓冲液之中，然后丢弃拭子。若无法在采样后 8 h 内检测，则需置于 –20 ℃以下保存。

（2）检测方法

ELISA 法等。

（3）方法学评价

在取样前应无其他阴道操作，24 h 内无性交，宫颈口扩张或严重阴道流血的孕妇不能进行 fFN 检测。fFN 的预测期（1—2 周）较短，所以对于高危早产孕妇 1—2 周重复测定 fFN 是必要的。

（4）参考区间

阴性或≤ 50 ng/mL。

4.3.2.2 胎盘功能检测指标

4.3.2.2.1 胎盘催乳素

胎盘催乳素（PL）又称人类胎盘催乳素（human placental lactogen，hPL）或人类绒毛膜促乳腺生长激素（human chorionic somatoma mmotropin，hCS）。PL 分泌后绝大部分进入绒毛间隙和胎盘血窦，很少出现于胎儿体内。妊娠 4—5 周可在血液中检测出 PL。随着妊娠期的延长，母体血清 PL 浓度增高，到 34 周时达到高峰，之后一直维持在此水平上直到分娩。在分娩前胎盘分泌 PL 量达 1—2 g/24 h，是所有已知人类激素中分泌量最高的激素。双胎妊娠比单胎水平高。产后妇女血中的 PL 水平会迅速下降，产后 7 h 即不能检测出来。

妊娠时，母体血 PL 水平与胎盘发育密切相关。葡萄胎患者血中 PL 减低，hCG 升高，hCG/PL 值比正常妊娠者高 100 倍。

（1）检测方法

ELISA 法、放射免疫分析法、化学发光免疫分析法、电化学发光免疫分析法等。

（2）参考区间

未孕妇:＜0.5 mg/L；妊娠 22 周：1.0—3.8 mg/L；妊娠 30 周：2.8—5.8 mg/L；妊娠 42 周：3.0—8.0 mg/L。

4.3.2.2.2 雌三醇

雌三醇（estriol，E3）是雌二醇的代谢产物。非妊娠女性卵巢分泌雌二醇的量为 100—600 μg/d，其中 10% 代谢为雌三醇。在妊娠晚期，胎盘雌三醇分泌量为 50—150 mg/d，雌二醇和雌酮分泌量为 15—20 mg/d。胎盘合成的雌三醇通过母体血液循环在肝脏代谢，与硫酸或葡萄糖醛酸结合形成结合性雌三醇，再经尿排出。

母体血液中的雌三醇以结合型和未结合雌三醇（unconjugated Estriol，uE3）两种形式存在。测定孕妇血清雌三醇是判断胎盘功能、预测胎儿状态及监护胎儿安全较可信的方法。动态监测母体血清及尿雌三醇水平，如发现持续下降，提示胎盘功能不良。

（1）检测方法

TRFIA 法、放射免疫分析法、化学发光免疫分析法及电化学发光免疫分析法等。

（2）方法学评价

在室温为 4 ℃时，uE3 浓度会增加，这是因为结合型雌三醇会自发性解离。所以，用于测定 uE3 的血清仅可在 4 ℃下保存 24 h，如要更长时间保存，则应 -20 ℃冻存。雌激素包括雌三醇的产生具有昼夜节律，在动态观察时每天应在同一时间采样。血中雌三醇亦有阵发性波动，多主张连续采血测 3 次取平均值。

（3）参考区间

未孕妇：0.14—0.48 nmol/L；妊娠 21 周：14.01—17.49 nmol/L；妊娠 35 周：27.31—43.21 nmol/L；妊娠 41—42 周：45.39—67.39 nmol/L。羊水：0.64—4.69 nmol/L，＜0.35 nmol/L 为危险值。

4.3.2.3 胎儿成熟度评价指标

胎儿肺成熟度（fetal lung maturity，FLM）评价是目前最主要的胎儿成熟度评价方式，肺成熟度评价可通过对羊水中来源于胎儿的表面活性物质进行分析。

4.3.2.3.1 卵磷脂/鞘磷脂值

具有表面活性作用的脂质主要是卵磷脂，其次是磷脂酰甘油及少量的磷脂酰肌醇、磷脂酰乙醇胺、磷脂酰丝氨酸、溶血卵磷脂及鞘磷脂。羊水中绝大部分卵磷脂及全部鞘磷脂来自胎儿肺。在妊娠早期，羊水中卵磷脂浓度非常低。随着妊娠进展，鞘磷脂水平仍然保持恒定，而卵磷脂水平逐渐升高，在 34—36 周后出现剧烈上升。在肺成熟后，卵磷脂占总表面活性脂质的 50%—80%。鞘磷脂水平恒定，因此其可作为参照，计算卵磷脂/鞘磷脂值（lecithin/sphingomyelin ratio，L/S ratio）（后文均用 L/S 值）可准确地反映出羊水中卵磷脂的水平。

（1）检测方法

用三氯甲烷 - 甲醇混合物从羊水提取磷脂后，用薄层层析分离磷脂各组分，染色后通过光密度扫描仪扫描计算 L/S 值。

（2）方法学评价

该试验在描述胎儿肺成熟度上并不可靠，如 L/S 值为 1.5—2.0，约有半数新生儿不会发生早产儿特发性呼吸窘迫综合征（IRDS）。

（3）参考区间

不同的染色方法结果有差异，故不同染色方法的 L/S 值参考区间有所不同。一般将 L/S 值＞2.0 作为肺成熟的判断值。

L/S 值＞2.0 提示肺成熟，其预测胎儿肺成熟度符合率达 97%—98%。若母亲有糖尿病，则尽管检测 L/S 值＞2.0，其发生 IRDS 的概率仍会增大，必须使用特殊的参考区间，应将 L/S 值定为 3.0。

4.3.2.3.2　荧光偏振法

荧光偏振法（fluorescence polarization assay，FPA）是目前最普遍使用的定量方法。

（1）检测方法

主要有 NBD-PC 法和 TDx FLM Ⅱ法。

NBD（4-氯-T-硝基苯并-2-氧杂-1，3-二唑）-PC（卵磷脂）法是在羊水中加入荧光染料 NBD-PC，NBD-PC 可渗入磷脂形成的微粒和聚集体中，具有表面活性的磷脂含量越高，荧光偏振值越低。TDx FLM Ⅱ法使用低差别荧光染料 PC-16，此荧光染料不仅可与脂质微粒结合，还可与清蛋白结合，羊水中清蛋白含量相对恒定，因此其可作为参照，用含磷脂和清蛋白的校正液进行校正，报告单位为磷脂(mg)/清蛋白（g）。

（2）方法学评价

荧光偏振法较测定 L/S 值更加精确，推荐 TDx FLM Ⅱ法。

（3）参考区间

TDx FLM Ⅱ：磷脂/清蛋白＞70 mg/g；对于高危妊娠临界值 50 mg/g 更适宜。

NBD-PC 法：荧光偏振值＜260 mP 提示肺成熟，260—290 mP 说明肺正向成熟过渡，＞290 mP 提示肺不成熟。对于需剖宫产的患者，230 mP 为临界值更合适。如羊水中血液污染超过 0.5%，则会降低测定值结果，故以＜230 mP 为明显成熟，＞290 mP 为不成熟，230—290 mP 为临界区。

4.3.2.3.3　薄层小体计数

薄层小体（lamellar bodies，LB）是肺泡Ⅱ型细胞质中特殊结构，是肺表面活性物质在细胞内存储的地方，它通过胞吐作用到达肺泡表面，可进入羊水中，因此在羊水中检测出 LB 可用于评价胎儿肺成熟度。

（1）检测方法

使用标准血细胞计数仪的血小板通道，可以对羊水中 LB 微粒直接进行计数测定。这些表面活性物质颗粒为 2—20 f1，用全血细胞的血小板计数和血小板大小测定的方法可对这些颗粒进行定量。

（2）方法学评价

LB 计数的敏感度和特异度均好于 L/S 值。

（3）参考区间

LB 计数≥ 50000/ μL。羊水 LB 计数≥ 50000/ μL 表示胎儿肺成熟，LB 计数为 16000—49000/ μL 表示过渡状态，LB 计数≤ 15000/ μL 表示胎儿肺不成熟。

4.3.2.3.4　泡沫稳定指数

当羊水中肺表面活性物质达到足够浓度时，其能够形成一个高度稳定的膜，从而支撑泡沫的架构。羊水中其他物质包括蛋白质、胆盐、游离脂肪酸盐也可支持泡沫的稳定，但乙醇能将该类物质从膜中除去。因此，测定泡沫稳定指数（foam stability index，FSI）可间接反映羊水中肺表面活性物质的含量。

（1）检测方法

在固定体积的未稀释羊水中加入乙醇，逐渐增加乙醇量并混合，在羊水能够支持泡沫稳定的情况下，记录所需乙醇的最大体积。

（2）方法学评价

该方法预测肺成熟度误差＜1%，预测肺不成熟度误差为 66%。

（3）参考区间

FSI＞0.47 为肺成熟。

4.3.2.4　胎儿先天性缺陷的常用筛查指标

孕妇血液中甲胎蛋白、抑制素 A（inhibin A，IhnA）、妊娠相关血浆蛋白 A（pregnancy-associated plasma protein-A，PAPP-A）、hCG（β-hCG）和 uE3 等指标联合检测，并结合年龄、是否吸烟、妊娠周数、体重、双胞胎与否、前胎情况和人种等因素，用专门软件分析，可以计算出胎儿先天性缺陷的危险系数。

唐氏筛查时为了突出异常大或异常小的情况，常采用中位数来代表一组数据的整体水平。采用中位值的倍数表示孕妇个体的血清标志物的检测结果，是正常孕妇群在该妊娠周数时血清标志物浓度中位数的多少倍。

4.3.2.4.1　甲胎蛋白

妊娠 9 周时，胎儿血清中甲胎蛋白浓度最大，约 3 g/L，此后开始逐渐减少到 0.2 g/L。母体血清中甲胎蛋白约在妊娠 10 周时可检测到，妊娠 26 周左右可达 0.5 g/L，此后母体血清甲胎蛋白浓度缓慢下降直到分娩。对母体血清和羊水甲胎蛋白的检测可用于产前发现某些严重的胎儿先天缺陷。母体血清甲胎蛋白升高预示胎儿神经管缺陷发生的危险增加，而母体血清甲胎蛋白降低预示胎儿唐氏综合征发生的危险性增加。母体甲胎蛋白升高与多种因素有关，如妊娠周数、母体体重、糖尿病、母亲种族、胎儿数量、胎儿肾病引起的蛋白尿和胎儿结构异常等。因此，单凭母体血清甲胎蛋白升高不能确诊胎儿异常。

（1）检测方法

放射免疫分析法、TRFIA 法、ELISA 法、化学发光免疫分析法及电化学发光免疫分析法等。

（2）参考区间

妊娠中期甲胎蛋白 MoM：0.5—2.5。

4.3.2.4.2　IhnA

抑制素是由不同的亚基（α 和 β）通过二硫键连接组成的异源二聚体蛋白质类激素。所有抑制素均含有 α 亚基，根据 β 亚基不同可将抑制素分为 IhnA 和抑制素 B。抑制素参与 FSH 分泌的负反馈调节。妊娠期胎盘是 IhnA 的主要来源，妊娠早期即可产生 IhnA，逐渐上升至妊娠 8—10 周达峰值，妊娠 17 周左右降到最低值（约 175 ng/L），妊娠 15—20 周水平比较稳定，然后缓慢恢复并上升直至分娩。唐氏综合征患儿的妊娠母体血清 IhnA 明显升高。

（1）检测方法

ELISA 法、放射免疫分析法、化学发光免疫分析法及电化学发光免疫分析法等。

（2）参考区间

IhnA MoM：0.5—1.9。

4.3.2.4.3　PAPP-A

PAPP-A 是由胎盘合体滋养层细胞分泌的高分子糖蛋白，可协调细胞滋养层的增生分化并影响母体免疫系统，保护胎儿免遭排斥，对早期配子发育、着床、妊娠保持、胎儿胎盘生长发育发挥至关重要的作用。PAPP-A 在妊娠 4—5 周即可检出，伴随妊娠周数增加而持续上升，足月时达到峰值，产后迅速下降。在胎儿染色体核型异常的妊娠早期孕妇血中，PAPP-A 水平明显下降。

（1）检测方法

ELISA 法、TRFIA 法等。

（2）参考区间

妊娠早期 PAPP-A MoM＞0.34。

4.3.2.4.4　hCG

染色体异常胎儿母体 hCG 值远高于正常值。

（1）检测方法

ELISA 法、放射免疫分析法、化学发光免疫分析法及电化学发光免疫分析法等。

（2）参考区间

产前筛查 hCG MoM ＜2.5。

4.3.2.4.5　uE

胎儿为唐氏综合征时，妊娠中期母体血清 uE3 浓度会降低。

（1）检测方法

TRFIA 法、放射免疫分析法、化学发光免疫分析法及电化学发光免疫分析法等。

（2）参考区间

妊娠中期 uE3 MoM＞0.71。

4.3.3　串联质谱法遗传代谢产物检测

4.3.3.1　酶学产前诊断标本收集和前处理

酶学检查是遗传代谢病诊断的重要手段，相关的标本收集和前处理是非常重要的一个环节，用于产前酶学检查的标本主要是胎盘绒毛组织和羊水细胞，通过提取标本中所需要的蛋白进行酶学检查和基因分析。

4.3.3.1.1　细胞匀浆制备

①从 -80 ℃中取出正常对照的绒毛标本和待测的绒毛标本（根据检测需求，待测绒毛不止一份标本，可能同时是几人份的），用眼科剪分别将各管中的绒毛标本

剪碎，然后用 150 mL 新鲜去离子水将眼科剪上沾有的标本冲入管中再混匀，立即放入冰浴中，超声 50 W 粉碎 10 s 停 20 s，反复 4 次。

②于 4 ℃转速 10000 r/min 离心 5 min。

③离心结束立即将细胞匀浆置于冰浴中，取 2 支新的 1.5 mL。Eppendorf 管分别做好相应的标记，然后按照标记将上清液全部转移到新的管中，即为正常对照细胞匀浆和待测细胞匀浆。

④经培养的羊水细胞从 –80 ℃冰箱中取出，正常羊水培养细胞标本和待测羊水培养细胞标本各一管（根据检测需要，待测标本可以同时是几人份的），根据细胞量的多少，于每管中添加 150—200 mL 去离子水，混匀后置于冰浴中，超声 50 W 粉碎 10 s 停 20 s，反复 3 次，即为细胞匀浆。

4.3.3.1.2　蛋白定量

无论使用何种细胞（绒毛、经培养的羊水细胞）进行酶学分析，每份标本必须进行蛋白浓度的测定。蛋白浓度测定方法为二喹啉甲酸法，具体操作步骤如下：

①将标准蛋白进行倍比稀释成 8 个浓度。

②待测标本离心后，2 倍稀释。

③各取 10 mL 放入 96 孔板（复孔）。

④再在每个孔加入 200 mL　BCA 试剂，混匀。

⑤将 96 孔板置于 37 ℃普通培养箱中 30 min。

⑥将 96 孔板从培养箱中取出，温度降至室温后置于多功能酶标仪上 562 nm 下测 OD 值。

⑦根据标准蛋白的 OD 值制成蛋白标准曲线。

⑧根据蛋白标准曲线计算出待测标本蛋白浓度。

4.3.3.2　遗传代谢病产物及常用检测方法

遗传代谢病的诊断主要依赖实验室检查，通过酶学分析、基因检测和代谢产物测定进行病因分析。遗传代谢病筛查技术起步于传统的生化检验，如细菌抑制法、酶联免疫法、荧光法、时间分辨荧光免疫法等，随着筛查疾病种类的增多及对遗传代谢病的深入研究，发现许多疾病可以通过代谢物测定进行诊断，但传统的检验效率低，需要建立能同时检测多种代谢物的方法。质谱技术是最常用的筛查技术，临床方案主要有液相色谱串联质谱法（liquid chromatography tandem mass spectrometry，LC-MS/MS）和气相色谱质谱联用法（gas chromatography mass spectrometry，GCMS）。

4.3.3.2.1　液相色谱串联质谱法

LC-MS/MS 最常用的仪器为三重四极杆串联质谱仪，基于其高灵敏度、高特异性、高选择性和高通量的技术优势，能在 2 min 左右对 1 个样本完成几十种代谢物的分析。通过对这些目标产物的检测数据分析，提高检测效率，同时降低假阳性率和假阴性率实现“一次实验检测多种疾病”的目的。

（1）技术原理

液相色谱串联质谱仪以液相色谱作为分离系统，质谱仪为检测系统。仪器系统的基本配置包含 3 个主要部分：液相色谱仪、串联质谱仪和数据处理系统。样本中的化合物随着流动相经液相色谱分离后进入质谱离子源，经过雾化、离子化等流程后，进入质量分析器，经质量分析器将不同离子按质荷比分开，先后到达检测器产生相应的信号，即为质谱图。

（2）质谱仪

质谱仪本质上是测量离子质荷比（m/z）的仪器。将被测物质离子化，按照离子的质荷比不同进行分离，测量各种离子的信号强度，进行定性和定量研究。样品通过进样系统进入离子源，由于化合物的结构不同而电离为不同质荷比的离子，带有样品信息的离子碎片在加速电场中获得相同的动能并形成一束离子进入质量分析器，不同离子碎片在质量分析器中被分离并按质荷比大小先后到达检测器，经记录即得到不同质荷比排列的离子质量谱，即质谱图，实现定性检测（图 4-1）。同时加入已知化合物作为内标或者外标，就可以对待测物进行定量检测。

（3）串联质谱仪

串联质谱仪是由 2 个或者 2 个以上的质谱仪串联在一起而组成的串联杂交质谱仪，三重四极杆串联质谱仪是由 2 个四极杆质量分析器及 1 个碰撞室串联而成，是目前应用最为广泛的串联质谱仪。一般来说，其组成主要包括离子源、一级质量分析器、碰撞室、二级质量分析器和检测器等。检测的基本原理是将被测物质在离子源内电离成各种质荷比不同的带电粒子，进入质量分析器中待检测。样品首先在离子源中被离子化，随即通过第一个四极杆，根据设定的质荷比范围扫描和选择所需要的离子，使其进入第二个四极杆（碰撞室），将选择后的离子引入碰撞气体中进行碰撞诱导裂解产生碎片离子，再由第三个四极杆根据质荷比对碎片离子进行选择分析，最终将其送到检测器内，按照不同的检测模式（如母离子扫描、子离子扫描、中性丢失扫描和多反应监测扫描）得到不同的质谱图。这样由被测物质的质荷比及其专属的碎片离子的质荷比共同对一个物质进行定性，使检测结果更有选择性和特异性。需要注意的是，三重四极杆串联质谱仪可以使一级的分子、离子通过与反应气体的碰撞来产生碎裂，获得多级质谱，能提供更多的结构稳定性信息。

（4）液相色谱串联质谱法筛查遗传代谢病

目前 LC-MS/MS 筛查遗传代谢病主要是通过定量分析干血斑中的氨基酸及酰基肉碱的浓度，用于对氨基酸、有机酸和脂肪酸代谢异常三大类疾病的筛查。不同类型的疾病患者呈现不同的血液氨基酸和酰基肉碱谱，氨基酸代谢病患者血中的相关氨基酸水平异常，有机酸及脂肪酸代谢病患者血中酰基肉碱谱异常。对甲基丙二酸血症、同型半胱氨酸血症 1 型等先证者诊断明确的家庭，再次妊娠时，可通过羊水丙酰肉碱、总同型半胱氨酸的检测进行胎儿产前诊断。

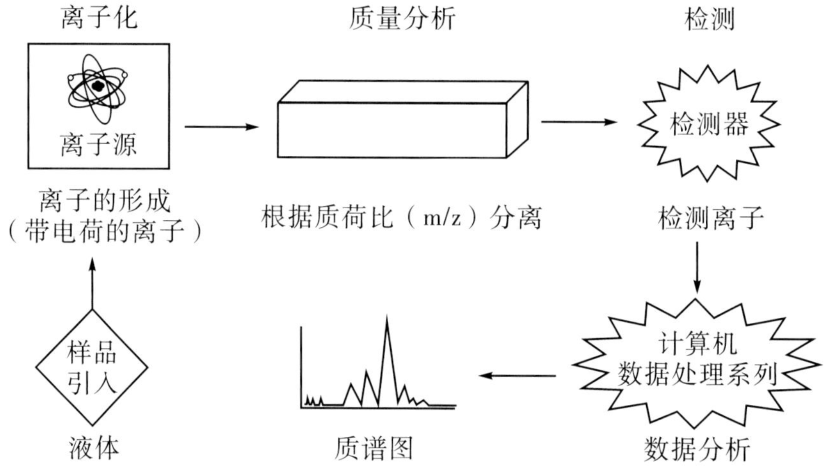

图 4-1　质谱仪的基本组成及分析过程示意图

（5）方法流程

LC-MS/MS 法检测血液氨基酸和酰基肉碱浓度的程序包括样本处理和仪器分析 2 个过程。目前样本处理主要有 2 种方法，分别是衍生化方法和非衍生化方法。样本为干血斑滤纸片，使用含有已知浓度化合物内标的目标待测物溶液作为萃取溶液，通过流动相将萃取液导入质谱仪中进行分析，通过两个质量分析器来检测目标待测物，最后通过计算待测物的信号和已知浓度内标的相应信号，得出目标物的性质和浓度，根据化合物浓度改变和代谢病的特征等综合评估结果，得出生化诊断结论。

①样本采集。

血液样本采集是新生儿遗传代谢病筛查技术流程中最重要的环节，请参考《新生儿疾病筛查血片采集技术规范》。血片质量直接影响实验室检测结果。常规新生儿采血时间为出生 48 h 后，7 d 之内，且在充分哺乳后。

②实验部分。

a. 仪器与试剂。

仪器：LC-MS/MS 需要配备与仪器相适应的软件，设备应符合国家食品药品监督管理总局公布的医疗器械管理相关要求，辅助设备包括氮气发生器或者液氮罐、电脑及打印机等，样本前处理设备包括振荡器、干血斑滤纸片自动或手动打孔器、96 孔板氮吹仪、恒温干燥箱、96 孔板离心机（样品处理时仅衍生化方法需要使用）、移液器、96 孔聚丙烯板、质控干血斑滤纸片。

试剂：同位素内标试剂盒常分为 2 套试剂盒，试剂盒 A 含多种氨基酸的同位素内标，试剂盒 B 含多种酰基肉碱的同位素内标，按照说明书进行配制（不同厂商生产的试剂盒所含的氨基酸及酰基肉碱种类和配制方法有所差别）。

b. 样本处理方法。

目前用于遗传代谢病筛查的样本处理方法有 2 种，分别是衍生化方法（丁基化酸）和非衍生化方法（游离酸）。用含有氨基酸及酰基肉碱内标的萃取溶液将干血斑滤纸片中的氨基酸和酰基肉碱萃取分离后，可以进行衍生化处理，也可不进行处理。衍生化法是对氨基酸和酰基肉碱进行衍生化处理，在被分析物质上添加保护基团（丁基酯化），既减少了干扰，同时又提高了灵敏度，但实验过程复杂、耗时长。非衍生化法无须使用盐酸正丁醇将氨基酸和酰基肉碱衍生化，避免了盐酸反应对环境的污染，省去了吹干、复溶等实验步骤，时间节省约 2 h，整个标本前处理步骤简单、时间短、效率更高。虽然衍生法和非衍生法的前处理步骤不同，会使部分氨基酸检测值存在偏差，正常参考值范围需要调整，但两种方法用于氨基酸及酰基肉碱代谢异常的临床结果判断是一致的，因此衍生化法和非衍化法均可用于氨基酸及酰基肉碱谱分析。

c. 串联质谱分析。

由于氨基酸及酰基肉碱中的同一种物质经过衍生化法和非衍生化法处理后分子量不同，故通过质谱仪离子源后其碎片离子的质荷比也不相同，因此 LC–MS/MS 检测的方法也有差别，需要设置不同的检测参数。样本经衍生化处理后，LC–MS/MS 检测数据的采集通过 3 种扫描模式：母离子扫描、中性丢失扫描和多反应监测扫描。然后再通过筛查遗传代谢病分析软件处理得到数据结果。LC–MS/MS 分析主要同步执行 3 个扫描模式，在母离子扫描中，第二级质谱选择特征的碎片离子，扫描检测第一级质谱中能产生该碎片的所有母离子，主要用于酰基肉碱的分析检测，经碰撞室后可产生相同的 m/z 85 碎片离子（图 4–2）。在中性丢失扫描中，两级质谱分析检测产生相同中性碎片的母离子，主要用于氨基酸的分析，大多数氨基酸可以产生 m/z 102 的中性碎片（图 4–3），也有少数例外（如甘氨酸 m/z 56、精氨酸 m/z 161、鸟氨酸 m/z 119）。因此，氨基酸分析一般采用中性丢失扫描，而在酰基肉碱的分析中，多采用母离子扫描。多反应监测扫描主要用于碱性氨基酸，其在碰撞室不易产生 m/z 102 的中性碎片，这些氨基酸离子化后，经过碰撞室时产生不同的子离子，通过多反应监测可得到所测氨基酸的质谱图。

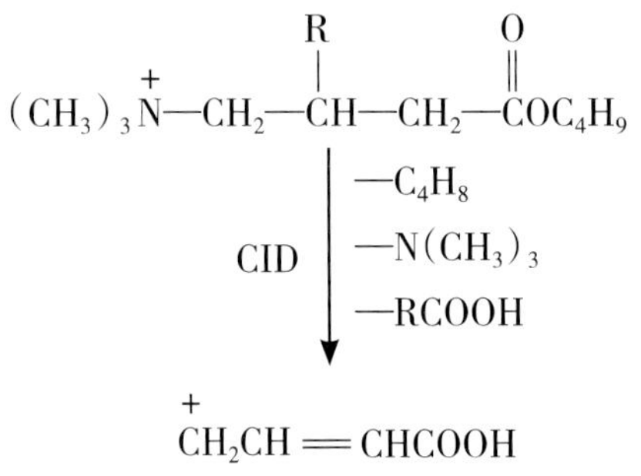

图 4–2　m/z 85 碎片离子

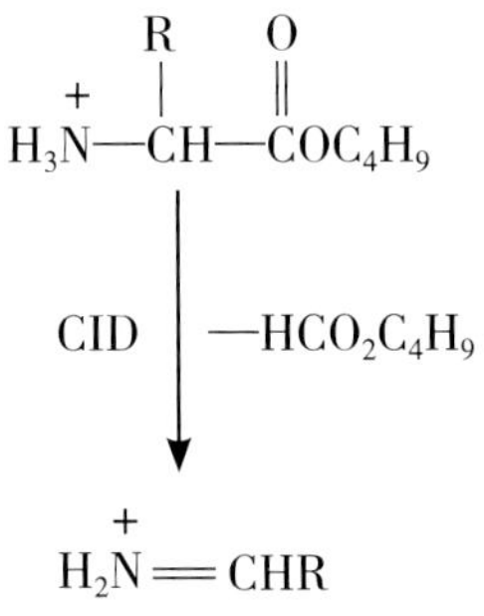

图 4–3　m/z 102 中性碎片离子

非衍生化法处理的样本由于氨基酸及酰基肉碱没有被丁酯化，氨基酸及酰基肉碱经过碰撞室时不能丢失相同的片段，因此，所有的氨基酸及酰基肉碱均可以采用多反应检测扫描模式进行检测。无论是衍生化法还是非衍生化法处理的样本，进行 LC–MS/MS 分析时，均需要对液相色谱仪和质谱仪的参数进行优化。液相色谱仪需要优化的参数包括泵流速、时间梯度、自动进样器的进样量等，以便得到最佳的总离子流图。质谱仪需要优化的参数，包括离子源温度、入口电压、碰撞室能量、气体压力等，目的是使每个氨基酸及酰基肉碱得到最高的离子强度。

d. 质量控制。

LC-MS/MS 使用质控干血斑滤纸片，有两个不同浓度。将质控干血斑滤纸片采用与未知样本相同的方法处理，质控样本结果应在靶值的 ±2SD 范围，以提供的质控靶值及控制范围为准。

e. 结果计算。

质谱峰强度与其代表的化合物含量成正比，通过测定离子峰的强度，可进行定量分析。借助于质谱仪的数据处理软件，自动计算出所测样品中氨基酸及酰基肉碱的浓度，根据其浓度可计算各种相关代谢物之间的比值，提高疾病诊断的准确性，显著降低假阳性率和假阴性率。

（6）临床应用

LC-MS/MS 法主要针对氨基酸、有机酸和脂肪酸代谢病的筛查与诊断。应用 LC-MS/MS 分析可同时检测数 10 种氨基酸、游离肉碱及酰基肉碱等代谢物，可以对 40 余种氨基酸、有机酸和脂肪酸代谢病进行快速筛查和诊断（表 4-1）。若氨基酸及酰基肉碱谱异常，建议用原来的干血片重复检测。当重复检测的结果依然显示异常时，应召回复检。初筛疑似阳性的新生儿若召回的检测结果还是显著异常，部分疾病可以确诊，如高苯丙氨酸血症等。有些疾病则需要根据筛查和诊断流程，进一步采用尿液有机酸、酶活性测定或基因检测等其他技术鉴别诊断，综合分析结果后才能确诊。如丙酸血症和甲基丙二酸血症，临床表现类似，缺乏特异性，LC-MS/MS 法血液检测指标类似，血 C3 及 C3/C2 增高，并常伴有甘氨酸增高，仅依据干血斑的 LC-MS/MS 检测结果，二者难以区别，需要通过尿液有机酸分析鉴别。LC-MS/MS 法可以检测出血液氨基酸、游离肉碱及酰基肉碱类代谢物异常，一些患儿在新生儿早期发病，一些患者在婴儿期、儿童期，甚至成年期才出现症状，如瓜氨酸血症Ⅱ型、鸟氨酸氨甲酰基转移酶缺乏症、生物素酶缺乏症、全羧化酶合成酶缺乏症、戊二酸血症Ⅰ型、原发性肉碱缺乏症和多种酰基辅酶 A 脱氢酶缺乏症等代谢病。因此，新生儿期检测结果正常，并不能完全排除患病的可能性，在遗传咨询时应当注意。分析 LC-MS/MS 数据时还要结合临床实际情况进行全面分析。因为体内代谢物的浓度容易受到多种因素的影响，比如早产儿或者低体重儿、药物（尤其是抗生素类药物）、特殊饮食（如含有中链三酰甘油的奶粉）等均会造成代谢物的浓度异常。母乳喂养的新生儿受母亲的营养代谢状况影响，如母亲患有肉碱缺乏症、3-甲基巴豆酰辅酶A羧化酶缺乏症、同型半胱氨酸血症等代谢病，也会造成新生儿干血斑检测结果异常。对于某些疾病，可以通过羊水代谢物的测定进行胎儿产前诊断，如羊水中检出甲基丙二酸及甲基枸橼酸，提示胎儿患甲基丙二酸血症，检测出戊二酸，则提示胎儿患戊二酸血症Ⅰ型。

表 4-1　代谢病与 LC-MS/MS 的检测指标间的对应关系

中文名称	英文名称	检测指标
氨基酸代谢病		
枫糖尿症	maple syrup urine disease	Val，Leu，Ile，Leu/Phe，Val/Phe
高脯氨酸血症	hyperprolinemia	Pro
高组氨酸血症	histidinemia	His
酪氨酸血症Ⅰ型	tyrosinemia type Ⅰ	Tyr，SA，Met，Tyr/Phe
酪氨酸血症Ⅱ型	tyrosinemia type Ⅱ	Tyr，Tyr/Phe
酪氨酸血症Ⅲ型	tyrosinemia type Ⅲ	Tyr，Tyr/Phe
苯丙酮尿症	phenylketonuria	Phe，Phe/Tyr
四氢生物蝶呤缺乏症	tetrahydrobiopterin deficiency	Phe，Phe/Tyr
高甲硫氨酸血症	isolated hypermethioninemia	Met，Hcy，Met/Phe
同型半胱氨酸血症（胱硫醚β合成酶缺乏症）	Homocystinemia	Hcy，Met
非酮性高甘氨酸血症	non-ketotic hyperglycinemia	Gly，Gly/Phe
异丁酰甘氨酸尿症（异丁酰基辅酶A脱氢酶）	isobutyryl-CoA dehydrogenase deficiency	C4，C4/C3
乌氨酸氨甲酰转移酶缺乏症	omithine transcarbamylase deficiency	Cit，Arg，Glu
氨甲酰磷酸合成酶缺乏症	carbamoyl phosphate synthetase Ⅰ deficiency	Cit，Arg，Glu
瓜氨酸血症Ⅰ型	citrullinemia type Ⅰ	Cit，Lys，Gla，Gln，Arg，Orn
瓜氨酸血症Ⅱ型（希特林蛋白缺乏症）	citrullinemia type Ⅱ（citrin deficiency）	Cit，Met，Arg，Thr，Tyr
精氨酰琥珀酸尿症	argininosuccinic aciduria	Cit，Gly，Glu，Gla
精氨酸血症	argininemia	Arg

（续表）

中文名称	英文名称	检测指标
高鸟氨酸血症	ornithine aminotransferase deficiency	Orn
高鸟氨酸血症－高氨血症－同型瓜氨酸尿症	hyperornithinemia-hyperammonemia-homocitrullinuria	Orn，Gln
有机酸血症		
甲基丙二酸血症	methylmalonic acidemia	C3，C3/C2
异戊酸血症	isovaleric acidemia(isovaleryl-CoA dehydrogenase deficiency)	C5
3-甲基巴豆酰辅酶A羧化酶缺乏症	3-methylcrotonyl-CoA carboxylase deficiency	C0，C5-OH
3-甲基戊烯二酰辅酶A水解酶缺乏症	3-methylglutaconic aciduria	C5-OH
3-羟基-3-甲基戊二酰辅酶A裂解酶缺乏症	3-hydroxy-3-methylglutaryl-coenzyme A lyase deficiency	C5-OH
丙酸血症	propionic acidemia	C3
丙二酸血症	malonic acidemia	C3-DC
生物素酶缺乏症	biotinidase deficiency	C5-OH，C3，C3/C2
全羧化酶合成酶缺乏症	holocarboxylase synthetase deficiency	C5-OH，C3，C3/C2
戊二酸血症Ⅰ型	glutaric acidemia type Ⅰ	C5-DC，C5-DC/C2
脂肪酸β-氧化障碍疾病		
原发性肉碱缺乏症	primary carnitine deficiency	C0（伴随多种酰基肉碱水平降低）
肉碱棕榈酰转移酶Ⅰ缺乏症	carnitine palmitoyltransferase Ⅰ deficiency	C0，C16，C18，C18：1，C0/（C16+C18）
肉碱棕榈酰转移酶Ⅱ缺乏症	carnitine palmitoyltransferase Ⅱ deficiency	C0，C12，C14，C16，C18，C18：1
肉碱酰基肉碱移位酶缺乏症	carnitine-acylcarnitine translocase deficiency	C0，C14，C16，C18
短链酰基辅酶A脱氢酶缺乏症	short-chain acyl-CoA dehydrogenase deficiency	C4，C5
中链酰基辅酶A脱氢酶缺乏症	medium chain acyl-CoA dehydrogenase deficiency	C8，C6—C10，C8/C10

（续表）

中文名称	英文名称	检测指标
极长链酰基辅酶A脱氢酶缺乏症	very long chain acyl-CoA dehydrogenase deficiency	C14:1，C14，C16，C18：1，C14：2，C0，C14：1/C10
短链3-羟酰基辅酶A脱氢酶缺乏症	short chain 3-hydroxyacyl-CoA dehydrogenase deficiency	C4-OH，C4—C10-OH
长链3-羟酰基辅酶A脱氢酶缺乏症	long chain 3-hydroxyacyl-CoA dehydrogenase deficiency	C14-OH，C14：1-OH，C16：1-OH，C16-OH，C18：1-OH，C18-OH
多种酰基辅酶A脱氢酶缺乏症（戊二酸血症Ⅱ型）	multiple acyl-CoA dehydrogenase deficiency（glutaric acidemia type Ⅱ）	C4—C18
三功能蛋白缺乏症	trifunctional protein deficiency	C0，C14，C16，C18，C14-OH，C16-OH，C18-OH
β-酮硫解酶缺乏症	β-ketothiolase deficiency	C5：1，C5-OH，C4-OH
中链-3-酮酰基辅酶A硫解酶缺乏症	medium-chain 3-ketoacyl-CoA thiolase deficiency	C8，C6，C10：1，C10，C8/C2，C8/C10

4.3.3.2.2 气相色谱质谱联用法

有机酸为羧酸，是氨基酸、糖类和脂肪酸等代谢过程中的主要代谢产物。尿液中有机酸的异常升高或出现异常种类的有机酸与体内这些化合物的代谢障碍有关。目前从尿液中已鉴定出250多种代谢物，检测方法主要是气相色谱质谱联用（gas chromatography mass spectrometry，GC-MS）技术，其中某些有机酸的异常可为遗传代谢病（特别是有机酸代谢病）的诊断和产前诊断提供重要的临床信息。

遗传代谢病病种繁多，总体发病率较高，患者临床表现个体差异很大，诊断困难，容易被漏诊或误诊，若不能及时诊断和治疗，致残、致死率很高。GC-MS具有高灵敏度、高准确性、快速、自动化等优点，已成为遗传代谢病筛查和诊断的重要手段之一，国外于20世纪70年代开始应用于有机酸尿症的筛查及诊断，我国近20年来逐步引进该方法，越来越多患者获得了正确诊断，并得到了对应的精准治疗。

（1）原理

目前，通过分析尿液代谢物可筛查数 10 种遗传代谢病，代谢产物范围广泛，包括氨基酸、有机酸、单糖、二糖、卟啉、嘧啶和核酸类等多种化合物。GC-MS 由气相色谱仪和单四极杆质谱仪组成，利用气相色谱仪分离混合物中的组分，用质谱仪鉴定分离出来的组分（定性分析）并计算出各组分的含量（定量分析）。由于尿液中代谢终产物浓度高于血清，易于收集，而且大部分代谢产物易挥发，通过 GC-MS 检测尿液的特征性代谢产物，可为某些遗传代谢病的诊断提供可靠的依据。GC-MS 尿液代谢物分析技术包括了酶解、肟化、萃取、氮吹、衍生、上机分析等前处理流程，使尿液中多种代谢物有效分离，分析尿液中各种特征性异常代谢产物的种类和含量的变化。气相色谱分析以氦气为载气，以吸附剂为固定相，由于吸附剂对混合样品各组分的吸附力不同，经过一定时间后，各组分在色谱柱中的运行速度也不同，如此各组分得以在色谱柱中分离。根据各组分在色谱柱中保留时间不同进行定性，其检测结果表现为一系列的波峰。不同时间出现的波峰代表不同成分，波峰的峰度表示该成分的含量。通过色谱分离柱的每一个成分（波峰）进入质谱。质谱分析仪的离子源将分离的被测物质电离，由于每种成分具有特殊的化学结构，故不同成分被电离成具有特征性的碎片离子，经质量检测器得到的每个成分的碎片离子的质量数的分布图称为质谱图，所得质谱图通过与美国国家科学标准与技术研究院（The National Institute of Standards and Technology，NIST）谱库的标准物质的质谱图对比作定性分析，从而推测罹患某种遗传性代谢病的可能。运用 GC-MS 可检测一些遗传代谢病患者尿中代谢物（表 4-2），由于患者个体差异、采样时间的不同，相同疾病患者尿有机酸谱有所不同，必要时应重复检测患者急性期及稳定期的样本。

表 4-2　遗传代谢病患者尿中常见异常代谢物及其相关疾病

疾病名		化合物
芳香组氨基酸代谢障碍	苯丙酮尿症	苯乳酸、苯丙酮酸、2- 羟基苯乙酸
	酪氨酸血症（肝肾型）	4- 羟基苯乳酸、4- 羟基苯丙酮酸、4- 羟基苯乙酸（琥珀酰丙酮）
	尿黑酸尿症	尿黑酸

（续表）

疾病名		化合物
支链氨基酸代谢障碍	枫糖尿症	2- 羟基异己酸、2- 羟基异戊酸、2- 羟基 -3- 甲基戊酸
	异戊酸血症	3- 羟基异戊酸、异戊酰甘氨酸
	甲基巴豆酰甘氨酸尿症	3- 羟基异戊酸、3- 甲基巴豆酰甘氨酸
	3- 甲基戊烯二酸尿症	3- 甲基戊烯二酸、3- 羟基异戊酸、3- 甲基戊二酸
	多种羧化酶缺乏症	乳酸、3- 羟基丙酸、3- 羟基异戊酸、3- 甲基巴豆酰甘氨酸、甲基枸橼酸
	3- 羟基 -3- 甲基戊二酸尿症	3- 羟基 -3- 甲基戊二酸、3- 甲基戊烯二酸、3- 甲基戊二酸、3- 羟基异戊酸
	β- 酮硫解酶缺乏症	2- 甲基 -3- 羟基丁酸、2- 甲基乙酰乙酸、环硫甘氨酸
	丙酸血症	3- 羟基丙酸、甲基枸橼酸、丙酰甘氨酸、3- 羟基戊酸、2- 甲基 -3- 羟基戊酸、环硫甘氨酸
	甲基丙二酸血症	甲基丙二酸、甲基柠檬酸
其他氨基酸代谢障碍	2- 酮己二酸尿症	2- 酮己二酸、2- 羟基己二酸、2- 氨基己二酸
	戊二酸尿症 1 型	戊二酸、3- 羟基戊二酸、戊烯二酸
	戊二酸尿症 2 型	乙基丙二酸、己二酸、辛二酸、2- 羟基戊二酸
	5- 氧合脯氨酸尿症	5- 氧合脯氨酸
	鸟氨酸氨甲酰基转移酶缺乏症	尿嘧啶、乳清酸
	琥珀酰精氨酸尿症	琥珀酰精氨酸
其他代谢障碍	二羧基酸尿症	己二酸、辛二酸、癸二酸、羟基癸二酸、羟基十二烷二酸
	高草酸尿症 1 型	草酸、乙醇酸
	高草酸尿症 2 型	草酸、甘油酸
	Canavan 病	N- 乙酰门冬酰胺
糖代谢异常	半乳糖血症	半乳糖醇

（2）临床应用

①有机酸尿症：机体内的有机酸来源于氨基酸、碳水化合物、脂肪等多种物质的中间代谢，因此，有机酸尿症病种多，患者临床表现复杂，个体差异大。部分患者于新生儿、婴儿早期急性起病；部分患者为晚发型，表现为脑病、肝病、皮肤黏膜损害或多脏器损害。部分患者为间歇性发作，常因感染、饥饿、疲劳、饮食不当、药物等诱发急性发作，表现为呕吐、代谢性酸中毒、高氨血症、低血糖、意识障碍，甚至猝死。采用 GC-MS 尿有机酸分析可对有机酸尿症进行生化诊断及鉴别诊断。大部分有机酸代谢病可通过尿液 GC-MS 分析检测进行生化诊断。例如，尿液异戊酰甘氨酸增高提示异戊酸血症，甲基丙二酸、甲基枸橼酸增高提示甲基丙二酸尿症，3-羟基丙酸及甲基枸橼酸增高提示丙酸血症。近 20 年来，通过国内外合作，我国部分地区开展了有机酸尿症的高危筛查研究，从智力低下、癫痫、运动障碍、多脏器损害的患者中发现了多例有机酸尿症患者，其中以甲基丙二酸尿症最多见。

部分遗传代谢病经 LC-MS/MS 分析血液后，还需通过尿液 GC-MS 检测进行鉴别诊断。例如，血液 3-羟基异戊酰肉碱（C5-OH）浓度增高提示多种疾病，必须通过尿液有机酸分析进行鉴别：尿液 3-甲基巴豆酰甘氨酸增高提示 3-甲基巴豆酰辅酶 A 羧化酶缺乏症；3-羟基-3-甲基戊二酸增高提示 3-羟基-3-甲基戊二酰辅酶 A 裂解酶缺乏症；2-甲基-3-羟基丁酸增高，甲基丙二酸、丙酰甘氨酸、甲基枸橼酸正常，则提示 β-酮硫解酶缺乏症。

②氨基酸代谢病：一些氨基酸代谢病可通过尿液 GC-MS 分析进行生化诊断。例如，高苯丙氨酸血症患者尿中苯丙酮酸、苯乙酸、苯乳酸增高；枫糖尿症患者尿中 2-羟基异己酸、2-羟基异戊酸、2-羟基-3-甲基戊酸增高，结合血液氨基酸测定结果可对疾病进行诊断；鸟氨酸氨甲酰基转移酶缺乏症是我国最常见的尿素循环障碍，患者血液氨基酸谱多无异常，部分患者鸟氨酸升高，瓜氨酸降低不显著，而尿乳清酸、尿嘧啶的升高更为明显。

③线粒体脂肪酸 β-氧化障碍中链、长链酰基辅酶 A 脱氢酶缺乏，多种酰基辅酶 A 脱氢酶缺乏（又称戊二酸尿症 2 型）及原发性肉碱缺乏均属于线粒体脂肪酸 β-氧化障碍，在疲劳、饥饿、高脂肪饮食、饮酒、服药物（如阿司匹林）诱发下可导致非酮症性或低酮症性二羧酸尿症，血液中不饱和脂肪酸浓度增高，通过尿液有

机酸分析、血液酯酰肉碱谱分析及血清脂肪酸分析可进行筛查与诊断。

④其他遗传代谢病：在过氧化物酶体病中，肾上腺脑白质营养不良及脑肝肾综合征（Zellweger 病）的诊断需依赖血浆极长链脂肪酸分析，既往多采用气相色谱分析，近年来运用 GC–MS 技术。血浆极长链脂肪酸的定量检测更为微量化、准确，通过羊水极长链脂肪酸分析和羊水细胞基因诊断，一些机构成功地进行了胎儿产前诊断。在家族性高胆固醇血症中，β 谷固醇血症（又称植物固醇血症）患者血液总胆固醇正常或增高，由于谷固醇、豆固醇的蓄积引起黄色瘤、早发性冠心病及红细胞形态异常，限制动物固醇饮食治疗无效。患者的确诊需依赖 GC–MS 血浆植物固醇谱分析检测谷固醇及豆固醇，可通过降脂药物、限制植物固醇或肝移植进行治疗。糖代谢异常，如果糖 1,6 二磷酸激酶缺乏症、半乳糖血症，通过尿液 GC–MS 分析，很多患者获得了诊断。

（3）应用研究现状

GC–MS 已成为国内外遗传代谢病诊断的必要手段，取得了良好的社会效果。通过尿液 GC–MS 及血液 LC–MS/MS 综合分析，在不同高危患儿群体中筛查遗传代谢病均有较多阳性病例报道，如脑发育异常、婴儿肝炎综合征、极低体重儿、发育落后、脑瘫等患儿群体。但是因技术所限，目前仍有很多地方存在着较多误诊、漏诊案例，临床医生应在对遗传代谢病有一定认识的基础上，积极对高危患儿进行 GC–MS 检查，及早明确诊断。

第五章 影像学检查技术

5.1 超声检查技术

5.1.1 产前超声分级检查内容和标准

5.1.1.1 Ⅰ级产前超声检查

Ⅰ级超声检查适用于整个孕期，是基础的产科超声检查。

（1）检查内容

一般检查内容：胎儿数目、胎儿方位、胎心搏动等。

胎儿生物学测量内容：双顶径、头围、腹围、股骨长轴、妊娠附属物如胎盘及羊水等。

（2）注意事项

①Ⅰ级超声检查主要进行胎儿生长径线的测量，不进行胎儿结构畸形的筛查。

②若检查过程中发现胎儿异常，超声报告需要做出具体描述，并转具有系统筛查资质的医院会诊。

5.1.1.2 Ⅱ级产前超声检查

在妊娠中、晚期进行，该时期胎儿大小及羊水适宜发现胎儿严重的结构畸形。

（1）检查内容

除包括Ⅰ级产前超声检查的内容外，还需对国家卫生健康委员会要求产前查出的胎儿严重致死性畸形，如无脑畸形、无叶型前脑无裂畸形（简称无叶全前脑）、严重脑膜脑膨出、严重开放性脊柱裂伴脊髓脊膜膨出、单心室、单一大动脉、双肾缺如、严重胸壁缺损并内脏外翻、四肢严重短小的致死性骨发育不良等。

（2）注意事项

①孕周过大或过小，可能影响胎儿结构的显示，导致漏诊。

②若因胎儿胎位不理想、胎动过于频繁、羊水异常、母体因素等影响，超声检查不能显示胎儿的一些解剖结构或一些异常发育状态，建议在超声报告中加以

说明。

③根据各医疗机构的具体情况保存图像。

5.1.1.3　Ⅲ级产前超声检查

在妊娠 20—24 周进行，该阶段胎儿多个器官已发育成熟，羊水量适中，有利于超声筛查胎儿结构。

（1）检查内容

指在妊娠中、晚期对胎儿进行系统的超声检查。除包括Ⅰ、Ⅱ级产前超声检查的项目外，至少还应包括以下项目。

头部：颅骨、脑中线、侧脑室、大脑镰、透明隔、丘脑、小脑、小脑延髓池。

颜面部：上唇、双侧眼眶、鼻。

胸部：胸廓形态、双肺。

心脏：四腔心切面、左心室流出道及右心室流出道、主动脉长轴切面及肺动脉长轴切面。

脊柱：颈、胸、腰、骶尾段。

腹部：腹壁、胃泡、肝、双肾、肠管、膀胱、脐动脉切面。

四肢：肱骨、尺桡骨、股骨、胫腓骨。

胎儿附属物结构：脐带、胎盘、羊水。

在胎儿胎位允许时，还可以检查其他解剖结构。

（2）注意事项

①此项超声检查是孕中期对胎儿解剖结构的系统筛查，虽然超声能够发现很多胎儿结构畸形，但并不是所有结构畸形都在孕中期存在声像图可见的改变，因此不能期望筛除所有畸形。

②即使是很有经验的专家医生，也可能会漏诊一些胎儿畸形，胎儿胎位、孕周腹壁厚度、畸形种类、羊水量、超声诊断仪器的质量等均会影响胎儿畸形的产前检出率。

5.1.1.4　Ⅳ级产前超声检查（超声产前诊断）

（1）检查内容

指在妊娠中、晚期对胎儿进行系统的超声检查和针对性（特定目的）的超声检查。主要对Ⅰ、Ⅱ级或Ⅲ级产前超声检查发现的问题进一步检查和分析，比如胎儿的超声心动图，或检查胎儿的神经系统，还有胎儿的颜面部检查，均属于Ⅳ级。

（2）注意事项

在对疑似或疑难畸形重点检查之后，尽可能作出诊断或合理的解释。如果诊断存在困难，可向受检者建议应用其他技术手段协助诊断或进一步会诊。

5.1.2　地中海贫血的超声诊断指标

5.1.2.1　地中海贫血超声评估指标

①胎儿 FGR：生物径线的测量（FL）。

②胎儿是否畸形。

③心脏横径/胸腔横径的比值。

④体腔是否有积液：心包腔、胸腔、腹腔。

⑤腹内段脐静脉的内径。

⑥皮肤是否水肿：头皮。

⑦胎盘厚度及回声（水肿）。

⑧羊水测量。

⑨大脑中动脉的收缩期峰值速度（MCA-PSV）。

5.1.2.2　胸腔横径的测量

（1）测量点的放置

①胸廓一侧外缘至另一侧外缘。

②肋骨外缘，不包括皮肤。

（2）心脏横径的测量

①舒张期：房室瓣膜开放。

②测量平面：二尖瓣瓣膜水平。

③测量点放置：心包层一侧外缘—另一侧外缘。

（3）心脏横径/胸腔横径比值（HL/TL）

①孕＜18 周：＜0.5。

②孕 18—28 周：＜0.52。

③孕＞28 周：＜0.58。

5.1.2.3 脐静脉扩张指标

①脐带内脐静脉；腹内段脐静脉。

②正常值：孕 20 周＜4 mm，孕晚期＜7 mm。

③常见原因：胎儿严重贫血；绒毛膜血管瘤。

5.1.2.4 胎盘测量

①标准切面：探头尽量垂直于腹平面，清晰显示胎盘基底膜和绒毛膜。

②测量方法：垂直测量胎盘母体面基底膜到胎盘子面绒毛膜间的距离。

③参考值：孕 28 周后胎盘的正常厚度为 20—40 mm。

5.1.2.5 大脑中动脉（MCA）测量

①在胎儿中央动脉中，大脑动脉最能反映胎儿缺氧情况。

② MCA 是大脑半球血供最丰富的血管。

③ MCA 测量：在胎儿安静状态下，探头不要加压；彩色血流显示 Willis 环（颅底动脉环），声束尽量与大脑中动脉血流方向平行；多普勒取样门放置在大脑中动脉近起源处。

④无论是否存在胎儿水肿，都能较好地预测胎儿贫血。敏感性 95%，可信区 86%—100%。贫血时红细胞压积下降，血液黏稠度降低，血流速度加快。

5.1.3 常见三体综合征的超声诊断指标

5.1.3.1 染色体异常软指标

①颈项透明层（NT）增厚与颈后皮肤褶皱（NF）增厚。

②侧脑室轻度扩张。

③脉络丛囊肿。

④颅后窝池增宽。

⑤心室内强回声灶。

⑥肠道回声增强。

⑦轻度肾盂扩张。

⑧股骨短。

5.1.3.2 超声测量方法及诊断标准

（1）颈项透明层（NT）增厚与颈后皮肤褶皱（NF）增厚

颈项透明层（NT）增厚（图 5–1）：在胎儿正中矢状切面基础上将图像放大至只显示胎儿头部及上胸部，在颈背部皮肤高回声带的深部呈无回声或低回声带即为 NT，测量此回声带最宽处即为 NT 的厚度，孕早期（妊娠 11—13^{+6} 周）测量，NT 测量值≥ 3 mm 视为增厚。

颈后皮肤褶皱（NF）增厚（图 5–2）：在胎儿双顶径平面基础上将探头转向后颅窝池获得小脑切面，同时确保能见到透明隔腔，测量从枕骨外缘至皮肤外缘的厚度，孕中期（妊娠 16—21 周）测量，NF 测量值≥ 6 mm 视为增厚。

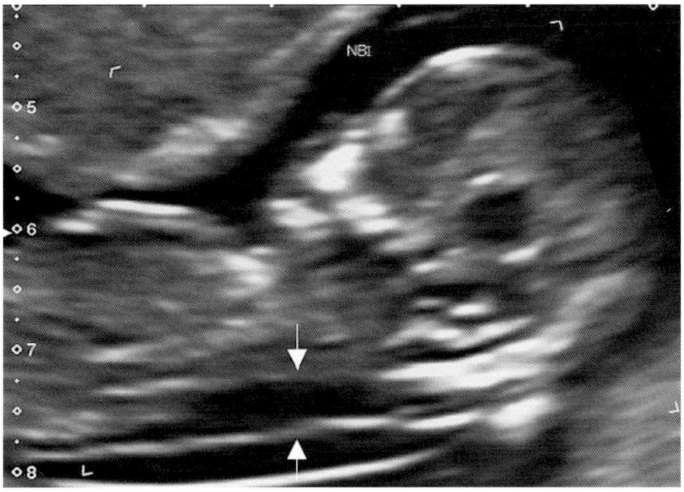

图 5–1　颈项透明层（NT）增厚

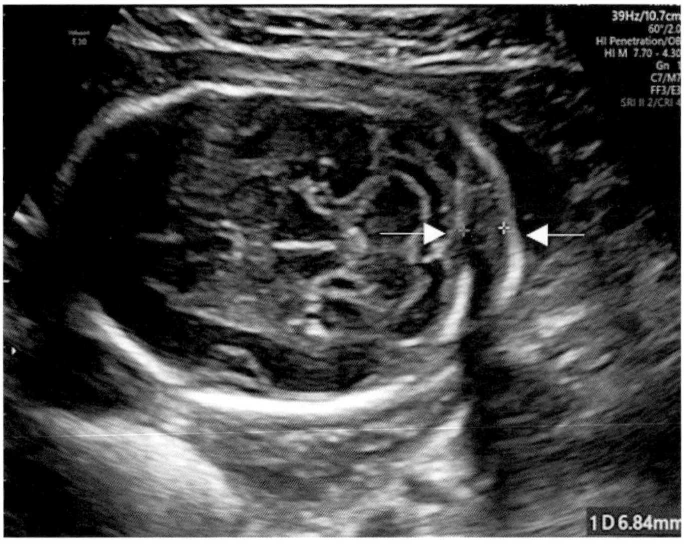

图 5–2　颈后皮肤褶皱（NF）增厚

（2）脑室轻度扩张

在侧脑室水平横切面上，侧脑室内径 10—15 mm 视为轻度扩张。多数研究认为，脑室腔宽约 10 mm 也是扩张（图 5-3）。

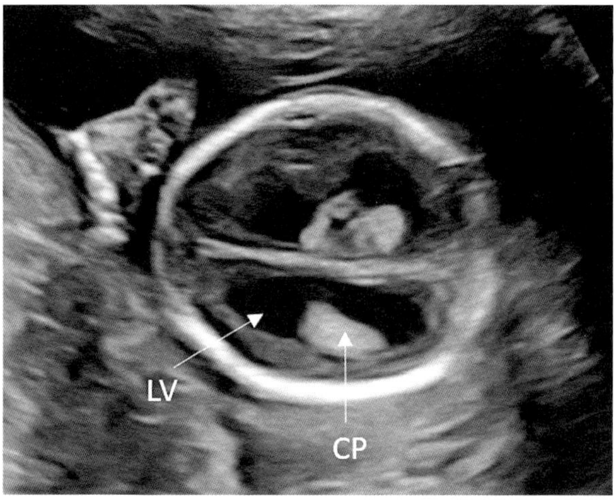

侧脑室（LV），脉络丛（CP）。

图 5-3 脑室轻度扩张

（3）脉络丛囊肿（CPC）

大多数孕中期（妊娠 14—16 周）超声筛查发现，在丘脑水平横切面或侧脑室水平横切面，显示经侧脑室矢状切面强回声脉络丛回声内圆形或椭圆形无回声结构，直径 3—16 mm（图 5-4）。

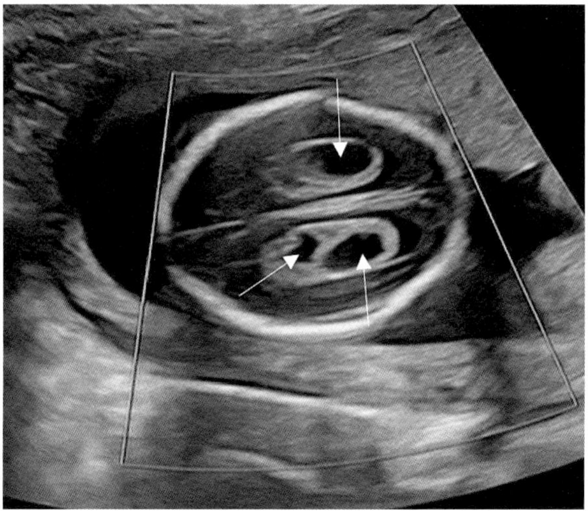

图 5-4 脉络丛囊肿（CPC）

（4）颅后窝池增宽

小脑横切面上，小脑蚓部后缘与枕骨内面之间的距离增大，距离≥ 10 mm（图 5–5）。

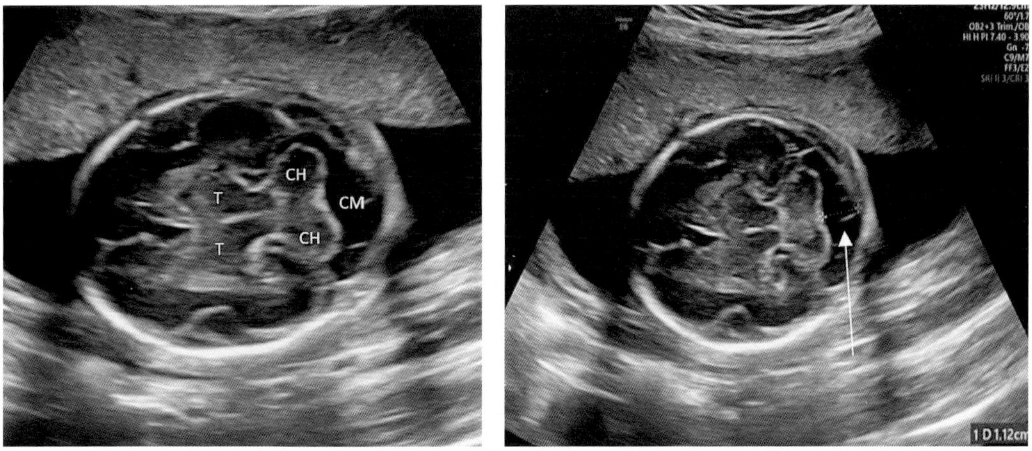

小脑半球（CH），丘脑（T），颅后窝池（CM）。

图 5–5　颅后窝池增宽

（5）心室内强回声灶

四腔心切面基础上向足侧或头侧连续偏斜，或左室长轴切面，可见左心室或右心室或双心室内一个或多个局灶性强回声（图 5–6）。

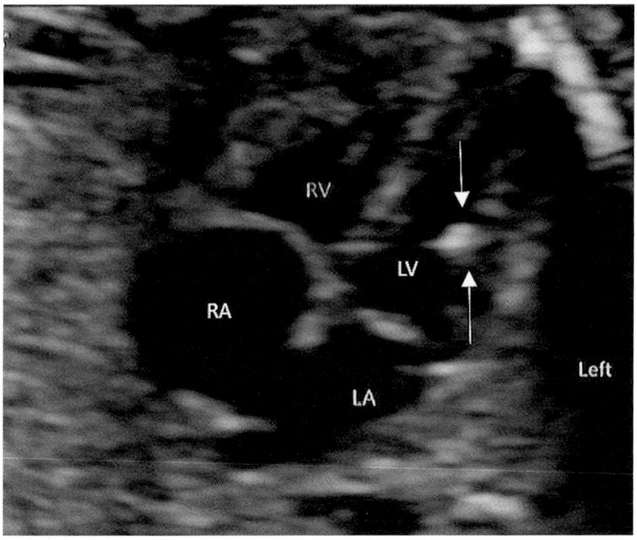

右心房（RA），右心室（RV），左心房（LA），左心室（LV）。

图 5–6　左心室强光斑

（6）肠道回声增强

判断标准是肠道回声强度与其周围的骨组织回声强度相似或强于骨组织回声（图 5–7）。

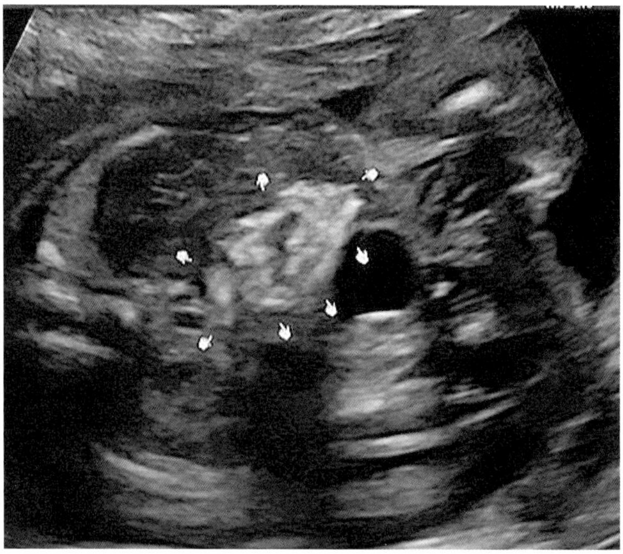

图 5–7　肠道回声增强

（7）轻度肾盂扩张

双肾横切面显示肾盂分离（图 5–8），肾盂分离前后径孕 20 周前＜4 mm，孕 20—30 周＜5 mm，孕 30—40 周＜7 mm 视为正常。

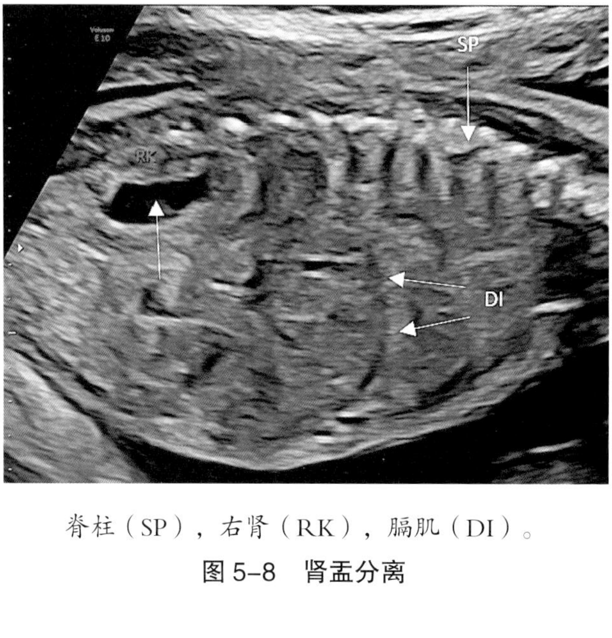

脊柱（SP），右肾（RK），膈肌（DI）。

图 5–8　肾盂分离

（8）股骨短

判断标准是胎儿股骨长度小于相应孕周 2 周或低于 2 个标准差或低于第十百分位数（图 5-9）。

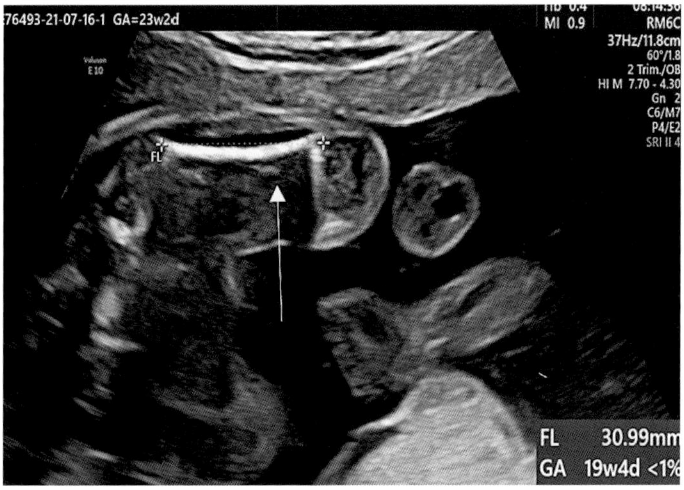

图 5-9 股骨（FL）短

常见的染色体异常包括 21-三体综合征、18-三体综合征、13-三体综合征，主要包括超声软指标异常和结构异常。常见三体综合征的超声特征如下。

5.1.3.3 常见三体综合征

（1）21-三体综合征

颈后透明层（NT）与颈后皮肤褶皱（NF）增厚：NT 增厚是目前孕早期（妊娠 11—13^{+6} 周）筛查 21-三体综合征中最常用、最敏感的超声软指标，而孕中期（16—21 周）则以 NF 增厚最常见，NF 被认为是孕中期最有价值的独立筛查的超声软标志。NT 测量值≥ 3 mm 视为增厚，NF 测量值≥ 6 mm 视为增厚。有研究指出，NT、NF 均可以单独有效诊断 21-三体综合征，然而单独的 NT 或 NF 增厚，染色体异常的检出率较低，而联合 NT+NF 增厚时，染色体异常的检出率更高，因此对于孕早期检查出胎儿 NT 时，需要行胎儿医学遗传咨询，且需追踪筛查孕中期 NF 的增厚情况，对存在高风险的患者行染色体检查以明确核型，有效提高 21-三体综合征等染色体异常的检出阳性率。

鼻骨发育不良或缺失：目前胎儿鼻骨缺失或发育不良已被广泛研究证实为与 21-三体综合征密切相关的代表性超声软指标，当产前超声发现胎儿鼻骨发育不良

（图 5-10）甚至鼻骨缺失（图 5-11），尤其是合并其他软指标或结构异常时，应考虑有 21- 三体综合征可能，同时行胎儿医学遗传咨询，建议进一步行染色体检查以明确核型。

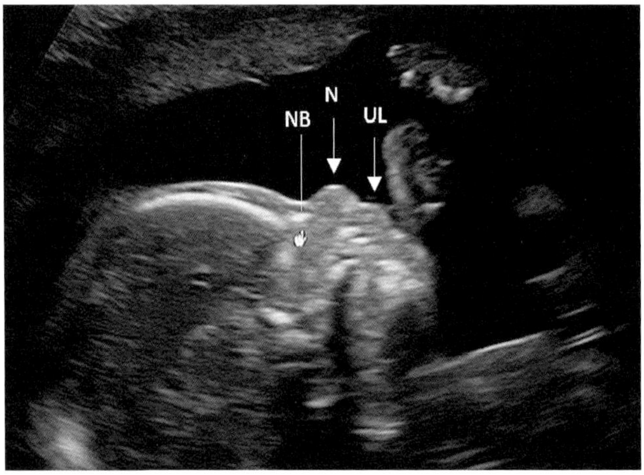

鼻骨（NB），鼻子（N），上唇（UL）。

图 5-10　鼻骨发育不良

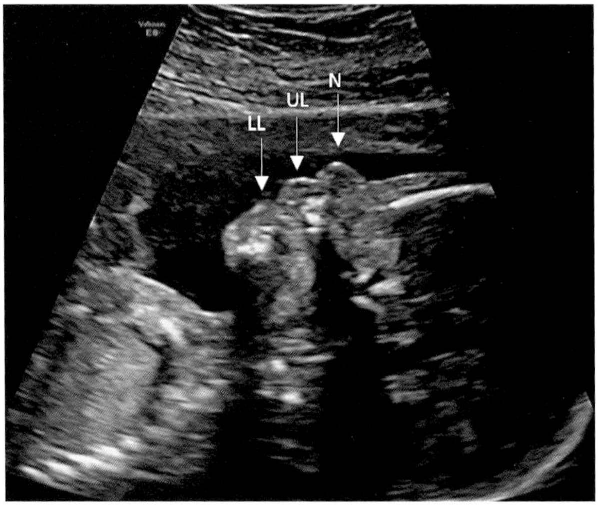

鼻子（N），上唇（UL），下唇（LL）。

图 5-11　鼻骨缺失

心脏畸形：超过半数的 21- 三体综合征胎儿存在先天性心脏病，其中最常见的是房室间隔缺损（图 5-12），其他心脏畸形包括心内膜垫缺损、肺动脉狭窄或闭锁、右心室双出口等。有研究指出 21- 三体综合征与心脏畸形密切相关（尤其室间隔缺损），但 13-三体综合征、18-三体综合征、21-三体综合征胎儿心脏畸形的类型无特异性，上述心脏畸形均可发生在 3 种三体综合征胎儿。

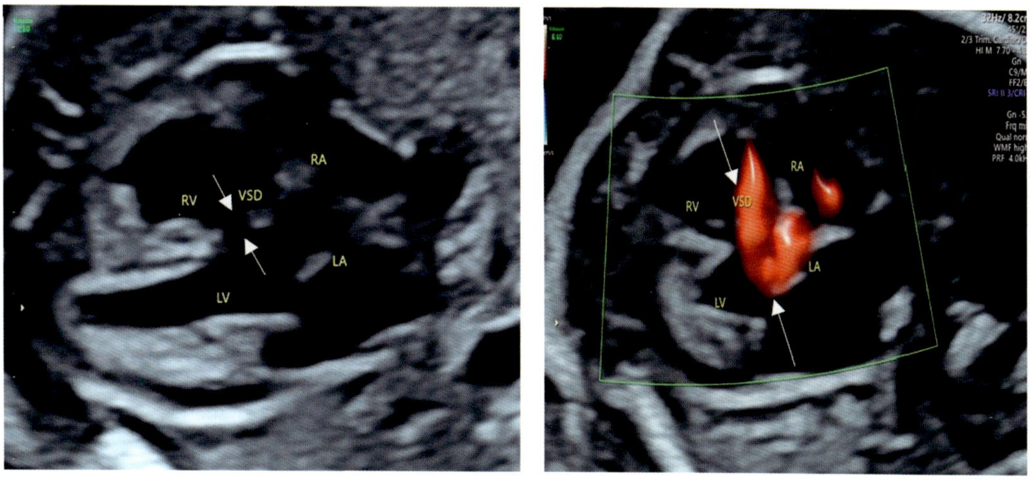

右心房（RA），右心室（RV），左心房（LA），左心室（LV）。

图 5-12 室间隔缺损

十二指肠闭锁：21-三体综合征胎儿心外结构畸形中以十二指肠闭锁最为常见（图 5-13）。在孕 18—22 周 21-三体综合征的检出率中，十二指肠闭锁是 21-三体综合征的特异性指标。有研究指出，十二指肠闭锁的胎儿发生 21-三体综合征的风险高达 38%，若合并其他畸形，则检出率可达 64%。

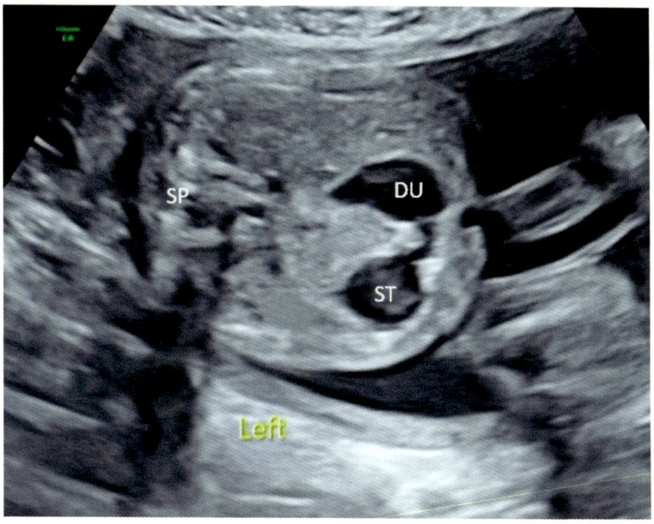

胃泡（ST），十二指肠（DU），脊柱（SP）。

图 5-13 十二指肠闭锁

第 5 指中节指骨发育不良：约 60% 的 21–三体综合征新生儿存在小指中节指骨发育不全，判断标准为小指中节指骨长度与第四指中节指骨长度比值，临界值为 0.7。但此判断标准仍存在约 18% 假阳性率。

第 1、第 2 趾间距增宽：又称“草鞋足”，近半数的 21–三体综合征患儿会出现第 1、第 2 趾间距显著增宽。

其他超声表现：肾盂分离、股骨短、羊水量过多、胸腔积液、颈部水囊瘤、三尖瓣反流、心室强光斑、侧脑室增宽、后颅窝池内增宽、持续性左上腔静脉、锁骨下动脉迷走、单脐动脉、肠管回声明显增强、脉络丛囊肿等。

超声的应用价值：产前超声在 21–三体综合征的筛查中可通过检出软指标、结构畸形筛查出染色体异常胎儿，具有一定价值，但存在局限性，超声对 21–三体综合征胎儿的检出率低于 50%。孕早期筛查的主要指标是 NT 值和胎儿鼻骨，孕中期主要指标是 NF 值、胎儿鼻骨、室间隔缺损、十二指肠闭锁等，相关的异常指标检出越多，则发生染色体异常的风险越高。同时需要结合血清学筛查、无创基因检测技术等多种手段综合评估，以最大程度提高本病的产前检出率。

（2）18–三体综合征

心脏畸形：心脏畸形是 18–三体综合征常见的异常表现，90% 以上 18–三体综合征胎儿可有不同类型的心脏畸形，孕 16 周后 18–三体综合征以心脏畸形最为常见，有研究显示其发病率达 100%。心脏畸形中以室间隔缺损最多见。而其他常见的心脏畸形还有法洛氏四联症、主动脉缩窄、右心室双出口、单心室、左心发育不良等。心脏结构畸形为 18–三体综合征的高风险指标，如果超声检查提示胎儿心脏畸形，特别是室间隔缺损，应推荐进行产前诊断。

颅脑畸形：颅脑畸形是仅次于心脏畸形的超声发现。多数研究认为“草莓头”畸形（图 5–14）是 18–三体综合征胎儿的特征之一，表现为双侧塌陷的额骨和扁平的枕骨。其次是脉络丛囊肿、小脑蚓部或下蚓部缺失、胼胝体发育不良、侧脑室或后颅窝池增宽等，但脉络丛囊肿较少单独出现，常合并其他异常指标，有学者指出脉络丛囊肿的出现，会增加染色体异常风险。一般认为脉络丛囊肿若合并其他结构异常，染色体异常的风险则明显增高，应进行胎儿染色体核型分析。

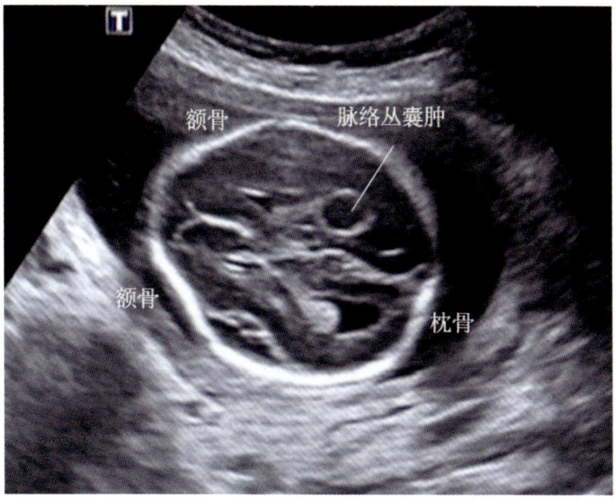

双侧额骨塌陷、枕骨扁平、脉络丛囊肿。

图 5-14　“草莓头”畸形

肢体畸形：手指屈曲、重叠且姿势固定是 18-三体综合征胎儿四肢超声检查中最具特征、最明显的畸形之一，主要表现为食指压于中指上、小指压于环指上，经超声反复多次观察，姿势未见改变。其他常见的肢体畸形还有桡骨发育不良或缺如、手畸形、足内翻等。

颜面部畸形：主要有唇腭裂（图 5-15、图 5-16）、小下颌（图 5-17）或鼻骨发育不良（短小或缺如），常与其他畸形合并存在，微小畸形改变如低耳位、小耳等也是 18-三体综合征特征性表现之一。

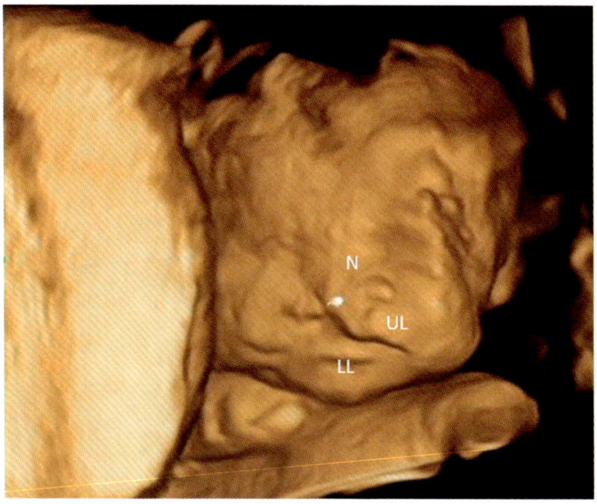

鼻子（N），上唇（UL），下唇（LL）。

图 5-15　唇裂（上唇中央连续性中断）

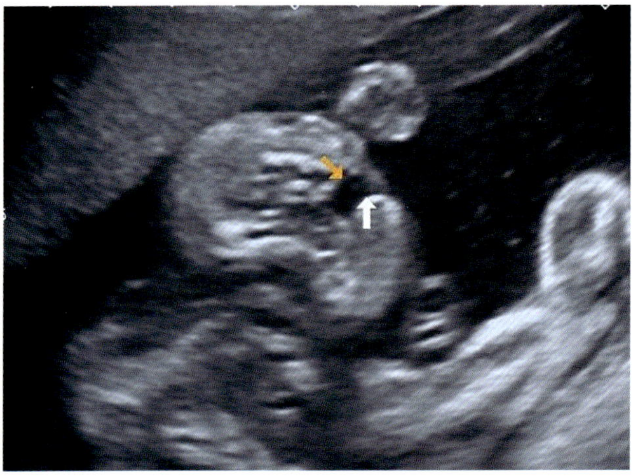

上腭中央连续性中断。

图 5–16　腭裂

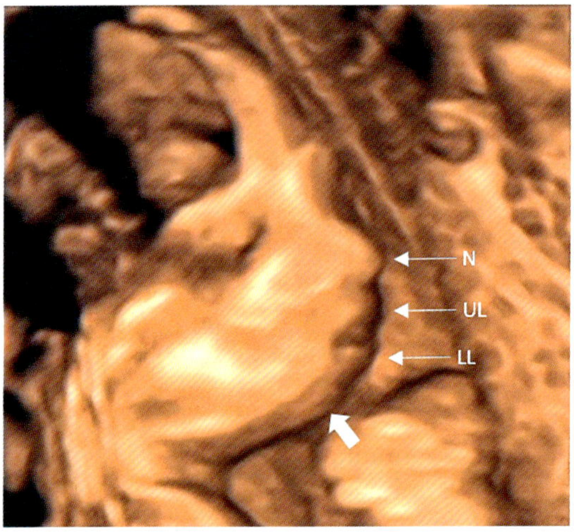

鼻子（N），上唇（UL），下唇（LL）。

图 5–17　小下颌

其他：宫内生长迟缓经常发生在 18–三体综合征胎儿，在 24 孕周以后表现更明显，也常出现羊水过多、单脐动脉和脐带囊肿等，上述指标均伴有其他超声异常，无单独出现。

超声的应用价值：18–三体综合征常合并多项异常指标，且具有较显著特征性，最多见的超声异常为室间隔缺损、“草莓头”畸形、脉络丛囊肿、手指屈曲、重叠且姿势固定、唇腭裂、小下颌或鼻骨发育不良、宫内发育迟缓、羊水过多等，是染色体异常中较容易筛查的。当产前超声发现胎儿结构异常时，应结合羊水或脐血染色体核型诊断，提高 18–三体综合征的产前检出率。

（3）13–三体综合征

颅脑畸形：在 13–三体综合征中，最常见的畸形为颅脑畸形，最常见为无叶全前脑（图 5–18），其他常见的有脑室扩大、扩大的脑池、小头畸形、胼胝体发育不全等。

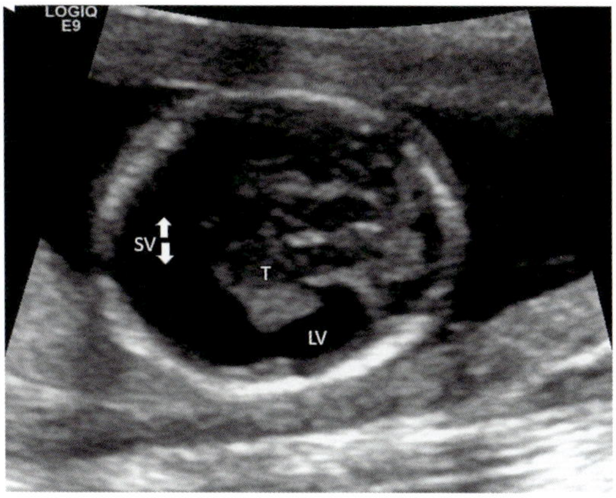

单一脑室（SV），侧脑室（LV），丘脑（T）。

图 5–18　无叶全前脑

颜面部畸形：无叶全前脑引起的中线性颜面部畸形，表现为独眼畸形、喙鼻（图 5–19）、眼距过近、小头畸形、小眼畸形等，或不伴前脑无裂畸形的面裂则表现为双侧唇腭裂。

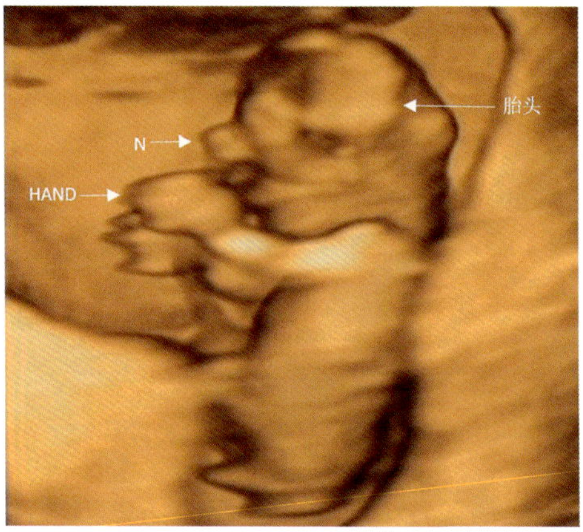

鼻子（N），手（HAND）。

图 5–19　喙鼻

心脏畸形：室间隔缺损最常见，其他包括右心室增大、心内膜垫缺损、肺动脉狭窄或闭锁、右心室双出口等。约 40% 的 13– 三体综合征胎儿可有左心室内强光斑（图 5–12）。手、足畸形：表现为多指（趾），常手足均受累（图 5–20、图 5–21）。

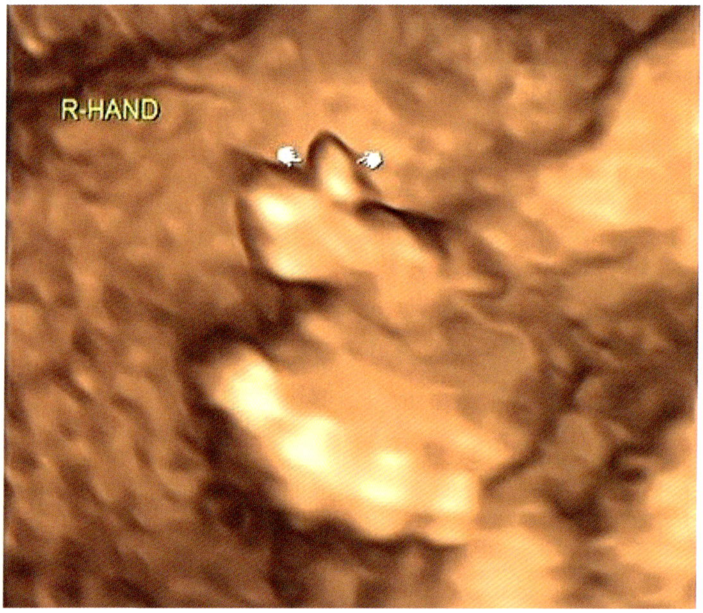

图 5–20　多指

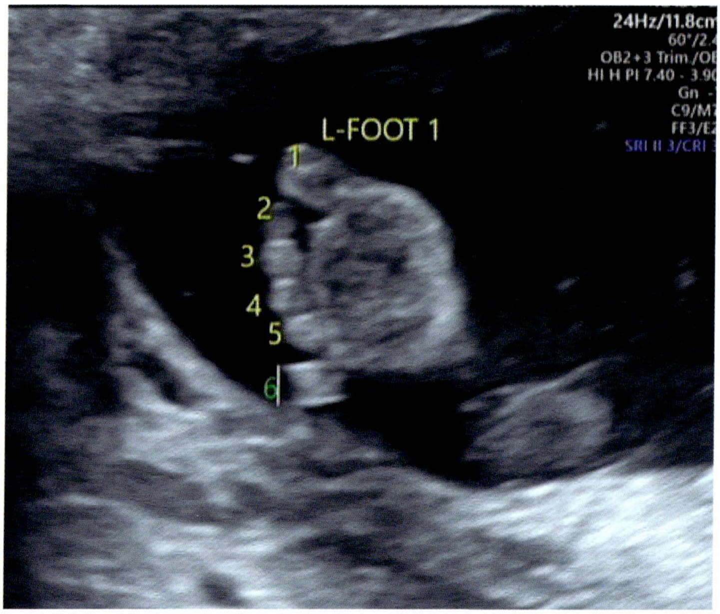

图 5–21　多趾

泌尿生殖系统畸形：如肾脏积水、肾囊肿、隐睾、巨膀胱等（图 5-22）。

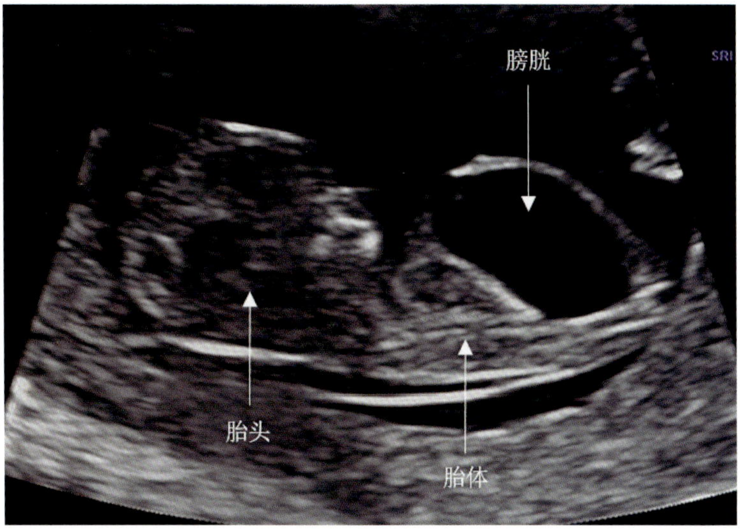

图 5-22　巨膀胱

腹部畸形：最常见为脐膨出，内容物通常为肠管（图 5-23、图 5-24）。

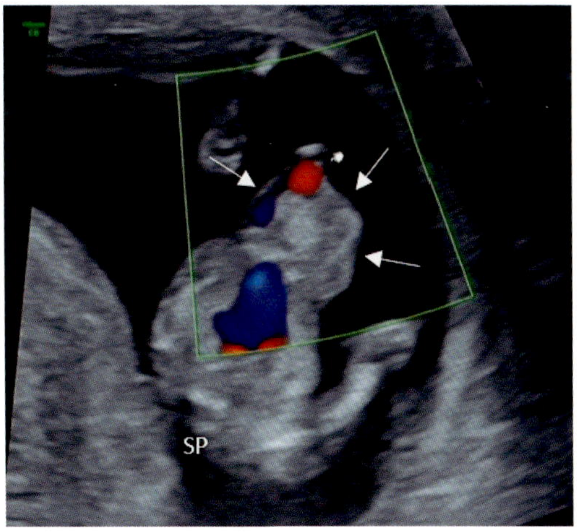

脊柱（SP）。

图 5-23　脐膨出

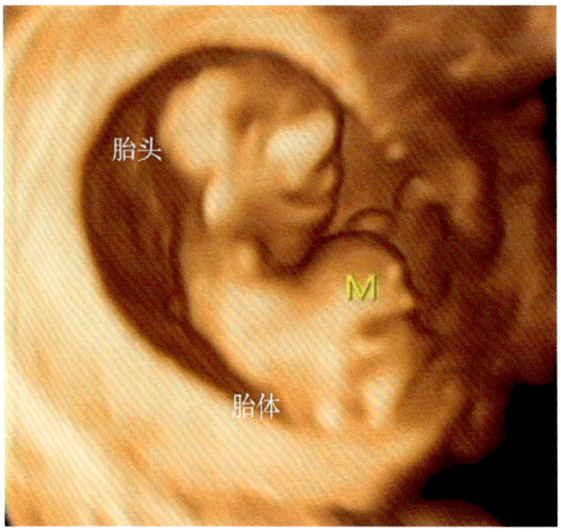

图 5-24　脐膨出（M）

其他：羊水量异常及宫内生长迟缓也可见于 13-三体综合征胎儿。

超声应用价值：13-三体综合征多合并多系统结构畸形，产前超声筛查较容易，主要表现为合并无叶全前脑引起的颜面部畸形、室间隔缺损、双侧唇腭裂、多指（趾）等。最终需结合染色体检查以明确核型。

5.1.4　先天性心脏病及诊疗规范

先天性心脏病（先心病）是最常见的出生缺陷，是儿童死亡或残疾的主要原因。经产前超声对危重先心病的检出率为 13%—87% 不等，由于病种和筛查区域存在差异，在大的产前诊断中心，产前诊断先心病的准确率可达 95% 以上，复杂先天性心脏病的诊断准确率在 98% 以上，胎儿心脏超声检查成为先心病防治的关键。

5.1.4.1　诊疗规范

5.1.4.1.1　检查的主要目的

①产前检出复杂、无法根治、预后不良的心脏病，提高人口质量。

②产前检出有机会根治的重症先心病，进入一体化诊疗模式，使患儿出生后得到及时、优化治疗，以改善疗效，降低新生儿死亡率。

5.1.4.1.2　检查的适应证

建议所有孕妇在适宜孕周至少能接受一次胎儿心脏超声检查。若无条件，则对具有以下任一高危因素的孕妇强烈建议进行胎儿心脏超声检查。高危因素包括母体因素、胎儿因素和家族因素。应在孕妇及家属知情同意的情况下开展超声心动图检查。

（1）母体因素

孕妇年龄大于 35 岁，孕妇患有先心病或曾孕育过先心病患儿，曾有不良妊娠史，孕早期服用过可疑致畸药物或孕期内曾接触可疑致畸物质，孕妇患有糖尿病或妊娠期糖尿病，孕妇患有遗传代谢性、感染性疾病等，孕妇患有自身免疫性疾病，经辅助生殖技术受孕。

（2）胎儿因素

胎儿染色体、基因异常或已诊断为遗传综合征；产科超声筛查怀疑胎儿心脏畸形或心功能异常；胎儿心律失常；胎儿患有心脏外的器官畸形（包括体静脉异常）；胎儿水肿；胎儿颈项透明层增厚；双胎妊娠，特别是单绒毛膜双胎妊娠、双胎输血综合征。

（3）家族因素

家族中有先心病史；家族遗传病中具有心血管系统病变，如马凡氏综合征、威廉氏综合征等。

5.1.4.1.3　仪器要求

应使用高分辨率的彩色超声诊断仪进行胎儿心脏超声检查。仪器应具备二维灰阶成像、M 型超声心动图、多普勒成像（包括彩色多普勒血流显像、脉冲频谱多普勒、连续多普勒）等基本功能。有条件的医疗机构可应用先进的超声成像技术，如组织多普勒成像（tissue doppler imaging，TDI）、时间 - 空间相关成像技术（spatio-temporal image correlation，STIC）、实时三维超声心动图（real-time three-dimensional echocardiography，RT-3DE）、断层超声成像技术（tomographic ultrasound imaging，TUI）、血流增强技术及速度向量成像技术（velocity vector imaging，VVI）等。超声仪应设置胎儿心脏检查条件，检查时可使用心脏探头或腹部探头，应具有图像局部放大功能，同时配备具有图文存储功能的工作站。

5.1.4.1.4　检查时机与局限性

推荐孕 18—26 周进行胎儿超声心动图检查。部分先心病，如单心室可在孕 16—18 周被诊断。图像质量受孕周、孕妇腹壁厚度、胎位、胎儿脊柱位置、羊水量、胎盘位置、胎动等因素的影响。受限于胎儿循环的特殊性，部分先心病在产前难以获得准确诊断，如房间隔缺损、动脉导管未闭、室间隔缺损、轻度瓣膜病变、轻度主动脉弓病变、部分肺静脉异位引流、冠状动脉病变等。部分超声征象在妊娠期可呈动态变化，如心脏大小、瓣膜反流或狭窄程度等。产前难以诊断心肌病及代谢病。因此，胎儿心脏检查的诊断准确率无法达到 100%，有时不能通过一次检查完成对所有结构的评估，必要时应多次复查并建立追踪随访制度。

5.1.4.1.5　检查的基本内容

胎儿心脏超声检查先判断胎儿数目、胎位。检查时应使胎儿心脏占据屏幕约 1/3，最佳位置为胎儿心尖朝向探头、与声束的夹角为 ±45°，探查房间隔、室间隔及测量室壁厚度时应从切线位或垂直方向进行。通过二维超声获取心脏基本切面，测量心脏各房室大小、大血管内径，并应用彩色多普勒及频谱多普勒对心腔、瓣膜、血管内血流进行观察及测量。简单的先心病可以通过单切面获得诊断，复杂的先心病建议采用节段分析法，联合应用多个切面，甚至非标准切面进行多方位的全面探查、综合分析。

①胎儿一般情况：确定胎儿数目、胎位、胃和肝脏等内脏位置；心脏位置、心

尖方向及心轴；胎儿心率和节律；有无心包、胸腔及腹腔积液；是否合并胸腔占位性疾病。

②节段分析法：观察心脏与内脏的位置关系、静脉 – 心房连接关系；观察心房 – 心室连接关系，观察两房室瓣开放、关闭功能，观察室间隔完整性；观察心室 – 大动脉连接、大动脉相对位置关系，观察两半月瓣开放、关闭功能，观察主动脉弓连续性、左右肺动脉是否存在等。

③需测量的参数：心胸比，各房室的内径，室壁厚度，主动脉、肺动脉、动脉导管内径，卵圆孔大小，两房室瓣及两半月瓣血流速度。如病情需要可补充测量其他必要的参数。

④需显示的血流：二尖瓣、三尖瓣、肺动脉瓣、主动脉瓣、主动脉弓及动脉导管弓、肺动脉及左右肺动脉、肺静脉、卵圆孔、静脉导管等。

5.1.4.1.6 心脏切面

（1）需获取的心脏切面

包括以下切面：四腔心切面、左心室流出道切面、右心室流出道切面、三血管切面或三血管 – 气管切面、主动脉弓长轴切面、动脉导管弓切面、双腔静脉切面。

（2）四腔心切面（图 5–25）

四腔心切面是检查胎儿心脏最重要的切面。35%—63% 的胎儿心血管畸形在该切面具有特征性表现。探头置于胎儿胸部横切扫查即可获得切面。

观察内容。①胎儿心尖方向、心轴：胎儿心脏位于膈肌之上胸腔内，2/3 位于左侧胸腔，1/3 位于右侧胸腔，心轴为 45° ± 20° 。心胸面积比例为 0.25—0.33。心脏横径比＜0.50（孕 18 周以下）或＜0.52（孕 18 周以上）。②心包腔：心房、房间隔及肺静脉、腔静脉——胎儿左、右心房内径大致相当，上下腔静脉回流入右心房，肺静脉回流入左心房（探查时需至少探及 2 条肺静脉回流入左心房，以排除完全性肺静脉异位引流）。左心房较右心房更靠近脊柱，与降主动脉位于同一侧。两房之间为房间隔，其中部约 1/3 处为卵圆孔。左心房内可见卵圆瓣飘动，此为分辨左、右心房的方法之一。③两房室瓣：左心房与左心室通过二尖瓣相连，右心房与右心室通过三尖瓣相连，房间隔、室间隔及两房室瓣形成“十字交叉”。三尖瓣的附着点较二尖瓣附着点更靠近心尖部。通过彩色多普勒、脉冲多普勒观察两房室瓣血流频谱、测量血流速度，并对房室瓣开放、关闭功能进行评估。④心室及室间隔：右心室与左心室内径之比（1.2—1.4）：1。左、右心室之间为室间隔，室间隔完整。左心室内壁较光滑，乳头肌附着于左心室游离壁。右心室内壁粗糙，其内可见回声稍强的调节束，一侧附着于右心室前壁，另一侧附着于室间隔中下 1/3 处，可依此分辨左、右心室。⑤胸主动脉：位于左心房后方、脊柱的左前方。

可能诊断的心脏病。①心脏异位及内脏异位：左旋心，右旋心，镜面右位心等。②心房内结构异常：完全性肺静脉异位引流，巨大房间隔缺损，单心房，三心房等。③房室瓣及心室结构异常：单心室，巨大室间隔缺损，二尖瓣狭窄或闭锁，三尖瓣下移畸形，左心发育不良综合征，重度二尖瓣反流、狭窄或闭锁，完全性房室间隔缺损，部分性房室间隔缺损，房室连接不一致，矫正型大动脉转位，部分心脏肿瘤等。

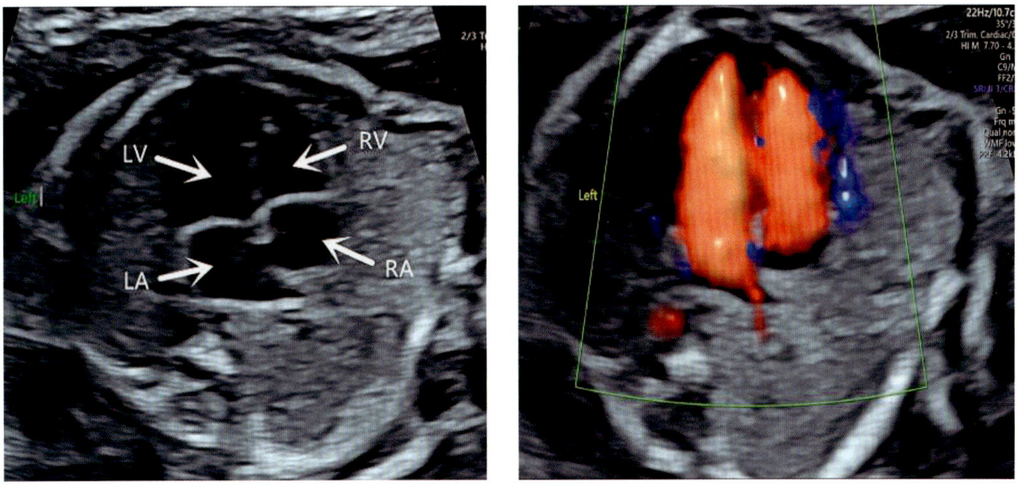

左心室（LV），左心房（LA），右心室（RV），右心房（RA）。

图 5–25　四腔心切面

（3）左心室流出道切面（图 5–26）

此切面主要观察左心室与主动脉的连接关系，可观察主动脉瓣开放、关闭情况。切面获取方法：在四腔心切面基础上，将探头向胎儿头侧倾斜，可获得左心室流出道切面。

观察内容。①左心室与主动脉的连接：主动脉起自左心室，主动脉前壁与室间隔相连续，后壁与二尖瓣前叶相连。②主动脉瓣的反射及开放、关闭情况。③升主动脉与室间隔的连续性。④主动脉窦部、升主动脉。

可能诊断的心脏病包括完全性大动脉转位、左心室流出道狭窄、主动脉瓣狭窄、主动脉瓣上狭窄、法洛氏四联症、永存动脉干、主肺动脉间隔缺损、左心室双出口等。

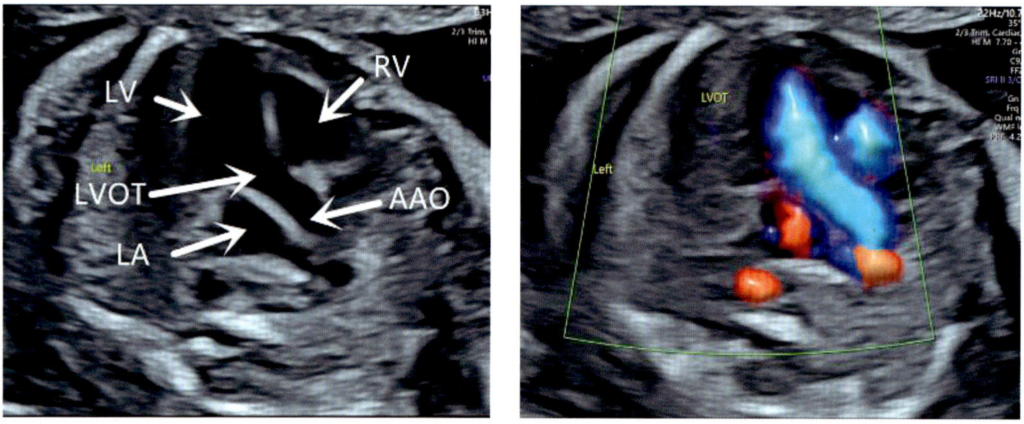

左心室（LV），左室流出道（LVOT），左心房（LA），右心室（RA），升主动脉（AAO）。

图 5-26　左心室流出道切面

（4）右心室流出道切面（图 5-27）

此切面主要观察右心室与肺动脉的连接关系、肺动脉及左右肺动脉、动脉导管等结构，可观察肺动脉瓣开放、关闭情况。切面获取方法：在左心室流出道切面的基础上，将探头向胎儿头侧移动可获得。

观察内容。①右心室与肺动脉的连接：肺动脉起自右心室，位于主动脉左前方。②肺动脉瓣及瓣上结构。③肺动脉及左、右肺动脉：肺动脉内径稍宽于主动

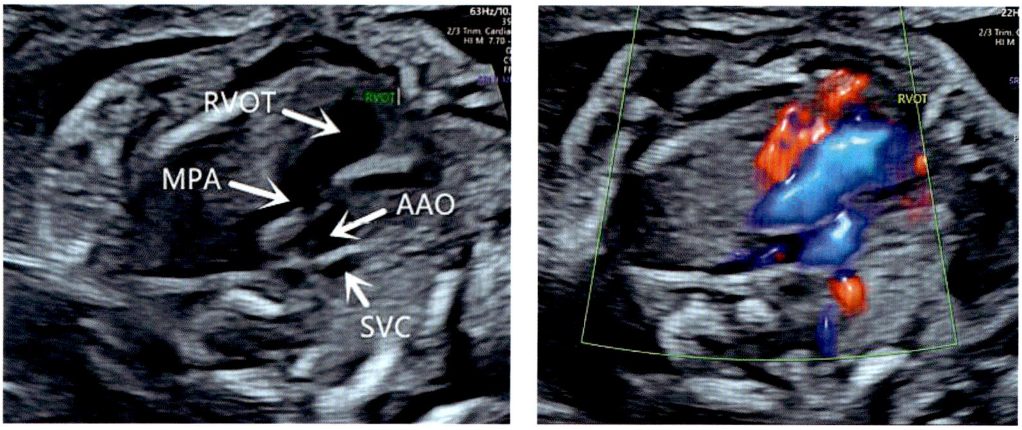

有室流出道（RVOT），主肺动脉（MPA），升主动脉（AAO），上腔静脉（SVC）。

图 5-27　右心室流出道切面

脉。肺动脉上方、气管前方发出左、右肺动脉，此为分辨肺动脉与主动脉的方法之一。左肺动脉远端通过动脉导管与降主动脉相连。

可能诊断的心脏病包括右心室流出道狭窄，肺动脉瓣狭窄，肺动脉瓣上狭窄，左、右肺动脉狭窄、缺如，肺动脉瓣缺如综合征，肺动脉闭锁，主肺动脉间隔缺损，完全性大动脉转位，右心室双出口，肺动脉起源异常及血管环，法洛氏四联症，右位主动脉弓，右位动脉导管，粗大的冠状动脉瘘，等等。

（5）三血管切面及三血管－气管切面（图 5–28、图 5–29）

可显示主动脉、肺动脉、上腔静脉、气管的结构及位置关系。切面获取方法：在右心室流出道切面的基础上，将探头向胎儿头侧移动，可依次获得三血管切面及三血管－气管切面。

观察内容。①大血管数目、内径及位置关系：从左至右依次显示肺动脉、主动脉、上腔静脉。肺动脉位于左侧，内径最大，上腔静脉位于右侧，内径最小，主动脉位于两者之间，内径介于肺动脉及上腔静脉之间。在三血管－气管切面上，从左至右依次显示动脉导管弓、主动脉弓、上腔静脉，动脉导管弓和主动脉弓均连于降主动脉，形成“V”字形。②大血管与气管的位置关系：在三血管－气管切面显示气管位于主动脉弓的右侧，未被血管包绕或压迫。

可能诊断的心脏病包括主动脉缩窄、主动脉弓离断、永存动脉干、肺动脉闭锁、主动脉闭锁、右位主动脉弓、双主动脉弓、血管环、右位动脉导管、动脉导管缺如、迷走锁骨下动脉、永存左位上腔静脉等。

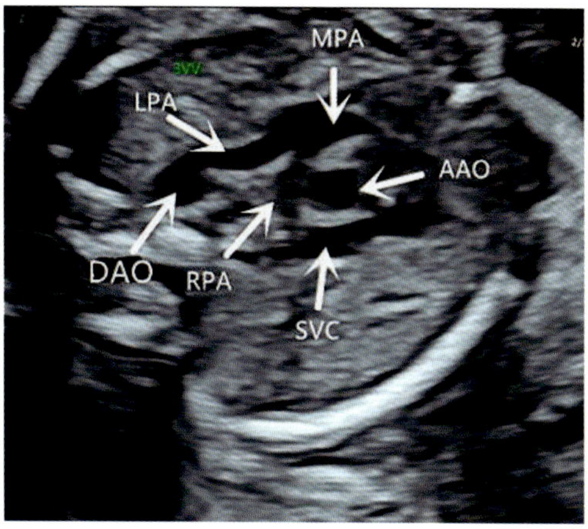

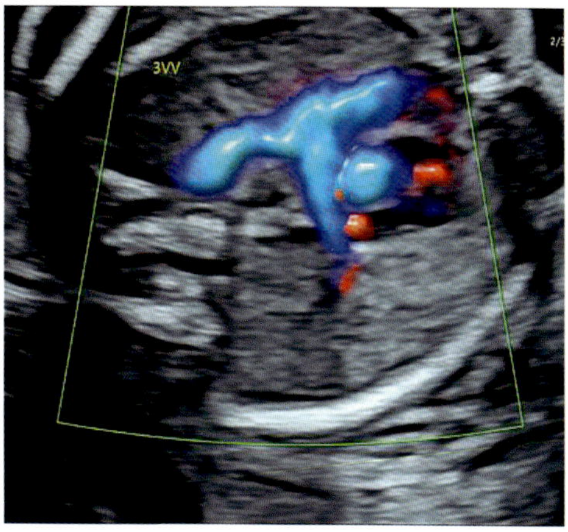

主肺动脉（MPA），左肺动脉（LPA），右肺动脉（RPA），升主动脉（AAO），降主动脉（DAO）。

图 5–28　三血管切面

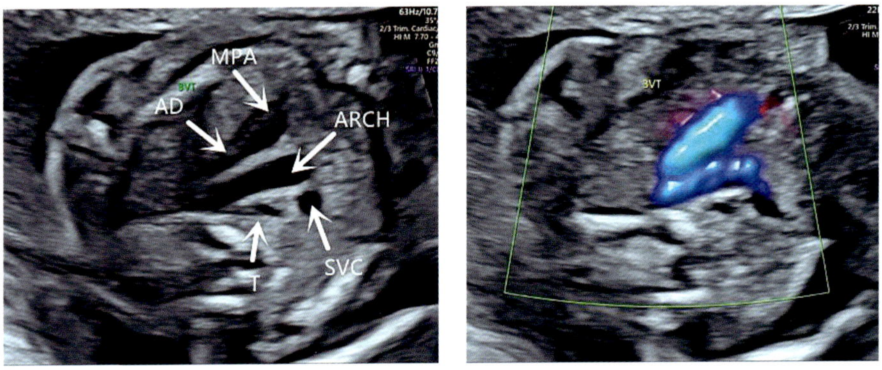

动脉导管（AD），主肺动脉（MPA），主动脉弓（ARCH），上腔静脉（SVC），气管（T）。

图 5–29　三血管 – 气管切面

（6）主动脉弓及动脉导管弓长轴切面（图 5–30、图 5–31）

切面获取方法：将探头置于胎儿胸部，向心底部纵切扫查即可依次获得动脉导管弓及主动脉弓长轴切面。

观察内容。①主动脉弓的走向及连续性：主动脉弓起源于升主动脉，弯曲度较大，形似“拐杖把”，主动脉弓各段（升段、横弓、降部）内径相近，主动脉弓从右向左依次发出头臂干、左颈总动脉及左锁骨下动脉。②动脉导管弓的走向及连续性：胎儿期存在动脉导管弓，位于主动脉弓下方，起源于肺动脉，呈直角形，形似“曲棍球杆”，需与主动脉弓相鉴别。

可能诊断的心脏病包括主动脉缩窄、主动脉弓离断、大动脉转位、右心室双出口、双主动脉弓、血管环、肺动脉起源异常、动脉导管早闭、动脉导管缺如等。

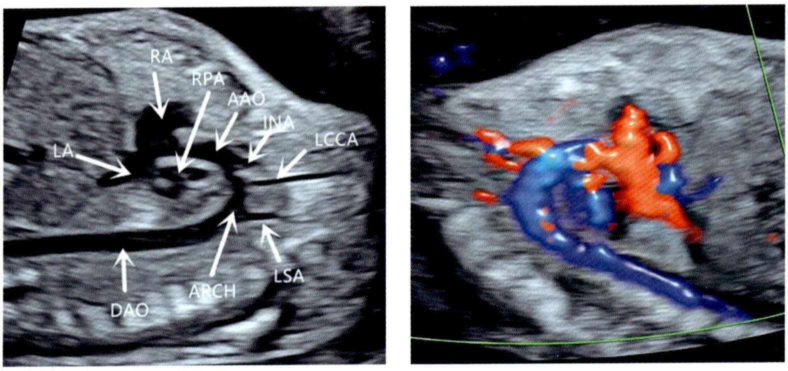

左心房（LA），右心房（RA），右肺动脉（RPA），升主动脉（AAO），降主动脉（DAO），主动脉弓（ARCH），头臂干（INA），左颈总动脉（LCCA），左锁骨下动脉（LSA）。

图 5–30　主动脉弓长轴切面

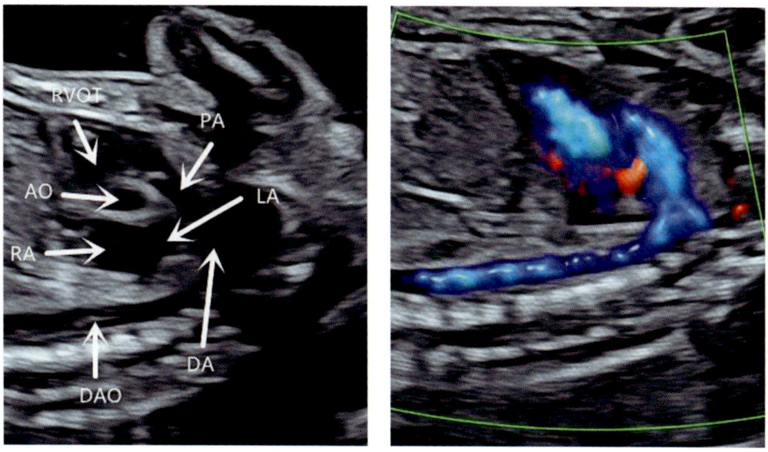

右心房（RA），主动脉（AO），右室流出道（RVOT），肺动脉（PA），左心房（LA），动脉导管（DA）。

图 5-31　动脉导管弓长轴切面

（7）双腔静脉切面（图 5-32）

切面获取方法：在四腔心切面探及腔静脉回流右心房后，将探头旋转 90° 可获得。

观察内容。①上腔静脉回流。②下腔静脉回流及欧氏瓣。③卵圆孔及房间隔。④有无奇静脉、半奇静脉异常开放。

可能诊断的心脏病包括肺静脉异位引流、奇静脉及半奇静脉开放、下腔静脉肝段缺如等。

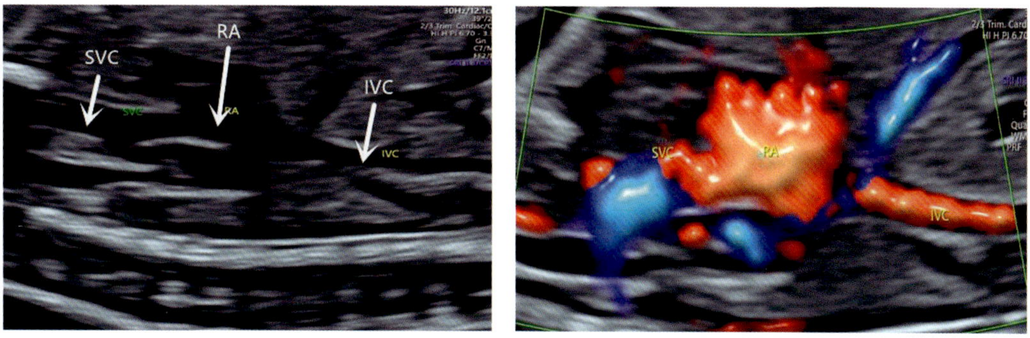

上腔静脉（SVC），下腔静脉（IVC），右心房（RA）。

图 5-32　双腔静脉切面

5.1.4.1.7 胎儿心率及节律

应用M型超声或频谱多普勒观察胎儿心率及节律，由心房及心室收缩的机械事件进行诊断。通过M型超声观察心率、节律时，应在四腔心切面的基础上，使取样线同时经过心房与心室，记录心房和心室的收缩，心房壁的前向运动代表心房收缩，室间隔的反向运动代表心室收缩。通过多普勒超声观察心率、节律时，需同时记录二尖瓣及主动脉瓣血流，二尖瓣流入血流代表心房收缩，主动脉瓣流出血流代表心室收缩。测量心房、心室收缩的次数，通过两者之间的传导关系判断心律失常的类型，必要时需测量房室间期。正常情况下，胎儿心率120—160次/min，节律整齐，每一次心房收缩后均有一次心室收缩。

5.1.4.1.8 检查的安全性

目前，尚未证实胎儿心脏超声检查会对胎儿造成伤害，但理论上长时间的热效应或空化效应有可能对胎儿造成潜在伤害，尤其在妊娠早期。因此，胎儿超声心动图检查应遵循“ALARA”（as low as reasonably acceptable）原则，包括限制超声输出功率、限制单次检查时间。应使用能完成该检查的最小超声能量，建议热量指数控制在0.5—1.0。部分仪器在胎儿检查条件下已设置保护参数，建议尽量在胎儿检查条件下完成检查。

5.1.4.2 节段性检查

对心脏各种连接的节段性检查可发现静脉 – 心房、心房 – 心室和心室 – 动脉连接的异常，同时也能够发现其他畸形。

5.1.4.2.1 静脉与心房连接处畸形

（1）体静脉连接畸形

与右心房相连的体静脉畸形通常发生在复杂先天性心脏病基础上，而且预后也受此影响。奇静脉与下腔静脉的连续可显示为胸腔内1条额外的血管，并与主动脉平行。

（2）肺静脉的连接畸形

肺静脉异位引流是指部分或全部肺静脉未与左心房连接，而是异常地与体静脉或右心房连接，异位引流方式有3种，包括心内型引流入冠状窦、心上型引流入头臂（无名）静脉或上腔静脉、心下型引流入肝静脉系统和下腔静脉。在胎儿期诊断肺静脉异位引流非常困难。在四腔心切面上可见异常的声像图表现，右心室容量负荷增加导致右心房、右心室占优势，此时未见到肺静脉汇入左心房，且左心房较小。尽管很难辨认，但有时在左心房后方可见肺静脉汇合处。如果肺静脉异位引流至冠状窦，冠状窦可显示扩张。如果肺静脉是心上型异位引流，则右心室容量负荷取决于静脉引流量的多少。在有些病例中，尽管看不到肺静脉回流入左心房，胎儿四腔心切面也可能显示正常。肺静脉为心下型异位引流时通常会出现回流受阻，因此右心室容量负荷并不增大。

超声心动图特征小结：①未见肺静脉回流入左心房。②（有时候）右心房、右心室占优势。③（很可能）冠状窦扩大。④左心房后方的汇入。

5.1.4.2.2 房室连接处畸形

（1）房室间隔缺损

当房室间隔缺损时，通常有 1 个共同的房室通道和 1 个共同的房室瓣。在完全性房室间隔缺损中，通常在心脏十字交叉的位置有房间隔下部缺损（原发孔型房间隔缺损）和室间隔缺损，心房和心室的大小不恒定。在部分性房室间隔缺损中，可存在原发孔型房间隔缺损伴共同房室瓣，但没有室间隔缺损。在四腔心切面中，在心脏十字的位置可见 1 个缺损，心脏失去了 2 个房室瓣正常的偏移交叉影像。这是因为共用的瓣膜跨越缺损处，失去了 2 个房室瓣在间隔部位的正常错位嵌入。因此超声心动图仅见单个瓣膜向 2 个心室开放。

房室间隔缺损是产前可以发现的最常见心脏病之一。本病通常与染色体异常有关，主要是 21-三体综合征，可发生于其他染色体异常。此缺损也经常与心房异构并存，但也能发生在染色体正常、体腔位置正常的患者。

超声心动图特征小结：①由于失去正常的错位嵌入，在嵴部没有十字偏移。②共同的房室连接。③心房和心室大小不恒定。

（2）三尖瓣闭锁

三尖瓣闭锁是指右心房与右心室之间不相通，并且 2 个腔之间看不到开放的瓣膜。由于右侧的房室间连接缺失，胎儿的四腔心切面表现异常，即看不到开放的三尖瓣且右心室发育不良。典型情况下可见 1 个室间隔缺损，缺损可大可小，缺损的大小可影响右心室腔的大小。脉冲或彩色多普勒血流图中，探测不到通过三尖瓣的血流信号，并且在三尖瓣应该出现的位置会出现强回声线。大多数病例中，大动脉关系正常，约 20% 的病例可能出现大动脉转位。大动脉的正常与否很重要，因为它们会影响疾病的预后。三尖瓣闭锁很少与其他心脏外畸形伴随出现。

超声心动图特征小结：①右心室缩小。②三尖瓣未见开放。③从右心房至右心室未见血流通过。④与室间隔缺损伴随出现。

（3）二尖瓣闭锁

二尖瓣闭锁是指左心房与左心室之间不相通。胎儿的四腔心切面表现异常，即看不到开放的二尖瓣且左心室发育不良。在彩色血流图中见不到从左心房流向左心室的血流。

二尖瓣闭锁发生于3种情况。最常见的是伴主动脉闭锁的左心发育不良综合征，该综合征将在下面的主动脉闭锁中进一步讨论。另两种情况是，二尖瓣闭锁能够与室间隔缺损伴主动脉开放的心室动脉正常连接或与右心室双出口同时发生。在这种情况下，主动脉常错位于肺动脉前方。在胎儿时期，二尖瓣闭锁与染色体异常之间有明显的关系（18%），常见于18–三体综合征，但也可见于13–三体综合征、21–三体综合征和易位/缺失综合征。

超声心动图特征小结：①左心室小。②二尖瓣未见开放。③左心房到左心室未见血流通过。④室间隔缺损。⑤伴主动脉闭锁时，即为左心发育不良综合征。

（4）心室双流入道

在心室双流入道病例中，2个房室瓣膜将大部分的血液排入1个心室。在大多数病例中，1个心室占优势为主腔，而另1个心室为残腔或附属腔。因为看不到室间隔在2个房室瓣之间将心室平均分为两部分，所以在四腔心切面上会表现异常。血流通过2个房室瓣流入同一个心室，通常是形态学左心室。常伴大动脉转位，即大动脉在心底平行发出，主动脉起自附属腔（通常是位于前上方的形态学右心室），附属腔通过室间隔缺损与主腔相通。

心室双流入道一般与心外综合征无关。

超声心动图特征小结：①2个房室瓣将大部分血液排入1个心室。②通常将血液排入主腔，而另1个心室成为附属腔。③常伴发大动脉转位。

5.1.4.2.3　房室连接处其他畸形

（1）三尖瓣发育不良

在三尖瓣发育不良中，三尖瓣瓣叶的附着位置是正常的，但瓣叶发育不良，导致瓣膜功能不全。右心房和右心室扩大导致心脏增大，在四腔心切面会表现异常。可以看到三尖瓣增厚和形成结节的图像特征，并可看到不同程度的三尖瓣反流。

心脏增大长期压迫肺脏可引起继发性肺发育不良，严重可威胁生命。肺动脉狭窄或闭锁提示右心室流出道梗阻。

三尖瓣发育不良与三尖瓣下移畸形很难区别，因为它们在解剖学上可互相重叠。在胎儿时期的鉴别诊断并不很重要，因为一旦在宫内诊断，两者的预后相似。三尖瓣发育不良通常不伴发心外畸形，但可伴发染色体异常。

超声心动图特征小结：①三尖瓣瓣叶附着位置正常，但是瓣叶发育不良。②右心房增大。③右心室增大。④三尖瓣功能不全。⑤心胸比率增大。

（2）三尖瓣下移畸形

在三尖瓣下移畸形中，三尖瓣的隔叶和后叶的附着位置下移到右心室。三尖瓣的下移程度不同，表现各异。严重三尖瓣下移畸形，有时候很难发现下移的三尖瓣。三尖瓣有不同程度的功能不全，右心房不同程度增大，导致心胸比率增大。与三尖瓣发育不良病例一样，三尖瓣下移畸形也可以导致继发性肺发育不良。三尖瓣下移常伴发右心室流出道梗阻，但很少伴发心外畸形。

超声心动图特征小结：①三尖瓣隔叶和后叶下移。②三尖瓣前叶变长。③右心房增大。④三尖瓣功能不全。⑤心胸比率增大。

5.1.4.2.4 心室动脉连接处畸形

（1）肺动脉闭锁伴室间隔完整

在这种心脏畸形中，由于存在完全的梗阻，右心室的血液不能排入肺动脉干，并且有完整的室间隔，四腔心切面表现异常。右心室通常发育不良、肥厚且收缩能力差。三尖瓣的运动受限，也可能出现三尖瓣反流，且反流速度很高。

在肺动脉处看不到前向血流，但常可见来自动脉导管的逆向血流，肺动脉分支完全由动脉导管的逆向血流供应。肺动脉比同胎龄的正常肺动脉细，而且也常比主动脉细。肺动脉闭锁伴室间隔完整在胎儿期可表现为右心室扩张和三尖瓣功能不全。本病通常伴有三尖瓣发育不良或三尖瓣下移畸形，但通常不伴心外畸形。

超声心动图特征小结：①右心室发育不良。②右心室肥大。③右心室收缩力低下。④三尖瓣变小。⑤三尖瓣（高速）反流。⑥肺动脉变细。⑦肺动脉中没有前向的血流。⑧动脉导管处逆向血流。

（2）主动脉闭锁（左心发育不良综合征）

主动脉闭锁最常见于左心发育不良综合征，同时伴二尖瓣闭锁。在这种病例中左心室严重发育不良。左心室的大小可能从很小变成裂缝样并难以辨认，此时在左心室腔内通常探测不到血流。左心房也会变小，在心房水平上可见左向右分流。在二尖瓣活动严重受限但仍然开放的病例中，可能有左心室回声增强但收缩力低下。

主动脉瓣闭锁时升主动脉发育不良。升主动脉和主动脉弓均可发育不良，在主动脉弓处可有主动脉头颈分支向主动脉的反流和从动脉导管向冠状动脉的反流。卵圆孔瓣膜开放受限或关闭。

左心发育不良综合征偶与染色体异常有关，尤其是特纳综合征，但也可能是18–三体综合征和13–三体综合征。最近发现一些病例与第11号染色体长臂部分缺失有关。对可疑病例或有家族史的病例需要反复检查左心室的大小。

超声心动图特征小结：①左心室发育不良。②如果二尖瓣开放，可见左心室回声增强。③主动脉发育不良。④没有通过主动脉的前向血流。⑤主动脉弓反流。

（3）单纯大动脉转位

“大动脉转位”意味着主动脉（头颈部血管从动脉弓发出）起自右心室，而肺动脉（有分支的大动脉）起自左心室。四腔心切面通常是正常的，诊断是在大动脉切面上获得的。2条大动脉从心室平行发出，并且在心底部没有交叉。由于主动脉起自右心室而更靠前，主动脉弓会形成一个宽大的动脉弓而不是正常收紧的钩状弓。在单纯大动脉转位中，室间隔是完整的。单纯大动脉转位很少伴发心外畸形。

超声心动图特征小结：①（通常）四腔心切面正常。②2条大动脉呈平行关系。③起自右心室的动脉（主动脉）发出头颈部血管。④起自左心室的动脉出现分支（肺动脉）。

（4）大动脉转位伴室间隔缺损

如前文描述，主动脉起自右心室，肺动脉起自左心室，除此之外还伴有室间隔缺损，缺损可大可小。这种情况下可伴肺动脉狭窄或主动脉缩窄。前者可出现肺动脉瓣增厚，肺动脉比主动脉细，可以显示通过肺动脉瓣的湍流样血流。这种情况可能被错认为是伴有肺动脉瓣下型室间隔缺损的右心室双出口，但两者的区别只具有理论意义，实际意义不大。在伴有主动脉缩窄的病例中，主动脉比肺动脉更细并可能伴有主动脉瓣下狭窄。

（5）房室连接不一致合并心室动脉连接不一致（矫正型大动脉转位）

在这种心脏畸形中，右心房与左心室相连，继而发出肺动脉。因此，体静脉回流到肺动脉，而肺静脉回到主动脉。尽管心室的解剖结构颠倒了，循环却得到了功能上的“矫正”。

矫正型大动脉转位心脏的室间隔与正常相比处于更前后关系的位置。在四腔心切面，存在调节束的形态学右心室位于左侧，房室瓣的附着点更靠近心尖部。主动脉和肺动脉呈平行排列关系，主动脉从左侧的形态学右心室发出，肺动脉从右侧的形态学左心室发出。

尽管这种畸形能够孤立发生，但通常会伴发其他心脏畸形，如室间隔缺损、肺动脉狭窄、三尖瓣下移畸形和完全性房室传导阻滞，但是很少伴发心外畸形。

超声心动图特征小结：①心脏位于胸腔中心位置（经常）。②房室瓣“反向”错位嵌入。③在左侧心室出现调节束。④大动脉平行排列。⑤主动脉从肺动脉的左侧发出。

（6）法洛四联症

法洛四联症由四种病理改变构成：主动脉向前方移位、室间隔缺损、肺动脉漏斗部狭窄和右心室肥厚。主动脉向前移位导致主动脉骑跨在缺损的室间隔上。

法洛四联症在胎儿四腔心切面上通常表现正常。左室长轴切面可出现室间隔缺损和主动脉骑跨。法洛四联症的其他特征如肺动脉瓣下狭窄和右心室肥厚在胎儿期并不明显。肺动脉通常比主动脉细，反映了右心室流出道梗阻的程度。

室间隔缺损可伴发于多种心脏畸形，可以是法洛四联症的一种特征，也可以与单纯室间隔缺损或永存动脉干共同出现，或与肺动脉闭锁一起发生。

法洛四联症常伴发心外畸形。心外畸形包括21-三体综合征、13-三体综合征、18-三体综合征，尤其是第22号染色体长臂部分增加/缺失（DiGeorge和Shprintzen综合征），除此之外还有脐膨出和膈疝。

超声心动图特征小结：①四腔心切面正常。②室间隔缺损。③主动脉骑跨。④肺动脉细小。

（7）肺动脉闭锁伴室间隔缺损

这种畸形与法洛四联症一样有室间隔缺损和主动脉的前移位，但肺动脉是闭锁的。因此在右心室与主肺动脉之间没有开放的连接，也许有侧支血管直接从主动脉发出向肺脏供血。

心脏的四腔心平面可显示正常，大动脉切面可显示伴主动脉骑跨的室间隔缺损。尽管有时能够看到肺动脉的分支，但通常情况下无法辨别主肺动脉。肺脏的血液供应来自动脉导管反流或侧支血管。

这种情况可伴发染色体异常，与第 22 号染色体长臂缺失的表现型有关（DiGeorge 和 Shprintzen 综合征）。

超声心动图特征小结：①四腔心切面正常（经常）。②室间隔缺损。③主动脉骑跨。④很难辨认主肺动脉。⑤肺动脉分支血管发育不良。⑥动脉导管反流。

（8）永存动脉干

这种畸形的特点是体循环、肺循环和冠状循环均起源于心脏发出的单一动脉干。该畸形存在室间隔缺损伴大动脉骑跨。

尽管四腔心切面上有时会看到室间隔缺损，但通常情况下四腔心切面是正常的，偶尔可有一个心室腔占优势。单一的动脉干起始并骑跨于缺损的室间隔嵴部，动脉干的瓣膜常增厚且发育不良。在动脉干瓣膜处可出现湍流且血流速度增快，舒张期可出现动脉瓣反流。单一动脉干发出主动脉弓和肺动脉。

永存动脉干常伴发染色体异常，DiGeorge 或 Shprintzen 综合征。

超声心动图特征小结：①室间隔缺损。②单一动脉干骑跨于室间隔缺损上。③动脉干发出动脉弓。④动脉干发出主肺动脉或肺动脉分支。⑤动脉干瓣膜发育不良。

（9）右心室双出口

在这种心脏畸形中，两条大动脉在室间隔前方均由右心室发出，同时伴发室间隔缺损。大动脉有 4 种可能的位置关系：①与正常的动脉关系一样，肺动脉在主动脉的左前方。②主动脉在前方，并与肺动脉平行。③主动脉在肺动脉的右前方。④主动脉在肺动脉的左前方。右心室双出口可发生于复杂先心病中，如房室间隔缺损或二尖瓣闭锁。右心室双出口也可伴发心外畸形和染色体异常。

5.1.4.2.5 心室动脉连接处其他畸形

（1）肺动脉狭窄

在肺动脉狭窄中通过肺动脉瓣的血流受阻。肺动脉狭窄可以单独存在或成为复杂心脏畸形的一部分，后者在胎儿中更常见。

单纯的轻型肺动脉狭窄在胎儿期通常不能诊断。胎儿超声心动图表现取决于狭窄的严重程度。如果肺动脉严重狭窄，会出现右心室肥厚和功能受限。然而，在一些病例中，右心室的形态也可能是正常的。肺动脉瓣表现为增厚且运动受限，通过异常瓣膜处的血流速度增快，肺动脉发育可受影响。肺动脉狭窄在妊娠结束之前可能会进展为肺动脉完全闭锁。

超声心动图特征小结：①（有时）右心室肥厚。②右心室功能减低。③肺动脉瓣增厚并且活动受限。④通过肺动脉瓣的多普勒血流速度加快。⑤肺动脉细小。

（2）肺动脉瓣缺如综合征

“肺动脉瓣缺如”这个词并不恰当，因为无论在超声心动图上还是解剖结构上，在肺动脉瓣的位置通常都会看到一些瓣膜组织。但这个瓣叶形态极度异常，导致肺动脉处血流自由来去。常有肺动脉主干和分支的严重扩张。当右心室扩大时，四腔心切面可表现异常。本病常伴有室间隔缺损，常与法洛四联症共同出现。

超声心动图特征小结：①（有时）右心室扩大。②肺动脉的大量反流。③肺动脉明显扩张。

（3）主动脉狭窄

在主动脉狭窄中，通过主动脉瓣处的血流受阻，与肺动脉狭窄一样，主动脉的狭窄严重程度各异。狭窄程度在胎儿发育过程中会进一步发展，严重或极重型狭窄通常在胎儿期就能检查出来。如果主动脉狭窄是中度和重度，左心室形态可正常或仅表现为轻度肥厚。主动脉瓣可出现增厚，主动脉多普勒频谱显示主动脉处的血流速度正常或增高，这取决于左心室的受累程度。如果主动脉狭窄非常严重，会导致左心室增大且收缩力差，心室壁和二尖瓣乳头肌出现回声增强。二尖瓣开放受限，甚至出现二尖瓣高速反流。

超声心动图特征小结：①左心室肥厚（中、重度病例）。②心室扩大、回声增强且收缩力差（极重度病例）。③主动脉瓣增厚，活动受限。④主动脉根部细小。⑤多普勒频谱显示通过主动脉瓣的血流速度增加（取决于心室功能）。

（4）主动脉缩窄和主动脉弓异常

在主动脉缩窄中，主动脉弓可部分梗阻或完全离断。缩窄可单独发生，也可以成为复杂畸形的组成部分。如果缩窄在胎儿期单独发生，而且缩窄是导管前缩窄，通常伴主动脉弓峡部和横弓发育不良，则宫内诊断此种畸形很困难，原因之一就是看不到缩窄部位，仅靠其他间接证据怀疑此病。

诊断的第一个线索是四腔心切面的不对称性，右心室比左心室大。肺动脉比主动脉明显宽。与肺动脉和动脉导管相比，主动脉弓在横弓切面上变窄。常伴发的心脏畸形为室间隔缺损和主动脉狭窄。

应该排除其他可能导致右心室占优势的因素。在孕 28 周后的晚期妊娠中，右心室/左心室大小比例增加是正常现象。右心室腔增大的心脏原因包括完全性肺静脉异位引流和卵圆孔过早关闭。

超声心动图特征小结：①右心室＞左心室。②肺动脉＞主动脉。③主动脉弓发育不良。

5.1.4.2.6　其他畸形

（1）室间隔缺损

室间隔缺损可以发生在室间隔的流入道、流出道、膜周部或肌部。室间隔缺损可单独发生，也可以作为许多复杂先天性心脏病的构成部分。

流入道室间隔缺损发生在房室瓣之间，在四腔心切面能够看到，它可以使左、右房室瓣失去在室间隔附着点的错位嵌入。流出道室间隔缺损位于动脉瓣膜下方。膜周部室间隔缺损与室间隔的膜部有关，而肌部室间隔缺损发生于室间隔肌部。室间隔缺损可大可小，很难通过超声心动图评估缺损。当超声束与室间隔平行时应该特别注意，因为经常会在心脏的十字交叉处即室间隔薄弱处出现回声失落。室间隔缺损经常伴发心外畸形和染色体核型异常。

（2）心脏肿瘤

心脏肿瘤是一种少见的心脏病变，但是在胎儿中发生率相对高些。最常见的胎儿心脏肿瘤是横纹肌瘤，通常为多发，也可以单发。横纹肌瘤能引起血流梗阻，从而导致胎儿水肿或胎死宫内。横纹肌瘤的大小和发生位置可以不同。在胎儿发育过程中肿瘤有变大的趋势，因此有时只有随着妊娠进展才可能看见肿瘤。横纹肌瘤可自行消退。心脏的横纹肌瘤与结节性硬化有非常密切的联系，尤其是出现多发病灶时。较少见的心脏肿瘤是畸胎瘤。这是一种囊性心包肿瘤，尽管组织学是良性的，但是其大小可不同程度地压迫心脏，严重者可导致胎儿水肿和胎死宫内。

（3）体外心

体外心是指心包内的心脏部分或全部位于胸腔外面，由胸骨部分或全部缺损引起。体外心可与其他先天性心脏病共同出现。在畸形的心脏外面可能有也可能没有皮肤覆盖。如果没有皮肤覆盖，心脏看起来像是自由地漂浮在羊水中。此时必须仔细检查胎儿的前腹壁是否存在脐膨出，因为脐膨出是 Cantrell 五联症的畸形之一。

（4）心房异构

在左心房异构中，下腔静脉离断肝静脉直接汇入心房底部。2 个心房均为形态学左心房，也称为左侧异构综合征、Ivemark 综合征或多脾综合征。它常伴发复杂先天性心脏病，房室间隔缺损多见，也可发生其他心脏病变。完全性房室传导阻滞是心房异构常见的伴随特征。当下腔静脉离断后，在上腹部横切面上不能显示正常的下腔静脉，但在主动脉后方可以显示 1 条扩张的血管，即奇静脉或半奇静脉，下腔静脉离断时可携带下半身的血液回流入心脏。胎儿胸腔的长轴或短轴切面可以清楚地显示位于主动脉后方延续下腔静脉的奇静脉。

在右房异构中，2 个心房均为形态学右心房，常伴无脾、双肺都为三叶、双侧支气管都是形态学右支气管。此综合征常伴发复杂先天性心脏疾病，包括肺静脉异位引流、房室间隔缺损和伴肺动脉狭窄或闭锁的右心室双出口。在上腹部下腔静脉与主动脉之间的关系明显异常，两条血管均位于身体的同侧，且下腔静脉位于腹主动脉的正前方。

5.1.4.2.7　存在争议的领域

（1）强回声点

在右心室或左心室腔内可看到强回声点。单发于左心室最常见，但也可以是多发性的强回声点。从心脏的角度来看，如果心脏的结构正常，这些强回声点通常不会造成不良影响，因此应该详细检查心脏。

与强回声点可能有关的疾病是染色体异常，在染色体异常胎儿的病理标本已有报道。目前也有一些超声学研究提示上述发现可能会增加染色体三体儿发生的风险，但仍存在争议。因此建议进行详细的胎儿畸形检查，并且需要与胎儿父母讨论胎儿染色体核型检查等问题，特别是当存在染色体异常的其他标记物时更应该如此。缺乏其他染色体异常超声标记物时，则染色体异常风险很低。

（2）心包积液

在胎儿中经常能看到心脏周围的少量液体，应与真正的心包积液相区别。真正的心包积液通常围绕房室的凹陷槽处，且测量深度超过 2 mm。孤立出现的心包积液可以作为染色体异常的标志，特别是 21–三体综合征。

因此，在这些病例中，即使缺乏其他染色体异常的超声标志，也应该考虑进行胎儿染色体核型分析。

5.1.4.2.8 处理

胎儿先心病同时合并致残、致死的遗传性疾病、复杂心外畸形等，建议终止妊娠；对总体预后不良、病死率高、医疗费用昂贵的胎儿复杂先心病，建议慎重妊娠；对于出生后经积极治疗，预后较好、病死率较低的胎儿复杂先心病，建议可以妊娠，但要考虑孕妇家庭的经济条件和心理承受能力，如两者均不能承受，可以选择慎重妊娠；对于预后好、病死率低的胎儿简单先心病或微小心脏结构异常，建议继续妊娠。分娩方式由产科医生根据孕妇的产科情况综合决定（表 5–1）。

心脏畸形诊断后，临床医师应该为患儿父母提供关于疾病的更详细信息，包括对畸形的正确描述、是否需要外科干预和适合的手术方式、需要的手术次数、与此病相关的死亡率和发病率，以及患儿的远期预后。影响预后的最重要解剖因素是 2 个心室是否有功能。几乎所有类型的“单心室”（如三尖瓣闭锁、左心发育不良综合征或者心室双入口）的长期生存问题目前均可以通过“Fontan 型”循环（单一体循环的心室泵、“被动地”将体静脉循环回流到肺动脉）来实现。但是需要多次手术，且手术的发病率和死亡率很高，而这仅能获得一个姑息治疗的生存结果。大多数存在 2 个良好功能心室的心脏畸形病例目前均能达到令人满意的双心室修复。在作出决定之前，患儿的父母需要对所有方面有所理解。因此，小儿心脏外科医师与父母进行讨论与正确诊断一样是极其重要的。对于患儿的父母来说，当知道孩子畸形时，心情是极其痛苦的，这是正常现象，在医师作出初步的解释后他们很可能还需要进一步的信息。一些父母发现与其他有相似经历的人谈话是非常有帮助的，还有一些父母认为在作最终决定之前与小儿心脏外科医师的谈话是很有益的。心脏畸形常伴发其他畸形，因此有必要进一步检查以排除相关疾病。是否合并其他畸形可能影响父母的决定（表 5–2）。

当妊娠早期诊断出严重的心脏畸形时，父母所面临的重大决定是继续妊娠还是终止妊娠。在英国，妊娠 24 周之前可进行终止妊娠，24 周以后如果存在极严重的畸形也可以终止妊娠。但 24 周前，不能保证父母在作最终选择之前能获得足够且精确的信息。如果继续妊娠，应为再次检查胎儿心脏做好安排，因为一些病变会进展，而且有发展成非免疫性胎儿水肿的危险。父母应该与可能会照顾他们孩子的儿科医师、小儿心脏科医师和小儿心脏外科医师见面讨论。有些情况下，把新生儿转到配有小儿心脏设备的医院，让他们在那里出生是有好处的，特别是对那些导管依赖型的病例尤其有益。

一旦胎儿成熟，当相关的医护人员全部到位时即可分娩。大多数情况下均可进行阴道分娩，因为大多数有严重先天性心脏病的胎儿在分娩后才出现问题。产前诊断的优点就是可以对新生儿立刻做出心脏功能评价，避免了当婴儿出现发绀或酸中毒时才作出诊断（表 5–3）。

表 5–1 常见先心病的严重程度分级、分娩风险分级及咨询意见

胎儿先心病	严重程度分级	分娩风险分级	建议	备注
室间隔缺损	1—3	Ⅰ	继续妊娠	有自愈的可能；外科或介入手术治疗；大室间隔缺损或干下型缺损需要积极干预治疗
房间隔缺损	1—3	Ⅰ	继续妊娠	产前容易漏诊；出生后早期没有明显症状，可以外科或介入手术治疗
房室间隔缺损				
部分型	3	Ⅰ	继续妊娠	外科手术治疗
完全型	4	Ⅰ	可以妊娠	外科手术治疗；根据房室瓣分化程度不同，术后效果存在差异，残余瓣膜畸形可能需要再次手术干预
肺静脉异位引流				
部分型	3	Ⅰ	继续妊娠	外科手术治疗
完全型	5—7	Ⅲ	可以妊娠或慎重妊娠	新生儿期手术；术后存在残余肺静脉回流梗阻的风险，可能需要再次干预
法洛四联症				
单纯法洛四联症	3—4	1—Ⅱ	可以妊娠	外科手术治疗；术后肺动脉瓣功能不全，远期可能需要再次干预

（续表）

胎儿先心病	严重程度分级	分娩风险分级	建议	备注
合并肺动脉瓣缺如	4	Ⅱ—Ⅲ	可以妊娠或慎重妊娠	胎儿气道或肺组织容易受压，存在一定的胎儿宫内死亡风险；外科手术情况同单纯法洛四联症
合并肺动脉闭锁	5—6	Ⅱ	可以妊娠或慎重妊娠	根据具体分型决定外科手术方案，根治或分期手术
主动脉弓离断	5	Ⅱ	可以妊娠	出生后维持动脉导管开放，尽早外科手术治疗
完全型大动脉转位	3—4	Ⅲ	可以妊娠	出生后维持动脉导管开放，1—2周内行大动脉调转术
矫正型大动脉转位	5	Ⅰ	可以妊娠或慎重妊娠	预后与合并其他心脏畸形相关；远期房室传导阻滞发生率较高，可发生功能性二尖瓣反流及右心功能不全
右心室双出口	3—5	Ⅰ—Ⅲ	可以妊娠或慎重妊娠	多种类型；病理生理变化从法洛四联症到大动脉转位，外科手术方式多样；术后可能存在流出道梗阻等风险
永存动脉干	5	Ⅰ	可以妊娠	尽早外科手术治疗；右心室与肺动脉连接使患儿可能存在肺动脉瓣功能不全的风险，需要再次干预
主肺动脉窗	4—5	Ⅰ	可以妊娠	尽早外科手术治疗
主动脉瓣狭窄	2—5	Ⅰ	继续妊娠或可以妊娠	可能动态变化，严重者可以转化成左心发育不良综合征，产前需密切随访，调整产前咨询意见；单纯主动脉瓣狭窄，出生后可外科或介入手术治疗
主动脉缩窄	3	Ⅱ	继续妊娠	外科或介入手术治疗；远期存在残余梗阻、高血压、动脉瘤形成等风险
左心发育不良综合征	5—7	Ⅲ—IMPACT	慎重妊娠或终止妊娠	合并完整房间隔的胎儿宫内存活困难，可以宫内干预，但并发症和早产发生率高；出生后需要多次手术，执行Fontan手术策略，手术风险高；如分娩可考虑剖宫产
肺动脉瓣狭窄	1—4	Ⅰ—Ⅱ	继续妊娠或可以妊娠	严重程度不同产生不同的病理生理变化；出生后可以通过外科或介入治疗，必要时宫内介入治疗

（续表）

胎儿先心病	严重程度分级	分娩风险分级	建议	备注
肺动脉瓣闭锁合并室间隔完整	5—7	Ⅱ	慎重妊娠	手术治疗效果与疾病分型有关；术后可能残余肺血管发育不良，需要多次外科手术；如分娩可考虑剖宫产
Ebstein畸形	5—7	Ⅱ—IMPACT	可以妊娠或慎重妊娠	宫内合并胎儿水肿死亡率高；出生后根据心室发育情况行双心室、1%心室、单心室矫治；如分娩可考虑剖宫产
三尖瓣闭锁	5—7	Ⅱ—Ⅲ	慎重妊娠	出生后单心室矫治，需多次手术；如分娩可考虑剖宫产
复杂单心室	5—7	Ⅱ—IMPACT	慎重妊娠	可以合并内脏反位、多脾或无脾畸形；出生后只能单心室矫治，手术风险高；如分娩可考虑剖宫产
心室憩室	2—3	Ⅰ	继续妊娠或可以妊娠	心室憩室的演变多样，需密切随访，谨防影响整体心功能；部分可消失
心脏肿瘤	—	—	可以妊娠或慎重妊娠	病变的组织性质和解剖部位决定了胎儿的自然病史；产前较难评估危险程度分级和分娩风险分级；产生心力衰竭、心律失常或造成血流梗阻者需要手术治疗

注：IMPACT= 出生后立即心脏病治疗。

表 5–2　胎儿心脏结构异常严重程度分级

分级	定义	治疗	预后	建议
1	胎儿心脏内轻微异常，无生命危险	无	预后好，正常生活质量	不是疾病，继续妊娠
2	可能需要治疗的胎儿心脏异常，出生后随访	出生后评估，可能需要外科或介入治疗	预后好，正常生活质量	轻微疾病，继续妊娠
3	简单胎儿心脏畸形（具有双心室）	外科或介入治疗	预后好，正常生活质量	需要治疗的简单畸形，继续妊娠
4	复杂胎儿心脏畸形（具有双心室）	外科治疗，还需要在未来接受进一步干预	预后良好，接近正常生活质量	可能需多次干预治疗，预后良好，可以妊娠
5	复杂胎儿心脏畸形（具有双心室或单心室）	Fontan 治疗策略，双心室修复，需要在未来接受进一步干预	预后欠良好，生活质量受影响或预期寿命不长	单心室策略，低风险；双心室治疗需要多次干预，可以妊娠

（续表）

分级	定义	治疗	预后	建议
6	复杂胎儿心脏畸形（具有双心室或单心室）	Fontan 治疗策略、双心室修复，均存在高风险	预后差，并发症高，存活难以超过儿童期	治疗高风险，预期寿命短，慎重妊娠
7	预后差的复杂胎儿心脏畸形	可能给予治疗，但预后差	尽管干预，胎儿或围产期死亡	预后差，出生后存活困难，建议终止妊娠

注：参考《胎儿先天性心脏病产前咨询规范（2021 版)》。

表 5-3 胎儿先心病分娩风险分级

等级	定义	举例	处理	出生后管理团队
Ⅰ	预计血流动力学稳定	室间隔缺损，房室间隔缺损，肺动脉发育好的法洛四联症	普通医院正常分娩	新生儿科医生
Ⅱ	动脉导管依赖性病变，预计血流动力学稳定	肺动脉闭锁，严重主动脉缩窄或主动脉瓣狭窄	建议在有心脏中心的医院分娩；出生后使用前列腺素 E	新生儿科医生，必要时儿童心血管专业医生
Ⅲ	可能血流动力学不稳定	大血管转位，完全性肺静脉异位引流	建议在有心脏中心的医院分娩；出生后使用前列腺素 E，监测动脉血压	新生儿科医生和儿童心血管专业医生
IMPACT（出生后立即心脏病治疗）	脱离胎盘循环后预计血流动力学不稳定	左心发育不良综合征合并房间隔完整，严重 Ebstein 畸形，水肿胎儿	建议在有心脏中心的医院分娩；必要时剖宫产；新生儿复苏	新生儿科医生和儿童心血管专业医生进行评估，心脏监护、心导管室、心脏麻醉科、心脏外科等学科的医生做好随时的救治

注：参考《胎儿先天性心脏病产前咨询规范（2021 版)》。

5.1.5 神经管缺陷技术诊疗规范

5.1.5.1 基本要求

5.1.5.1.1 机构

胎儿中枢神经系统产前超声检查根据适宜人群、对仪器设备和机构人员要求、检查内容和难易程度，将超声检查分为筛查性检查和针对性检查。前者相当于《中国产科超声检查指南（2019）》中的Ⅱ级和Ⅲ级，应在卫生健康行政部门许可的医疗机构开展；后者等同于《中国产科超声检查指南（2019）》中的Ⅳ级，只能在具有产前诊断技术资质的卫生健康行政部门许可的医疗保健机构进行，对筛查性检查发现中枢神经系统异常的病例需进行针对性检查。

5.1.5.1.2　人员

（1）筛查性检查医师条件

①必须取得执业医师资格。

②从事妇产科超声检查工作 1 年以上，且接受过产前超声筛查培训。

③熟练掌握胎儿器官各发育阶段的正常超声图像，对胎儿中枢神经系统常见的畸形有一定了解和识别能力。

（2）针对性检查医师条件

与 2002 年原卫生部颁布的《产前诊断技术管理办法》中关于产前超声诊断医师的要求一致。

①产前超声诊断医师须具备执业医师资格，并具有下列条件之一：大专以上学历，且具有中级以上专业技术职称；从事妇产科超声检查工作 5 年以上，且接受过产前超声诊断的系统培训。

②熟练掌握胎儿中枢神经系统各发育阶段的正常与异常超声图像及超声诊断标准，能鉴别常见的严重中枢神经系统畸形。针对性检查需有资质的医师在有资质的医院完成。

5.1.5.1.3　仪器设备

（1）筛查性检查的设备要求

①实时二维超声诊断仪或彩色多普勒超声诊断仪，有条件的可配备高分辨率彩色多普勒超声诊断仪。配备经腹凸阵探头。

②具有可供图像分析和资料管理的图像记录和图文管理系统。

（2）针对性检查的设备要求

①高分辨率的实时三维彩色多普勒超声诊断仪。配备经腹凸阵探头和经阴道腔内探头。在条件允许下，可配备和使用频率高的探头。

②具有可供图像分析和资料管理的图像记录和图文管理系统。

5.1.5.1.4 管理

（1）转诊

非产前诊断医疗保健机构发现可疑胎儿中枢神经系统异常的病例应给出初步超声诊断，并将可疑病例转诊至具有产前诊断技术资格的医疗保健机构进一步诊断。

（2）终止妊娠

产前超声筛查性检查发现胎儿有需终止妊娠的严重中枢神经系统畸形，需先转诊至具有产前诊断资格的医疗机构进行针对性检查并给出医学处理意见，再转产科终止妊娠。

（3）充分知情告知

应充分告知孕妇本机构开展的超声检查内容，并签署知情同意书。如医院不具备胎儿中枢神经系统针对性检查的资格，须向孕妇明确说明，并建议到有资格的医疗机构进行相应检查。

5.1.5.2 超声检查时机

建议孕妇在下述 3 个时间段进行胎儿中枢神经系统超声检查：孕 11—13^{+6} 周、孕 20—24 周和孕 28—34 周。如遇异常情况，遵医嘱增加胎儿超声检查次数。整个孕期胎儿大脑和脊髓不断发育完善，其形态不断地变化；超声医师要熟悉不同孕周胎儿大脑和脊髓的发育和形态特征，掌握不同畸形的筛查时机及内容。有些中枢神经系统畸形可在胎儿孕早期和孕中早期被发现。但产前诊断胎儿中枢神经系统畸形主要在孕中期（孕 20—24 周），孕早期和孕中早期的超声检查不能取代孕中期的超声检查。有些胎儿中枢神经系统畸形在孕晚期才有形态学上的表现。

5.1.5.3 超声检查分类

5.1.5.3.1 孕早期胎儿中枢神经系统超声筛查

在孕 11—13^{+6} 周颈项透明层超声检查中进行。①适用群体：所有孕妇。②目的：筛查出明显、严重的胎儿中枢神经系统畸形，如无脑儿、严重露脑畸形、无叶型前脑无裂畸形和严重开放性脊柱裂。③观察内容：胎头形态和大小、颅骨强回声环、脑中线、侧脑室、脉络丛、脊柱连续性及脊柱表面皮肤。④留存图片：孕早期胎头横切面、孕早期脊柱纵切面。⑤测量数值：双顶径、头围。

5.1.5.3.2 孕中、晚期胎儿中枢神经系统超声检查

可分为筛查性检查和针对性检查。

（1）筛查性检查

在孕中期产科超声筛查中进行。①适用群体：所有孕妇。②目的：评估胎头大小（双顶径、头围）、估测孕周。对胎儿中枢神经系统进行严重畸形的筛查。重点筛查无脑儿、严重脑膜脑膨出、无叶型前脑无裂畸形、严重开放性脊柱裂。③观察内容：胎头形态和大小、颅骨完整性和骨化程度、脑中线、侧脑室、脉络丛、丘脑、透明隔腔、小脑及小脑延髓池、脊柱连续性、脊柱生理曲度及脊柱的表面皮肤。④留存图片：丘脑水平横切面、侧脑室水平横切面、小脑水平横切面、脊柱正中旁矢状切面。⑤测量数值：双顶径、头围。

（2）针对性检查

①适用群体：疑诊胎儿中枢神经系统畸形、胎儿已有异常检查结果或母体血清学筛查高风险或临界风险等。②目的：对胎儿中枢神经系统进行系统观察，检查胎儿中枢神经系统明显的解剖结构异常。对筛查性检查时疑诊胎儿中枢神经系统畸形的孕妇做进一步的检查并明确诊断。③观察内容：胎头形态和大小、颅骨完整性和骨化程度、脑中线、大脑镰、侧脑室、脉络丛、丘脑、透明隔腔、小脑及小脑延髓池、小脑蚓部、胼胝体、脑室系统（第3、第4脑室）、脑实质回声（额叶、顶叶、枕叶、颞叶、岛叶）、大脑外侧裂、脊柱连续性、脊柱生理曲度、脊髓、脊柱骨化程度及脊柱的表面皮肤。④留存图片：丘脑水平横切面、侧脑室水平横切面、小脑水平横切面、额叶冠状切面、侧脑室前角冠状切面、侧脑室体部冠状切面、小脑冠状切面、侧脑室三角区冠状切面、枕叶冠状切面、正中矢状切面、旁正中矢状切面、大脑半球矢状切面、脊柱旁正中矢状切面、脊柱冠状切面、脊柱横切面。当胎头及脊柱观察受限时，尽量留存已观察到的切面，未显示的平面和内容在报告中给予提示。⑤测量数值：双顶径、头围、侧脑室内径、小脑横径、小脑延髓池深度。

5.1.5.4 超声检查方法及内容

胎儿中枢神经系统检查需要进行多切面的扫查。超声检查多采用经腹检查的方法，孕早期有时可经阴道检查作为补充。胎儿中枢神经系统的具体切面如下。

5.1.5.4.1 胎儿颅脑

（1）胎头横切面

胎儿头部系列横切面是最易获取、重复性较好、最常用于观察颅脑的系列切面。这一系列切面相互紧邻，轻微移动探头或调整探头角度就可获取。

①孕早期胎头横切面，即孕早期侧脑室水平横切面。观察内容：胎头形态和大小、颅骨强回声环、脑中线、侧脑室、脉络丛。

②孕中、晚期胎头横切面。

丘脑水平横切面。观察内容：胎头形态及大小、颅骨强回声环、脑中线、透明隔腔、第三脑室、丘脑、大脑实质、大脑外侧裂。该切面的解剖标志从前至后包括侧脑室前角、透明隔腔、丘脑及大脑外侧裂。在此切面测量胎头的双顶径和头围。双顶径和头围主要用于评估胎龄和胎儿发育状况。

侧脑室水平横切面。观察内容：胎头形态及大小、颅骨强回声环、脑中线、侧脑室的前后部、脉络丛、透明隔腔、第三脑室、丘脑、大脑实质、大脑外侧裂。透明隔腔经腹超声可在孕 18—37 周观察，通常＜10 mm。透明隔腔有助于排查颅内发育异常，如前脑无裂畸形、胼胝体不发育、严重的脑积水及视隔发育不良。研究认为侧脑室是评估脑室系统是否完整的最有效的指标，侧脑室增宽除反映脑脊液循环情况外，还可能是大脑发育异常的间接表现。正常值：侧脑室内径在孕中期和孕晚期较孕早期稳定，为 6—8 mm；异常值：＞10 mm 为增宽。

小脑水平横切面。观察内容：脑中线、侧脑室前角、透明隔腔、丘脑、大脑脚、小脑及小脑延髓池。小脑延髓池位于小脑后方的小脑蚓部与枕骨内侧之间，其内充满液体。小脑延髓池内含一些隔膜，易与血管或囊性结构混淆。在孕 14—21 周，小脑横径每周可增加约 1 mm。胎儿头围和双顶径结合小脑横径可联合用于评估头部的发育状况。正常值：妊娠后半期，小脑延髓池深度稳定，正常值为 2—10 mm；小脑横径随孕周增加而增长，各孕周有其参考值范围；异常值：＞10 mm 为小脑延髓池增宽。

（2）冠状切面

使超声声束穿过胎儿前囟门处，平行移动探头可显示一系列的胎儿头部冠状面。根据胎儿位置进行选择性冠状切面成像。

①额叶冠状切面。观察内容：脑中线、大脑额叶、眼眶等。

②侧脑室前角冠状切面。观察内容：脑中线、透明隔腔、胼胝体、尾状核头部、侧脑室前角和大脑半球外侧裂。

③侧脑室体部冠状切面。观察内容：脑中线、丘脑、侧脑室体部、脉络丛、大脑半球。

④小脑冠状切面。观察内容：脑中线、大脑半球、小脑、小脑蚓部及小脑延髓池。

⑤侧脑室三角区冠状切面。观察内容：侧脑室三角区及其内部的脉络丛、脑室周围稍高回声的白质。

⑥枕叶冠状切面。观察内容：脑中线、顶叶皮质、枕叶皮质及深部侧脑室后角周围的脑白质。

（3）矢状切面

经前囟或矢状缝可显示系列的矢状切面。包括正中矢状切面、两侧旁正中矢状切面和大脑半球矢状切面。

①孕早期胎头正中矢状切面。观察内容：小脑、后颅窝、脑组织、丘脑、中脑、脑干、延髓、第四脑室（即颅内透明层）。

②孕中、晚期胎头矢状面。

正中矢状切面。观察内容：脑实质、胼胝体、透明隔腔、小脑蚓部和小脑延髓池、大脑前动脉及胼胝体周围动脉。

两侧旁正中矢状切面。观察内容：大脑额叶、大脑颞叶、顶叶、枕叶、丘脑、侧脑室、脉络丛、脑室周围组织。

大脑半球矢状切面。观察内容：大脑额叶、顶叶、枕叶、颞叶、大脑外侧裂。

5.1.5.4.2 胎儿脊柱

评估胎儿脊柱需要结合矢状切面、冠状切面和横切面等多个切面。

①脊柱矢状切面：观察内容为从头颈部至骶尾部的椎体、椎弓板及表面皮肤、脊髓。在孕中、晚期脊髓圆锥一般位于 L2—L3 水平。在孕早期，脊柱纵切面上部分节段脊柱还未骨化。

②脊柱冠状切面：观察内容为椎体及椎弓。适当调整探头方向可显示多个二维脊柱冠状切面，或利用三维重建技术显示多个不同层面的脊柱冠状切面。不同冠状切面可分别观察脊柱的 3 个骨化中心，表现为 1 条或 2 条平行串珠状强回声线。

1 条代表椎体骨化中心，2 条代表左右椎弓骨化中心。

③脊柱横切面：观察内容为不同节段脊椎的横断面、神经管。声束垂直于胎儿躯干纵轴，水平移动探头从颈椎至骶尾椎显示不同节段的脊柱及脊椎横切面。横切面可显示不同节段的脊椎各自不同的解剖结构。胎儿胸椎和腰椎呈三角形，第一颈椎呈四边形，骶椎较扁平。3 个骨化中心围成的腔隙为神经管。

5.1.5.5 注意事项

（1）安全性

进行胎儿超声检查应遵循“ALARA”原则，即应用最少的检查时间，最低的声能输出，获得诊断信息。在妊娠前 3 个月，尽量避免使用多普勒模式，仅在有临床指征的情况下才进行多普勒超声检查。

（2）三维、实时三维超声的应用及价值

因受胎位限制，胎儿颅脑二维超声不易获取标准的系列矢状切面和冠状切面，借助三维或实时三维技术可帮助有经验的超声医师获得系列的矢状切面和冠状切面进行诊断。

（3）中枢神经系统超声检查的局限性和影响因素

受某些因素影响（如胎位、羊水过少、羊水过多、母体因素等），超声检查对某些胎儿中枢神经系统结构显示有困难。因此，当一次超声检查难以完成所有要求检查的内容时，应告知孕妇并在检查报告上给予提示，建议复查或转诊。

有些严重的中枢神经系统结构畸形可能在妊娠中、晚期才出现，有些则是获得性的脑部损伤（即并非胚胎发育异常造成），还有一部分发育异常无法准确地诊断，如超声检查对神经元增殖异常的检出能力非常有限（小头畸形、肿瘤和脑皮质发育异常等）。因此，一部分胎儿中枢神经系统异常无法在宫内发现和诊断。

（4）MRI 检查

MRI 检查的补充超声检查是胎儿中枢神经系统的首选检查方法，胎儿颅脑 MRI 检查能为孕 20—22 周后的胎儿神经系统超声检查中不确定或疑难病例提供有效的补充。MRI 检查在孕 26—32 周对胎儿大部分器官清晰可见，但具体检查时间需根据具体情况进行个体化选择。MRI 对软组织的分辨力高，可用于观察颅脑细微结构、定量分析灰质、白质的容积异常，且功能性 MRI 可反映脑组织代谢及氧供。MRI 对中枢神经系统疾病中胼胝体缺失、脑回异常、脑白质软化、蛛网膜囊肿、小脑蚓部部分缺失、神经元移行障碍、颅内结节性硬化症等的诊断能力优于超声检查。

（5）转诊管理

胎儿中枢神经系统筛查性检查一经发现可疑异常，应及时转诊至产前诊断中心进行专业的超声评估，必要时进一步检查和严密监测、随访。

5.1.6　唇腭裂技术诊疗规范

5.1.6.1　概述

唇裂（cleft lips）与腭裂（cleft palate）是颜面部最常见的畸形，既可以表现为单纯性的唇裂或腭裂，也可以出现在一些综合征群中。有报道超过100种综合征合并唇裂和（或）腭裂，但这些综合征只占所有唇腭裂的10%。唇、腭裂的发生率在不同国家、地区、人群很不一致，非综合征类的唇裂和（或）腭裂为1：（700—800）。其中，唇裂合并腭裂的发生率约为1：1300，单发唇裂或腭裂约为1：2000。

5.1.6.2　唇腭裂类型

病理上，唇腭裂可分为单侧性、双侧性及中央性。根据病变累及的范围不同，又将其分为单纯唇裂、唇裂合并腭裂及单纯腭裂。根据病变严重程度还可将其分为完全性和不完全性唇腭裂，前者从唇红一直裂至前鼻孔底部，有时甚至牙槽也裂开；后者裂开未达鼻孔，或仅在唇缘处留有一小切迹。若为腭裂，完全性腭裂指左右外侧腭突未在中线愈合，也未与前方的正中腭突愈合；不完全性则是指前腭裂或后腭裂。

由于产前超声诊断左右侧有一定困难，有关唇腭裂产前诊断的文献报道均未区分唇腭裂的侧别，仅明确单侧或双侧。胎儿唇腭裂产前超声检查专家共识推荐对产前判断唇腭裂的侧别不作常规要求。

5.1.6.3　检查时机

胎儿唇腭裂产前超声检查专家共识推荐妊娠20—24周为唇腭裂超声检查的最佳时期。孕早期因胎儿颜面部结构很小，超声检查唇腭裂十分困难，不推荐孕早期常规超声检查胎儿唇腭裂。孕晚期因胎儿颜面部易受遮挡，超声发现唇腭裂受限。

5.1.6.4 孕中期唇裂的产前超声检查

（1）唇裂的诊断

通常取面部冠状切面，显示鼻和唇的结构。声像图可清晰显示一侧或双侧唇裂。一侧唇裂时，超声可见病变处上唇连续性回声中断，鼻歪向病侧，并可见鼻孔与唇裂处相通；当发生双侧唇裂时，声像图上可见上唇左、右裂开，可为对称性或不对称性。当孕中期产前超声筛查发现唇裂时，无论是否合并腭裂，均应在报告上描述目前发现的异常，并建议孕妇在具有产前诊断资质的医疗机构进一步评估。（图 5–33、图 5–34、图 5–35）

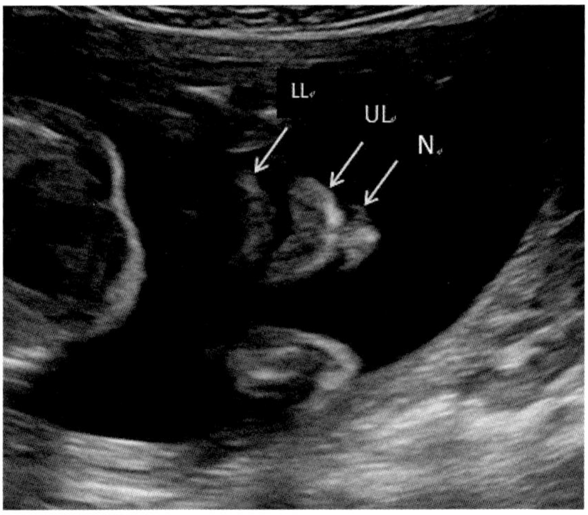

鼻（N），上唇（UL），下唇（LL）。

图 5–33 胎儿正常鼻唇冠状面

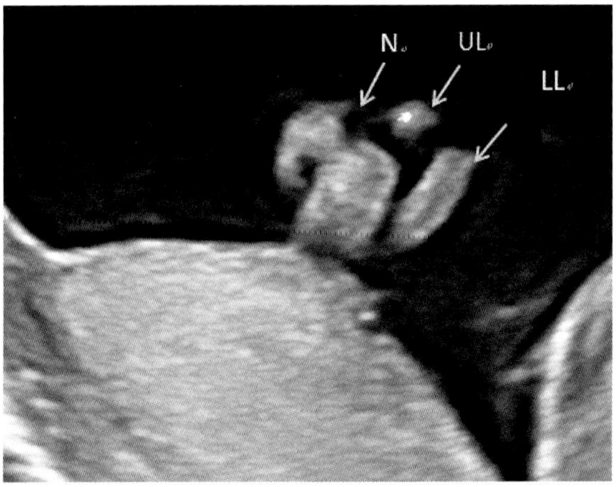

图 5–34 鼻唇冠状面上显示单侧唇裂

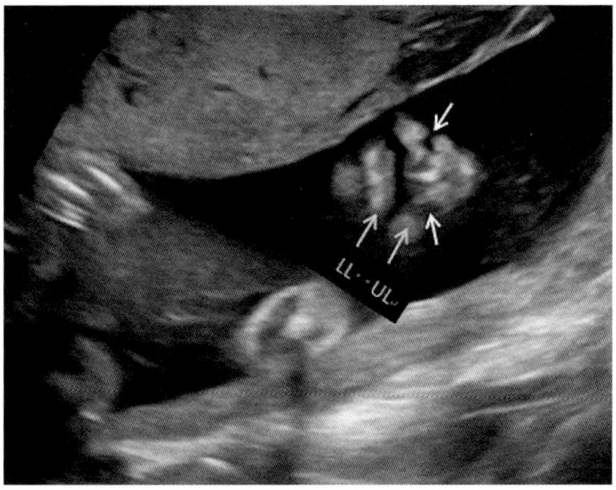

图 5-35　鼻唇冠状面上显示双侧唇裂（白箭头所指）

（2）腭裂的诊断

无唇裂的单纯腭裂检出率极低，超声检查非常困难，在未合并唇裂时不推荐常规超声检查胎儿腭部，即不推荐常规检查胎儿单纯腭裂。当发现胎儿唇裂时，可进一步观察胎儿上牙槽突，推荐经上颌轴向横切面显示上牙槽突弓，评估胎儿上牙槽突情况，可观察是否为牙槽突裂及单侧或双侧。在横切面上，单侧牙槽突裂超声表现为牙槽突正常弧形结构消失，回声连续性中断，裂口起自唇裂处，向内往上牙槽延伸至上腭，呈错位征象。双侧唇裂合并牙槽突裂超声表现为双侧唇与牙槽突连续性中断，在鼻下方可见明显向前突出的强回声，称为颌骨前突。单纯性腭裂不易诊断，尤其是那些不完全性腭裂或后腭裂。三维超声口腔内冠状平面能显示有无腭裂（图 5-36、图 5-37、图 5-38）。

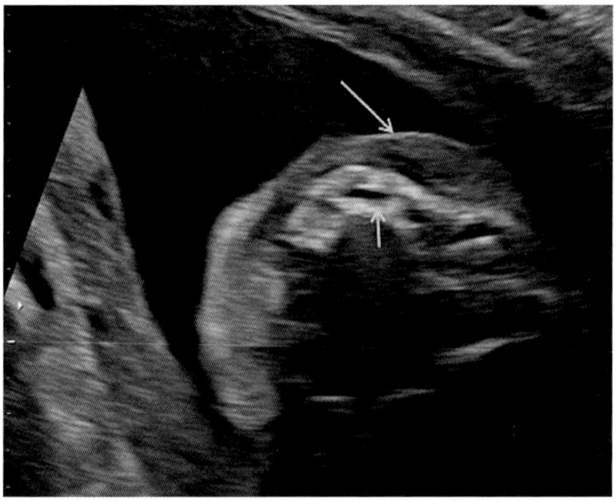

图 5-36　经上颌轴向横切面显示上唇（长箭头）、上牙槽突弓（短箭头）

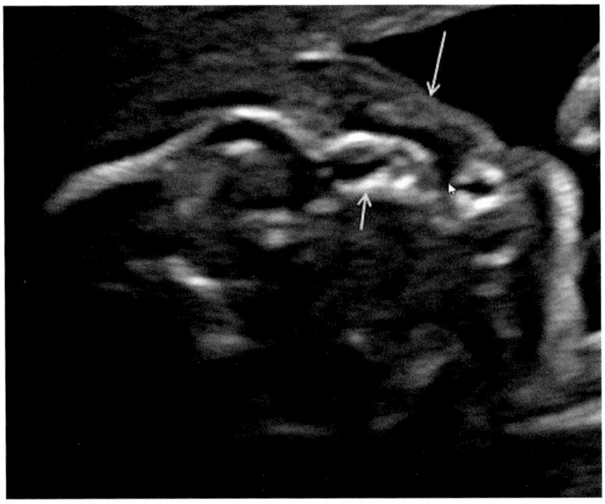

图 5-37　上颌轴向横切面显示单侧牙槽突裂（白箭头显示上牙槽突弓连续性中断），上唇（黄长箭头）、上牙槽突弓（黄短箭头）

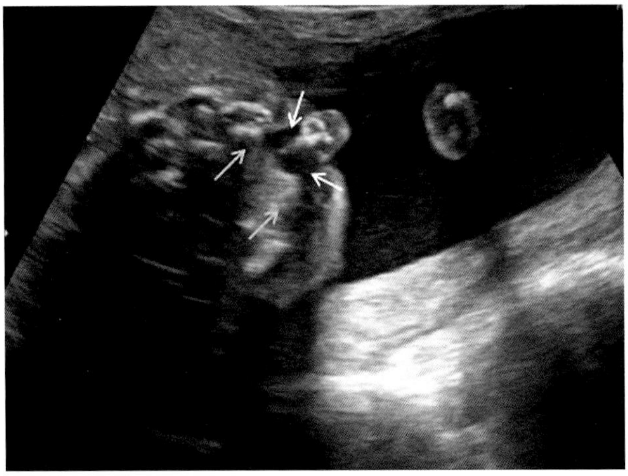

图 5-38　上颌轴向横切面显示双侧牙槽突裂（白箭头），上牙槽突弓（黄箭头）

由于解剖位置的关系，继发腭前方和两侧均有上颌骨牙槽突遮挡，超声声束难以到达该位置，继发腭及软腭的显示非常困难，二维超声几乎不能将其完全显示出来，检出率很低。不推荐常规超声检查继发腭，对单纯腭裂不作诊断要求。所有类型的胎儿唇腭裂均有可能合并其他结构异常。产前超声诊断的孤立性唇裂伴或不伴腭裂的情况下，约 15% 存在其他复杂发育障碍，如 21-三体综合征、颅脑畸形、室间隔缺损等。正中唇腭裂通常与前脑无裂畸形有关。故当发现唇腭裂时，应仔细观察其他部位是否存在结构畸形。

5.1.7　染色体微缺失 / 微重复综合征

染色体微缺失 / 微重复综合征是染色体微小片段缺失或重复，使正常基因剂量发生改变而导致的具有复杂临床表现的一组染色体病。其常见临床表现有生长发育异常、智力发育迟缓、内脏器官畸形、特殊面容、内分泌异常、精神行为改变和肿瘤等。该类疾病目前已发现近 300 种，发病率在 1/200000—1/4000 不等，合并发病率近 1/600。其遗传特点常为显性发病，以新发突变为主（占 85%—95%），家族性遗传占 5%—10%。常见的微缺失 / 微重复综合征如下。

5.1.7.1　猫叫综合征

猫叫综合征（cri du chat syndrome），又称 5p 综合征（deletion 5p syndrome），是 5 号染色体短臂末端的缺失所致。主要特征表现为生长缓慢、智力低下、小头等。也有报道孕中期母体血清学检查表现为 AFP 明显偏低。

（1）畸形特征

IUGR，哭叫呈猫样，智力低下，肌张力低下，小头，眼间距宽，眼裂下斜，耳位低，脸部不对称。

（2）超声诊断

产前超声诊断猫叫综合征常表现为颅脑异常。

（3）临床处理及预后

预后不佳，患儿智力低下。

5.1.7.2　迪格奥尔格综合征

迪格奥尔格综合征又称 22q11.2 缺失综合征、腭 – 心 – 面综合征、Shprintzen 综合征，是第 22 号染色体长臂近着丝粒端片段 22q11.21—q11.23 缺失引起的遗传综合征。活产儿发病率为 1/4000。1965 年 DiGeorge 报道了 1 例患有甲状旁腺功能减退和继发于胸腺发育不良的细胞免疫功能缺陷患者。1978 年 Shprintzen 等也报道了一组其特征为腭裂或腭咽功能不全、心脏缺陷及鼻部隆凸的儿童患者，定义为腭 – 心 – 面综合征。后经证实，临床表现为腭 – 心 – 面综合征及符合 DiGeorge 所描述的特征的大多数患者都具有染色体 22q11.2 区域的缺失。现已明确，这两种综合征是同一遗传缺陷的不同表现型。其临床表现极具多样性，可累及心血管、免疫系统、面容、内分泌系统，甚至语言发育、精神等多方面。

（1）畸形特征

特征性畸形主要包括心脏畸形、面部异常、胸腺缺如或发育不良、甲状旁腺发育不良、鼻咽发育缺陷等，常合并其他异常，如低钙血症、免疫力缺陷、语言障碍、精神异常、认知能力缺陷等。

心脏畸形：75%—85% 患者伴有各类先天性心脏病，主要为圆锥动脉干畸形（法洛四联症、永存动脉干、主动脉弓离断、肺动脉狭窄、右心室双出口）、右位主动脉弓、室间隔缺损等。各类心脏畸形发病率并不相同，其中 25.5% 为法洛四联症，17.2% 为主动脉弓离断，14.4% 为肺动脉狭窄，10.4% 为永存动脉干。

面部特征：腭异常是该综合征的主要表现之一，75% 患者有腭部发育不良，主要表现为腭裂、腭垂裂、高腭弓、黏膜下腭裂等，此外还有颧骨平坦、眼睑丰满、宽鼻梁或管状鼻、宽圆鼻、低耳位、小眼裂、小颌等。

胸腺缺如或发育不良：50% 患者伴有免疫缺陷，主要表现为胸腺缺如或胸腺体积减小，T 细胞数量减少。但有 5% 患者能够获得自身免疫，产生免疫抗体。

甲状旁腺发育不良：约 70% 患者在新生儿期出现低钙血症，主要表现为血清中甲状旁腺素低。

认知与精神异常：儿童和成年患者有特征性的行为表现，如儿童注意力不集中、多动症等。成年患者与精神分裂症关联，该综合征是精神分裂的第三危险因素。

（2）超声表现

该综合征的颜面部特征很难通过产前超声进行观察和判断。产前超声主要对胎儿心脏畸形的类型和胎儿胸腺大小对该综合征风险进行初步评估，如存在圆锥动脉干异常和胸腺小，该综合征风险会明显增高。Chaoui 等通过对 302 例孕 15—39 周正常胎儿、110 例心脏畸形胎儿（其中 90 例胎儿染色体正常，20 例胎儿为 22q11 缺失）的胸腺 – 胸廓比值（TT–ratio）进行研究，发现正常胎儿 TT–ratio 正常值为 0.44 ± 0.043。90 例染色体正常心脏畸形胎儿 TT–ratio 均在正常范围。20 例 22q11 缺失心脏畸形胎儿中 19 例 TT–ratio 小于正常范围，该组胎儿 TT–ratio 范围为 0.25 ± 0.09。

（3）临床处理及预后

迪格奥尔格综合征高危人群主要包括①宫内检测到胎儿有心脏圆锥干等心脏畸形合并胸腺发育不良者，②曾经怀有迪格奥尔格综合征孕产史的夫妇，③自身是迪格奥尔格患者的夫妇。临床对有上例情况者，建议除行常规胎儿染色体核型分析外，还应检测 22q11 是否缺失。

22q11 微缺失常表现为综合征，不经治疗 8% 的患儿死于心脏畸形，其中 50% 患儿死于出生后 1 个月，大多数患儿死于出生后 6 个月。60% 病例出现一过性低钙血症。语言发育延迟或障碍，说话鼻音，伴有咽喉张力减退。约 10% 的个体有精神心理状态，主要表现为慢性精神分裂症和妄想症，大部分出现在 10—21 岁。

5.1.7.3 Wolf-Hirschhorn 综合征（WHS）

Wolf-Hirschhorn 综合征（WHS）又称 4p- 综合征，是包括 4p16.3 在内的第 4 号染色体短臂末端缺失而导致的一种罕见染色体疾病。

（1）畸形特征

智力低下，小头畸形，生长缺陷，眼距宽，喙鼻，低位，大单耳，唇裂伴或不伴腭裂。

（2）超声表现

产前超声诊断类似于猫叫综合征，但常更为加重，还可呈尿道下裂、腭裂、严重的精神及运动障碍、癫痫发作等，属少见病例。

（3）临床处理及预后

预后不佳，患儿智力低下。

5.2 磁共振检查技术

5.2.1 概述

胎儿 MRI 是产前影像检查的重要方法之一，是出生缺陷二级防控的重要手段之一。胎儿 MRI 组织分辨率高、成像范围大，不受母体体型（如肥胖等）、羊水量、胎儿体位等因素影响，可清晰显示胎儿解剖结构以评估胎儿发育情况，可作为产前超声诊断的辅助及补充，提供更多诊断信息。因此，产前检查怀疑胎儿发育异常而不能明确时，可进行胎儿 MRI 检查。

安全性：目前为止，国内外研究均表明 3.0T 以下场强的 MRI 检查不会对母体及胎儿产生不良影响，于检查前可告知孕妇及家属。

检查时机：孕 12 周前，胚胎处于细胞分化发育阶段，容易受外界各种物理因素的损伤，且胎儿结构太小，MRI 检查也不能获得相应诊断效果，因此不建议行胎儿 MRI 检查；孕早期因胎儿器官发育不成熟，且孕早期胎动较多，难以获得清晰图像；胎儿神经系统发育较晚，特别是胼胝体于孕 20 周后才发育完全，小脑蚓部、胼胝体等畸形多于孕中、晚期被发现。因此，建议孕 20 周后行胎儿 MRI 检查。而特殊情况下，如孕中期超声检查发现胎儿严重畸形并有终止妊娠可能，可提前行胎儿 MRI 检查以提供更多依据，帮助产前诊断医师及准父母决定是否继续妊娠。

胎儿 MRI 检查适应证：胎儿畸形、羊水过少、既往有畸形胎儿生育史等。

胎儿 MRI 检查禁忌证：安装心脏起搏器、体内有铁磁性植入物、患有幽闭恐惧症等。

检查前准备：①核对孕妇个人信息，了解本次检查相关信息（特别是末次月经日期），明确检查目的及要求；②询问有无检查禁忌证；③取出身上佩戴的金属饰品，更换无金属衣物。

体位：头先进（方便检查摆位）或足先进（减轻幽闭恐惧感）均可，采用仰卧位或左侧卧位。

扫描序列：① T2WI 横轴位、冠状位及矢状位，② T1WI 横轴位、冠状位及矢状位，③ DWI 横轴位。

5.2.2　胎儿头颅、体部（胸部、腹部）磁共振扫描方法

5.2.2.1　胎儿头颅磁共振扫描方法

定位像扫描：沿母体轴线进行横轴位、冠状位及矢状位扫描，观察胎头所在位置，查看定位像中胎儿头颅是否出现端正的冠状位、矢状位或横轴位。

评价标准：①横轴位，能观察到胎儿头颅中线；②矢状位，胼胝体膝部下缘与压部下缘连线；③冠状位，双侧颞叶底部连线，如未出现端正的三轴位定位像，可在已扫定位像基础上再次扫描定位像。

若定位像出现端正的胎儿头颅横轴位及冠状位，可扫描胎儿头颅矢状位 T1WI、T2WI 序列：定位线于横轴位定位像上平行于大脑中线，于冠状位定位像上平行大脑纵裂池。

若定位像出现端正的胎儿头颅横轴位及矢状位，可扫描胎儿头颅冠状位

T1WI、T2WI 序列：定位线于矢状位定位像上垂直于胼胝体膝部下缘与压部下缘连线，于横轴位定位像上定位线垂直大脑中线。

若定位像出现端正的胎儿头颅冠状位及矢状位，可扫描胎儿头颅横轴位 T1WI、T2WI 及 DWI 序列：定位线于矢状位定位像上平行于胼胝体膝部下缘与压部下缘连线，于冠状位定位像上平行于双侧颞叶底部连线。

5.2.2.2 胎儿体部（胸部、腹部）磁共振扫描方法

定位像扫描：沿母体轴线进行横轴位、冠状位及矢状位扫描，观察胎儿体部所在位置。

于胎儿冠状位定位像上观察胎儿膈肌走行，将定位线置于膈肌水平处并垂直于胎儿体部纵轴，扫描胎儿体部横轴位 T2WI 序列，该横轴位 T2WI 序列主要用于定位。

于胎儿体部横轴位 T2WI 序列，找到胸骨区域稍凹陷处，将定位线平行于胸骨凹陷处与椎管中心连线，并于胎儿冠状位定位像上调整定位线平行于胎儿体部长轴，扫描胎儿体部矢状位 T1WI、T2WI 序列。

于胎儿体部横轴位 T2WI 序列，将定位线垂直于胸骨凹陷处与椎管中心连线，并于胎儿体部矢状位辅助调整平行于胎儿体部长轴方向，扫描胎儿体部冠状位 T1WI、T2WI 序列。

定位线于胎儿体部冠状位及矢状位 T2WI 序列均垂直胎儿体部长轴，扫描胎儿体部 T1WI、T2WI 及 DWI 序列。

值得注意的是，胎儿在扫描过程中，可能会出现胎动，导致扫描图像模糊、切面不正等，因此每次扫描所得图像，均需要浏览并评估是否为标准的三轴位图像。如胎儿体位变动明显，需要从扫描定位像开始，按照步骤再次扫描。

5.2.3 胎儿头颅、胸部、腹部正常 MRI 表现

5.2.3.1 胎儿头颅 MRI 正常表现

胎儿生长发育过程中，颅脑随着胎龄的增加而出现相应的形态改变。因此，熟知不同胎龄的颅脑改变是正确诊断的基础。胎儿颅脑的发育，可按照幕上结构、幕下结构及髓鞘形成等方面进行阐述（表 5–4、表 5–5）。

表 5-4 幕上结构

孕周	沟裂	脑实质	基底神经节	生发基质	胼胝体	侧脑室
16—17 周	大脑半球间裂、侧裂	三层	难以与生发基质区分	厚而突出的神经节隆起	短而水平	原始侧脑室
18—19 周	大脑半球间裂、侧裂	三层	与白质同信号	厚而突出的神经节隆起	短	前额双凹，后角突出
20—21 周	大脑半球间裂、侧裂加深	五层	丘脑白质均匀，T2WI 轻度高信号	厚而突出的神经节隆起	新月形，短但完全形成	成熟的结构，枕角突起
22—23 周	大脑半球间裂、侧裂、胼胝体沟、顶枕沟、海马沟	五层	与白质均匀，丘脑轻度高信号	变薄，不太突出的神经节隆起	新月形	成熟的结构，枕角突起
24—25 周	22—23 周沟裂 + 距状沟、扣带沟	五层	与白质均匀，丘脑轻度高信号	中度突出	新月形	成熟的结构，枕角不太突出
26—27 周	24—25 周沟裂 + 中央沟、侧副沟、中央前沟、颞上沟、缘沟	五层	与白质均匀	不太突出	新月形	成熟的结构，枕角不太突出
28—29 周	26—27 周沟裂 + 中央后沟、顶内沟、额上沟和额下沟	多层模糊，有残留的五层前缘和颞部	丘脑和苍白球 T2WI 低信号	不太突出，但仍沿侧脑室分布	新月形	成熟的结构
30—31 周	28—29 周沟裂 + 中央沟显著向内侧延伸和颞上沟向前延伸	前颞部残留五层的层面模糊叶	丘脑和苍白球 T2WI 低信号	沿侧脑室分布，但不一致	新月形	成熟的结构
32—33 周	30—31 周沟裂 + 颞下沟、枕颞沟	没有生发基质，呈两层	丘脑和苍白球 T2WI 低信号	尾状核头和颞角/枕角可见神经节隆起	新月形	成熟的结构
34—35 周	所有初级和次级脑沟	没有生发基质，呈两层	丘脑、苍白球、尾状核和壳核 T2WI 低信号	尾状头部残存少量	新月形	成熟的结构

（续表）

孕周	沟裂	脑实质	基底神经节	生发基质	胼胝体	侧脑室
36—37 周	所有一级、二级和三级脑沟	两层	丘脑、苍白球、尾状核和壳核 T2WI 低信号	几乎没有	新月形	成熟的结构
38—39 周	所有一级、二级和三级脑沟	两层	丘脑、苍白球、尾状核和壳核 T2WI 低信号	几乎没有	新月形	成熟的结构

表 5–5　幕下结构及髓鞘形成

孕周	实质	小脑蚓体	小脑蚓沟裂	小脑半球沟裂	髓鞘形成
16—17 周	均质	不完全覆盖第四脑室	光滑	光滑	延髓
18—19 周	均质	准备覆盖第四脑室	原裂	光滑	延髓
20—21 周	三层	覆盖第四脑室	原裂，蚓锥裂	絮状结节，半球光滑	脑桥、延髓
22—23 周	三层	覆盖第四脑室	原裂，蚓锥裂，前顶裂	絮状结节，半球光滑	脑桥、延髓
24—25 周	三层	覆盖第四脑室	原裂，蚓锥裂，前顶裂，后外侧裂或次裂	早期叶状	脑桥、延髓
26—27 周	三层	覆盖第四脑室	原裂，蚓锥裂，前顶裂，后外侧裂或次裂、水平裂	部分叶状	脑桥、延髓
28—29 周	三层	覆盖第四脑室	所有裂隙	所有叶状	脑桥、延髓、小脑下脚和小脑上脚
30—31 周	三层，中央 T2WI 高信号，周边皮质低信号	覆盖第四脑室	所有裂隙	扩散叶	脑桥、延髓、小脑下脚和小脑上脚

（续表）

孕周	实质	小脑蚓体	小脑蚓沟裂	小脑半球沟裂	髓鞘形成
32—33 周	三层，中央 T2WI 高信号，周边皮质低信号	覆盖第四脑室	所有裂隙	扩散叶	脑桥、延髓、小脑下脚和小脑上脚、中脑背侧，下丘，丘脑腹外侧，内囊后肢可能有 T1WI 高信号点
34—35 周	三层，中央 T2WI 高信号，周边皮质低信号	覆盖第四脑室	所有裂隙	扩散叶	脑桥、延髓、小脑下脚和小脑上脚、中脑背侧，下丘，丘脑腹外侧，内囊后肢可能有 T1WI 高信号点，视束和皮质下白质、内侧颞叶
36—37 周	三层，中央 T2WI 高信号，周边皮质低信号	覆盖第四脑室	所有裂隙	扩散叶	脑桥、延髓、小脑下脚和小脑上脚、中脑背侧，下丘，丘脑腹外侧，内囊后肢可能有 T1WI 高信号点，视束和皮质下白质、内侧颞叶
38—39 周	三层，中央 T2WI 高信号，周边皮质低信号	覆盖第四脑室	所有裂隙	扩散叶	脑桥、延髓、小脑下脚和小脑上脚、中脑背侧，下丘，丘脑腹外侧，内囊后肢可能有 T1WI 高信号点，视束和皮质下白质、内侧颞叶，内囊后肢和上蚓部的 T2WI 局灶性低信号

5.2.3.2 胎儿胸部 MRI 正常表现

胎肺中充满分泌物，于 T2WI 序列呈高信号，其信号较周围羊水稍低，肺内血管于高信号背景下显示为线状低信号。胎儿气管及支气管内充满羊水而呈 T2WI 高信号，左主支气管较右主支气管长，其形态不同而有助于确定心房位置，于支气管较长一侧为左心房，支气管较短一侧为右心房。食管通常未见显示，如食管内允满羊水，可见后纵隔区域管状高信号，通常见于妊娠晚期。横膈将胸腹分隔，呈条带状 T2WI 低信号，于胎儿冠状位及矢状位观察较佳。

5.2.3.3 胎儿腹部 MRI 正常表现

胎儿肝脏左右叶大小相差不大，肝实质呈 T2WI 等/低信号。胆囊于孕 18 周起可见，内含胆汁常呈 T2WI 高信号。胆管通常未见显示。脾脏实质信号与肝脏相似。胃于孕 14—15 周可见，胃、十二指肠内含羊水而呈 T2WI 高信号。小肠肠壁呈中等信号，部分小肠肠腔内含羊水而呈 T2WI 高信号。于孕中、晚期，结肠、直肠内见胎粪，呈不均匀分布的 T1WI 高信号、T2WI 低信号。通常情况下，结肠袋不明显而难以区分小肠与大肠。

胎儿肾脏为位于脊柱两侧的卵圆形结构，孕 11—14 周开始有肾脏排泄功能，肾实质呈 T2WI 等信号，肾盂肾盏内尿液呈 T2WI 高信号，正常胎儿输尿管常未见显示。膀胱内尿液呈 T2WI 高信号，如扫描时尿液喷射，可引起局部信号缺失。

5.2.4 胎儿 MRI 的临床应用

5.2.4.1 胎儿中枢神经系统异常

5.2.4.1.1 大脑皮质发育畸形

胚胎发育期间，各种因素引起的神经元移行障碍，可导致大脑皮质发育畸形（malformation of cortical development，MCD），常合并其他畸形，如胼胝体发育不良、脑积水等，MCD 会影响智力发育、出现癫痫等。胎儿 MCD 产前诊断标准：①无脑回畸形表现为缺乏相应孕周发展中应存的沟裂，脑表面较光滑，皮质增厚，白质变薄，两侧大脑半球呈“8”字形，常伴有胼胝体发育不良等。②巨脑回畸形表现为缺乏相应孕周发展中应该存在的沟裂，脑表面沟迟发，脑回扁平宽大，脑沟浅小，灰白质交界处光滑，脑室可扩大。③多微小脑回畸形表现为脑回微小且数目增多，脑外间隙增宽，脑皮质轻度增厚，脑白质减少，灰白质交界不规则。

5.2.4.1.2 脑室扩张

脑室扩张（ventriculomegaly）是指孕中、晚期侧脑室非特异性扩张，常提示可能伴随有中枢神经系统或其他系统（器官）畸形。正常胎儿侧脑室宽度不超过 10 mm，否则可视为脑室扩张，按超声诊断标准分为轻度（10—12 mm）、中度（12—15 mm）和重度（≥ 15 mm）。超声可发现单纯的脑室扩张，但对于合并的畸形，尤其是微小畸形，超声漏诊率较高。MRI 可较好地显示脑室扩张程度、侧脑室壁规则程度、周围脑皮层发育情况、神经元移行异常等。因此，超声筛查发现胎儿脑室扩张后，有必要进行胎儿 MRI 检查。

5.2.4.1.3 胼胝体发育不全

胼胝体发育不全（agenesis of the corpus callosum，ACC）是较常见的一种颅脑畸形，分为完全性发育不全（cACC）和部分性发育不全（pACC）。ACC 在胎儿中很少单独存在，多伴有中枢神经系统的其他异常，如脑沟形成延迟、皮质形态异常、Dandy–Walker 畸形、灰质异位等，严重影响胎儿产后预后。因此，尽早发现和准确诊断对临床治疗和干预至关重要。

胎儿颅脑 MRI 可通过横轴位、冠状位及矢状位清楚地呈现有无白质纤维束越过中线，对胼胝体发育不良的诊断把握较大，且能同时显示合并畸形。

ACC 典型 MRI 表现：①侧脑室前角变小呈倒八或新月形分离，②侧脑室体部近乎平行性分离、侧脑室后角及三角区扩大，呈“泪滴状”改变，③第三脑室不同程度扩张并上移位于分离的侧脑室间，④透明隔间腔消失，⑤正中矢状位胼胝体部分或完全缺如、胼胝体形态较细，⑥脑回呈放射状分布。

5.2.4.1.4　Dandy–Walker 综合征

Dandy–Walker 综合征（Dandy–Walker syndrome，DWS），又称先天性第四脑室中孔侧孔闭锁，是一种罕见的小脑发育畸形，可引起第四脑室囊性扩大和继发性梗阻性脑积水。DWS 常合并有其他畸形，如胼胝体发育不良、多微小脑回、灰质异位、枕叶脑膨出、无脑回、脊髓空洞症等。

根据小脑蚓部异常情况不同可将 DWS 分为三型。①经典型：小脑蚓部明显发育不良甚至缺失，第四脑室扩张、下部开放，并与扩张的后颅窝池相通，小脑幕上抬。②变异型：小脑上蚓部正常，下蚓部部分缺失，四脑室轻度扩张，小脑幕位置正常，后颅窝池扩张不明显。③单纯后颅窝池增宽：后颅窝池增宽，径线＞10 mm，小脑蚓部发育正常，第四脑室不扩张，小脑幕位置正常。

5.2.4.2　胎儿胸部异常

5.2.4.2.1　先天性膈疝

先天性膈疝（congenital diaphragmatic hernia，CDH）是单侧或双侧膈肌发育异常而局部缺损，导致腹腔内脏器疝入胸腔的一种先天性疾病。腹腔脏器疝入胸腔并对肺、纵隔等压迫，常引起肺发育不良、心功能不全等，致使围生儿病死率增高。因此，CDH 的产前诊断及评估对其预后有重要意义。

胎儿 MRI 可结合冠状位、矢状位及轴位进行观察，观察内容：①有无腹腔脏器疝入胸腔，纵隔有无移位等；②腹腔脏器疝入部位，左侧、右侧还是双侧；③判断疝入胸腔的腹腔脏器，左侧 CDH 主要疝入器官有胃、脾、小肠、结肠、肝左叶，右侧 CDH 的主要疝入器官为肝脏，疝入肠管相对少，如有肠管疝入可伴发肠旋转不良。

疝入胸腔的腹腔脏器，可根据其形态及信号区分，如胃泡及胆囊可呈囊状T2WI高信号，肝脏实质侧呈T2WI低信号；小肠内含液体而呈管状T2WI高信号；于孕晚期，结肠内胎粪呈T1WI高信号、T2WI低信号。

5.2.4.2.2 先天性囊性腺瘤样畸形

先天性囊性腺瘤样畸形（congenital cystic adenomatoid malformation，CCAM）是一种肺组织错构畸形，以终末支气管过度增生、囊状扩张及正常肺泡结构缺失为特征，97%的CCAM为单侧病变，部分病灶较小者可自行消退。CCAM血供来源于肺循环，与支气管树相连，根据组织病理分型为①Ⅰ型（大囊肿型），病变以大囊腔为主，直径2—10 cm，囊肿间可见肺泡样结构；②Ⅱ型（多发小囊肿型），病灶以多发小囊腔为特征，直径常＜1 cm；③Ⅲ型（实质肿块型），病变大体呈实性，于镜下可见大量极小的囊肿，表现为类似细支气管的含腺体组织和结构。通常患侧肺体积增大，病变呈占位效应，可见周围组织、纵隔结构呈受压推移改变。MRI见病灶内囊腔呈T2WI高信号，可根据病灶囊大小、分布等表现于产前将CCAM分型，并给临床医生提供病灶范围、周围组织压迫程度等重要信息。

5.2.4.3 胎儿腹部异常

5.2.4.3.1 胎儿脐膨出

胎儿脐膨出（Omphalocele）是一种先天性腹壁发育缺陷，可伴发心血管、消化道、神经系统等畸形，以伴发消化道畸形多见。脐膨出的缺损发生于中线脐周腹壁，脐带插入点常位于疝囊顶点。疝囊被羊膜、腹膜包裹，疝内容物常见的有肝脏、胆囊、小肠、结肠、胃、脾等。MRI软组织分辨率高、成像范围大，可清楚显示疝囊、疝内容物，疝囊呈T2WI低信号。脐膨出主要与脐疝、腹裂相鉴别：脐疝疝囊为突出的腹膜憩室，外可见皮肤覆盖，而脐膨出及腹裂为腹壁缺损；腹裂大多位于右侧腹壁，而胎儿脐部、脐带位置未见异常，膨出胎儿腹腔的多为胃肠道且没有羊膜囊、腹膜囊包被。

5.2.4.3.2 胎儿泌尿系畸形

胎儿泌尿系病变常见，单侧、双侧发病均可。肾积水（hydronephrosis）是泌尿系统最常见的病变。肾积水的诊断标准是肾盂前后径≥ 10 mm，多为梗阻性因素引起，如肾盂输尿管连接处狭窄、输尿管反流、输尿管末端囊肿等。异位肾可根据肾脏位置异常诊断，位置较高者可达胸腔、膈下，位置较低者可位于髂窝、盆腔，异位肾大小一般正常，但多有旋转不良，需要注意的是有无合并输尿管异常。马蹄肾可见两侧肾脏的一极在脊柱前方融合，多见下极融合。胎儿泌尿系统病变可导致羊水过少，充足的羊水量对于胎儿在羊膜腔内的自由活动极为重要，羊水过少可导致胎儿骨骼畸形、肺发育不良等。

第六章　广西常见出生缺陷的诊断与管理

6.1　地中海贫血

6.1.1　概述

地中海贫血（thalassemia）是一类以血红蛋白的珠蛋白 α 链或 β 链合成量不足或缺失为特征的常染色体隐性遗传病，是人类最常见的单基因遗传病之一。地中海贫血好发于地中海沿岸、非洲、东南亚和中国南方地区。我国长江以南特别是广东、广西、海南、四川、云南、贵州等省区为高发区。重型 α 地中海贫血会导致死胎，重型 β 地中海贫血需依赖输血维持生命，中间型地中海贫血严重影响患者的生长发育和学习工作。如夫妇均携带同型地中海贫血基因，他们有孕育重型地中海贫血胎儿的风险。虽然地中海贫血基因携带者本人无症状，但可使地中海贫血基因得以世代遗传，是产生中间型和重型地中海贫血的遗传根源。普查显示广西人群中 α 和 β 地中海贫血基因携带者高达 24%。

6.1.2　分类

根据珠蛋白肽链合成障碍的种类不同，分为 α、β、γ、δ、δβ 地中海贫血。以前两者最常见。

6.1.2.1　α 地中海贫血

α 地中海贫血主要是由于 α 珠蛋白基因缺失造成的。α 珠蛋白基因位于第 16 号染色体，每条染色体包含两个 α 基因（即 α1 和 α2 各 1 对）。如果 1 条染色体上的两个 α 珠蛋白基因均缺失，称为地中海贫血 1（简称 α- 地 1）；如果 1 条染色体上仅有 1 个 α 珠蛋白基因缺失，则称为地中海贫血 2（简称 α- 地 2）。此外，α 地中海贫血还有少数是 α 基因突变所致，如 $Hb\alpha^{ws}$、$Hb\alpha^{qs}$、$Hb\alpha^{cs}$ 等。

目前，临床上依据受累基因的数量，将 α 地中海贫血分为 4 种类型。

（1）静止型 α 地中海贫血（α- 地贫 2）

在第 16 号染色体上 4 个 α 基因只缺失 1 个 α 基因（-α/αα），其 α 与 β 珠蛋白肽链合成接近 1，所以不表现出临床症状，只在胎儿期的脐血中查到 Hb Bart’s 约 2%。它包括非缺失型 α 地中海贫血 αα/αα^{T}（αα^{ws}/αα、αα^{qs}/αα、αα^{cs}/αα），是由于功能缺陷，表达水平降低等。

（2）轻型 α 地中海贫血（标准型、α– 地贫 1）

是 2 个基因缺失或功能障碍，包括在 1 条染色体上缺失 2 个 α 基因（ ––/αα）或在 2 条染色体上各缺一个 α 基因（ –α/–α）。我国主要是（ ––/αα）型，患者末梢血象变动较大，小红细胞增多，红细胞大小不均和不同程度血红蛋白减少，用煌焦油蓝保温，常看到包涵体，有些患者在婴儿期检查血红蛋白 Bart’s 达 5%—10%。

（3）中间型 α 地中海贫血（HbH 病）

是 α– 地贫 1 与 α– 地贫 2 的双重杂合子，基因型为（ ––/–α），4 个 α 基因缺失 3 个，只有少量 α 链合成，α、β 珠蛋白合成比在 0.3—0.6。因此，过多 β 链聚合成快速泳动的异常 HbH（ β4 ）。HbH 对氧亲和力很高（为 HbA 的 10 倍），是一种不稳定四聚体，其 β 链上巯基（—SH）容易被氧化，导致 β4 的解体，生成游离 β 链，并于红细胞中沉淀形成 H 包涵体。包涵体常附着在红细胞膜上，使细胞膜变形受损而破坏溶血。患儿除贫血脸色苍白外，临床特征在出生后 1 年内就显示，约 30%病例有骨骼变形和唐氏综合征的面容。70%病例肝脾肿大，病情严重不亚于重型地中海贫血，但也有一些病例可以度过一生而无明显症状。患者的贫血可因感染或服用氧化性药物而加剧，如服磺胺类和抗疟疾药物可造成严重贫血。HbH 病有些伴 Hb Constant spring（ Hbcs），Hbcs 的影响相当于 α– 地贫 2，累及 1 个 α 基因，故与 α– 地贫 1 基因组合成双重杂合子 α 地 1/α^{cs} 时，相当缺失 3 个 α 基因所造成的危害性。

（4）重型 α 地中海贫血（ Hb Bart’s 胎儿水肿综合征 Hb Bart’s hydrops fetalis syndrome）

是 α– 地贫 1 的纯合子，基因型为（ ––/––），由于 4 个 α 基因缺失，导致 α 链完全缺失，只有 γ 链聚合而形成 Hb Bart’s（γ4 ）和少量 Hb Port land（ζ2γ2 ）。Hb Bart’s 对氧亲和力很强，因而释放到组织的氧较少，造成组织缺氧而导致死胎。临床特点是婴儿往往早产，有半数婴儿生下来已死亡，即使出生后仍存活，也只能活半小时。婴儿面色苍白，明显水肿，肝脾肿大；在肝和脾中能看到多处髓外红细胞生成；心脏增大，伴有心肌水肿；在腹腔、胸腔和心包腔中均有渗出液，胎盘明显增大，红细胞大小不均，血红蛋白一般在 49/100—109/100 mL，在末梢血有许多有核红细胞与不同程度网织红细胞增多。

6.1.2.2　β 地中海贫血

β 地中海贫血是红细胞 β 链合成显著减少（为正常的 5％—30％）或完全不能合成的一组隐性遗传性溶血病。主要是第 11 号染色体上 β 基因缺陷，不能形成正常的血红蛋白（α2β2），而持续地和不同程度地产生 γ 链和 δ 链所致。β 地贫以突变型为主，全世界约 200 种，中国约 40 种。缺失型少见，占比＜1%，当 MCV 低，HbF 高，特别是＞（5%—10%）时，要考虑缺失型 β 地中海贫血。β 地中海贫血可分为两种类型，简称为 β^0 地贫和 β^+ 地贫，前者 β 链合成完全抑制，后者 β 链合成部分受到抑制，即正常 β 链合成量降低。在临床上表现为多种症状，通常根据病情分为重型 β 地中海贫血、中间型 β 地中海贫血、轻型 β 地中海贫血。

（1）轻型 β 地中海贫血

患者是 β^+ 地贫、β^0 地贫或 $\delta\beta^0$ 地贫杂合体。基因型分别为 β^+ 地贫/β^A、β^0 地贫/β^A、$\delta\beta^0$ 地贫/β^A。患者尚能合成相当量 β 链，血红蛋白水平可高达 90—120 g/L，故临床仅表现低色素的轻度贫血，甚至可以代偿而无症状。本病 HbA2 增高达 3.5％—8％，这可作携带者鉴别指标之一。

（2）中间型 β 地中海贫血

患者通常是某些 β 地中海贫血变异型的纯合体，如伴有 HbF 增高的 β^+ 地贫/β^+ 地贫或两种不同变异型地中海贫血的双重杂合体，如 β^+ 地贫/δβ 地贫，贫血症状介于轻型与重型之间，有些患者巩膜发黄并随年龄增长而加深，脾脏肿大，但血红蛋白维持一定水平，一般不需输血。需要特别注意的是 α 珠蛋白三联体合并 β^+ 或 β^0 地贫会导致中间型 β 地中海贫血，严重者需要定期输血。

（3）重型 β 地中海贫血

患者为 β^0 地贫、β^+ 地贫和 $\delta\beta^0$ 的纯合体或是 β 地贫的双重杂合体，基因型分别为 β^0 地贫/β^0 地贫、β^+ 地贫/β^+ 地贫和 $\delta\beta^0$ 地贫/δβ 地贫或 β^+ 地贫/β^0 地贫。这些患者的 β 链不能合成或合成量很少，α 链与 γ 链或 δ 链结合，故 HbA2（α2δ2）和 HbF（α2γ2）明显增高，HbF 高达 50％—95％。HbF 的氧亲和力高，导致组织缺氧，加上多余的 α 链聚集成 α 链包涵体，沉积在红细胞膜上，使红细胞膜僵硬，变形能力下降，骨髓或脾脏被破坏，红细胞寿命减少，在临床上出现慢性溶血性贫血。

贫血和缺氧使得红细胞生成素分泌，促使骨髓增加造血，引起骨骼变形。贫血使得肠道铁吸收增加，加上反复输血，使得铁大量沉积组织，造成含铁血黄素沉积症。患儿出生时无症状，在3—12个月大开始出现严重的进行性溶血性贫血，患儿矮小，疲倦，乏力，皮肤苍白，肝脾肿大，脸部和其他部位的骨头变形，易骨折，需要定期输血治疗，如得不到有效的治疗，多于5岁前夭折。血液学参数出现Hb显著下降，MCV、MCH下降，Hb F增高＞40%，Hb A2正常或增高。

6.1.3 遗传咨询

①轻型地贫与正常人婚配，其下一代风险估计：轻型地中海贫血1/2，正常1/2，无须产前诊断。

② 2个同类型的轻型地中海贫血患者婚配，其下一代风险估计：重型地中海贫血1/4，正常1/4，轻型地中海贫血1/2，须产前诊断。

③静止型与轻型α地中海贫血患者婚配，其下一代风险估计：血红蛋白H病1/4，轻型1/4，静止型1/4，正常1/4，建议产前诊断。

注意：静止型筛查时容易漏诊。

④静止型与中间型α地中海贫血患者婚配，其下一代风险估计：血红蛋白H病1/4，轻型1/2，静止型1/4，建议产前诊断。

⑤轻型与中间型α地中海贫血患者婚配，其下一代风险估计：重型（巴氏水肿胎）1/4，血红蛋白H病1/4，轻型1/4，静止型1/4，须产前诊断。

⑥轻型与重型β地中海贫血患者婚配，其下一代风险估计：重型1/2，轻型1/2，须产前诊断。

⑦重型或中间型地中海贫血与正常人婚配，其下一代均为轻型地中海贫血，无须产前诊断。

⑧ α三联体与β地中海贫血患者婚配，其下一代风险估计：中间型1/4，建议产前诊断。当一方为β地中海贫血携带者，建议另一方进行α三联体筛查。

6.1.4 地贫筛查与诊断

6.1.4.1 初筛

①血常规：平均红细胞容积（MCV）＜82 fL，平均红细胞Hb量（MCH）＜27 pg。

② Hb 电泳：HbA2＜2.4% 或 HbA2 ≥ 3.5%，HbF 升高，发现其他异常血红蛋白，如 HbH、HbCS，可见 HbH 包涵体等。

初筛任一项异常，建议行地中海贫血基因分析，如夫妇双方为同类 α 或 β 地中海贫血，建议行产前基因诊断。

注意：Hb 电泳正常不代表没有地中海贫血，夫妇双方如一方筛查异常，另一方建议行地中海贫血基因诊断。

6.1.4.2　产前诊断指征

①曾生育过中间型和重型地中海贫血患儿的夫妇。

②夫妇双方均为轻型 α 或 β 地中海贫血携带者。

③夫妇一方为轻型 α 地中海贫血，另一方为 β 轻型地中海贫血复合 α 轻型地中海贫血者。

④夫妇一方为轻型 α 地中海贫血，另一方为中间型 α 地中海贫血者。

⑤夫妻一方为 α 三联体，另一方为 β 地中海贫血携带者。

6.1.5　地中海贫血的治疗

本病主要治疗手段包括规范性输血、脾切除术、造血干细胞移植、基因治疗，造血干细胞移植（hematopoietic stem cell transplantation，HSCT）是目前临床治愈重型 β 地中海贫血的唯一办法。基因治疗在国际上已有成功案例的报道。然而，其安全性需要经过长期、系统的临床实验评估，该技术仍然有待于进一步研究。由于发病与遗传因素有关，规范的遗传咨询、胚胎植入前遗传学诊断技术及妊娠期产前诊断是减少此病发生的重要措施。

6.2　常见三体综合征

6.2.1　21-三体综合征

又称 Down 综合征或唐氏综合征，是最早被发现的染色体病，发病率为 1/600—1/800，与母亲年龄有关。该病是多出 1 条额外的第 21 号染色体引起，根据额外 21 号染色体的存在形式，分为标准型、易位型和嵌合型 3 种。标准型 21-三体综合征占 94%，大多以散发病例出现；易位型 21-三体综合征占 4%，有 1 条 21 号染色体以易位的方式接到 D 组（第 13 号、第 14 号、第 15 号）或 G 组（第 21 号、第 22 号）染色体上，约 3/4 为新发生，1/4 为家族性；嵌合型 21– 三体综合征占 2%—3%，通常起源于有丝分裂中第 21 号染色体不分离。

6.2.1.1 诊断

6.2.1.1.1 临床表现

主要特征：特殊面容、智力低下、肌张力降低和体格发育迟缓。

①特征性面部表现：扁平脸，眼距增宽，内眦赘皮，眼裂短，眼外角上斜，虹膜周围小白斑，塌鼻梁，小嘴，高腭弓，舌大外伸，小下颌，小耳，外耳异常。

②其他异常：小头，平枕，后颈部皮肤增多，矮小，胸骨短，75% 通贯掌（正常人 1%），外生殖器小，手短，手指短，第五小指内弯，中间指骨发育不良，第 1、第 2 趾间距增宽。

③器官功能和结构异常：40% 先心病（心内膜垫缺损和房缺占 50%），10% 胃肠道异常（十二指肠闭锁、直肠闭锁和先天性巨结肠等），白内障，斜视，眼球震颤，甲状腺功能减退，白血病（可发生暂时性类白血病反应，急非淋较常见），免疫缺陷发生率高。

④神经行为发育落后：肌张力低下（正常 6 个月抬头，1 岁会坐，2 岁会走），智力落后，语言落后，3%—9% 出现癫痫。

6.2.1.1.2 实验室检查

（1）血清学产前筛查

21– 三体综合征产前血清学筛查指的是通过抽取孕妇外周血进行特异性血清标记物检测，结合孕妇年龄、疾病史、种族、吸烟史与否、超声核实胎龄，再由专业软件计算得出 21– 三体综合征风险值的方法。大于风险值为筛查阳性。

筛查对象：建议所有小于 35 岁的孕 14—20^{+6} 周的一般孕妇进行产前筛查。

筛查方式：中期筛查孕周为 14—20^{+6} 的孕妇。

筛查结果的评估：①建议对高风险的孕妇先进行孕周核对，孕周不符合者应该重新计算风险值。超声核对孕周应以头臀长（CRL）或双顶径（BPD）作为指标。

②对筛查阳性的高危孕妇，由遗传咨询医生向孕妇及家属解释结果，建议进行胎儿染色体核型分析，并在孕妇或家属知情同意的基础上签署知情同意书；如未进行胎儿核型分析，则在出生后尽可能进行脐血染色体核型检查。

③当血清学筛查出现单项或多项 MoM 值明显异常，而超声检查孕龄符合、未发现胎儿结构异常或其他影响 AFP 值的因素存在，应向孕妇说明，必要时进行胎儿染色体核型分析。

④对筛查出的高危病例，在未作出明确诊断前，不得随意为孕妇做终止妊娠的处理。

（2）无创胎儿染色体非整倍体产前检测

应用高通量测序技术从母体血浆 DNA 中检测出胎儿 21-三体综合征、18-三体综合征、13-三体综合征的方法。

检测时间：孕 12 周以上，最佳时间为孕 12—26 周。

适用人群：

①血清学筛查、影像学检查显示为常见染色体非整倍体临界风险（即 1/1000 ≤唐氏综合征风险值＜1/270，1/1000 ≤ 18 三体综合征风险值＜1/350）的孕妇。

②有介入性产前诊断禁忌证者（先兆流产、发热、有出血倾向、感染未愈等）。

③就诊时，患者为孕 20^{+6} 周以上，错过血清学筛查最佳时间，或错过常规产前诊断时机，但要求降低 21-三体综合征、18-三体综合征、13-三体综合征风险的孕妇。

④满足一些特殊患者的需要（如年龄过大，心理压力过大，拒绝羊穿；胎盘前置；孕囊低置；病毒携带者；流产史；珍贵儿；羊水过少；RH 阴性等）。

慎用人群：

有以下几种情形的孕妇属于慎用人群，即在该人群中本检测的筛查效果较适用人群有一定程度下降，即筛查的检出率下降，假阳性及假阴性率上升，或已符合介入性产前诊断的指征，知情后拒绝直接选择介入性产前诊断的孕妇。

①产前筛查高风险，预产期年龄≥ 35 岁的高龄孕妇，以及有其他直接产前诊断指征的孕妇。

②孕周＜12 周的孕妇。

③高体重（体重＞100 kg）孕妇。

④通过体外受精 - 胚胎移植（以下简称 IVF-ET）方式受孕的孕妇。

⑤双胎妊娠的孕妇。

⑥合并恶性肿瘤的孕妇。

不适用人群：

①有染色体异常胎儿分娩史，夫妇一方有明确染色体异常的孕妇。

②孕妇 1 年内接受过异体输血、移植手术、细胞治疗或免疫治疗等对高通量基因测序，产前筛查与诊断结果会造成干扰的。

③胎儿影像学检查怀疑胎儿有微缺失 / 微重复综合征或其他染色体异常可能的。

④各种基因病的高风险人群。

筛查结果的评估：

①对筛查阳性的高危孕妇，由遗传咨询医生向孕妇及家属解释结果，并提出进一步检查和诊断的建议。

②建议对筛查阳性孕妇进行胎儿染色体核型分析，并在孕妇或家属知情同意的基础上签署知情同意书；如未进行胎儿核型分析，则在出生后尽可能进行脐血染色体核型检查。

③对筛查出的高危病例，在未作出明确诊断前，不得随意为孕妇做终止妊娠的处理。

6.2.1.1.3 诊断

“金标准”是染色体核型分析。

6.2.1.2 咨询要点

①药物因素、化学因素、感染因素、辐射因素等都有可能诱发染色体畸变。

②母亲年龄升高，21–三体综合征风险增加，孕妇分娩年龄为 35 岁，风险率是 1/350；40 岁者，风险率是 1/100；45 岁者是 1/25。

③凡有标准型 21–三体综合征分娩史者，再发风险发生率升高 2—8 倍。生育过 2 个以上标准型 21–三体综合征患儿的正常夫妇，应检查夫妇双方染色体，特别注意是否有嵌合体存在。

④生育过 1 胎易位型 21–三体综合征患儿，若夫妇染色体正常，则再发风险＜1%。若夫妇中一方为 21/21 罗伯逊易位，则下次妊娠 21–三体综合征再发风险为 100%，应劝其绝育。若夫妇中一方为第 21 号与第 13 号、第 14 号、第 15 号、第 22 号染色体罗伯逊易位，则再发风险根据男方携带还是女方携带而有很大区别，若携带者为男方，再发风险为 2%；相反，若携带者为女方，再发风险升至 15%。

⑤生育过 1 胎嵌合型 21–三体综合征患儿，若夫妇染色体正常，则再发风险低。

⑥ 21-三体综合征孕妇、已经生育过 21-三体综合征患儿、有过胎儿确诊 21-三体综合征异常而引产的孕妇，或有同胞患病的夫妇，建议转至设立有遗传咨询门诊的医疗机构就诊。

⑦建议孕前对 21-三体综合征高风险夫妇进行核型分析。

⑧建议孕期通过绒毛取样或羊膜腔穿刺对高危孕妇进行产前诊断。

⑨男性患者 100% 不孕，女性患者通常无月经，但少数可妊娠和生育，后代 21-三体综合征患病风险约 50%，其他非整倍体风险也明显升高。

6.2.1.3　处理原则

目前，21-三体综合征无有效治疗手段。一旦确诊胎儿为 21-三体综合征，应及时告知检查结果及遗传咨询，建议优生引产，是否引产，由患儿父母决定。

6.2.2　13-三体综合征

13-三体综合征（trisomy 13 syndrome）又称 Patau 综合征（Patau syndrome），由 Patau 等于 1960 年首先证实该病是由多一条第 13 号染色体引起，发病率为 1/6000—12000。13-三体综合征发生的主要机制是生殖细胞减数分裂过程中第 13 号染色体不分离，携带 2 条第 13 号染色体的配子与正常配子受精后形成具有 3 条第 13 号染色体的胚胎，孕妇年龄越大，不分离的机会越大。此外，夫妇中一方为涉及第 13 号染色体的罗伯逊易位携带者，可通过减数分裂形成易位型 13-三体综合征胚胎：嵌合型 13-三体综合征则起源于有丝分裂中第 13 号染色体不分离。基因剂量不平衡影响胚胎正常发育，由于第 13 号染色体上携带的基因数量大大超过第 21 号染色体，其对胚胎发育的影响程度比 21-三体综合征严重，绝大部分 13-三体综合征患儿在出生前流产。

6.2.2.1　诊断

6.2.2.1.1　临床表现

主要特征：前脑无裂畸形；轴后性多指（趾）；枕骨头皮缺陷和眼、鼻、唇畸形。

患者常有严重智力低下，严重的多器官畸形、中枢神经系统和头面部畸形包括小头畸形伴先天性头皮缺损、全前脑（78%—80%）、胼胝体缺失、90% 小眼球/伴无眼球、虹膜缺损，以及唇或（和）腭裂，80% 的患儿有心血管畸形，以室间隔缺损最常见，其他有房间隔缺损、动脉导管未闭、瓣膜狭窄等，约 3/4 为复杂心脏畸形，四肢畸形包括通贯掌、手指弯曲、指与指之间重叠呈握拳状，多指/趾出现在 75% 的病例。此外，还可出现肾积水和多囊肾、脐膨出、肠扭转、胰腺异常和胆囊发育不良、单脐动脉、男性隐睾、女性双角子宫等。

胎儿期超声影像异常：前脑无裂畸形、小头畸形、唇裂、轴后性多指（趾）、脐膨出、多囊肾、心脏畸形等。

6.2.2.1.2 实验室检查

包括血清学产前筛查及无创胎儿染色体非整倍体产前检测。

6.2.2.1.3 诊断

①染色体核型分析：13–三体综合征占 75%，易位型占 20%，镶嵌体占 5%。

②胎儿期超声影像异常：可发现特征性的超声征象。

6.2.2.2 咨询要点

告知 13–三体综合征预后极差，82% 患儿出生后 1 个月内死亡，仅 5% 存活超过 6 个月。

①有典型 13–三体综合征或其他三体妊娠史者，再发风险会增加。

②家族性罗伯逊易位携带者的再发风险为 1%—5%。如双亲之一为罗伯逊易位携带者，只能产生三体或单体的合子，几乎 100% 流产。

③有 13–三体综合征生育史者，再次妊娠时必须行产前诊断。

6.2.2.3 处理原则

13–三体综合征一旦确诊，建议优生引产。

6.2.3 18–三体综合征

18–三体综合征（trisomy 18 syndrome）是多一条第 18 号染色体引起，由 Edwards 等于 1960 年首先报道，又称 Edwards 综合征（Edwards syndrome），该病在新生儿中发生率为 1/6000—1/3000，男女比例 1∶3。18–三体综合征发生的主要机制是生殖细胞减数分裂过程中第 18 号染色体不分离，超过 90% 起源于母方，与孕妇年龄有关。18–三体综合征的自然流产率高，80%—90% 的胎儿在不同孕周死于宫内，存活新生儿 50% 在出生后 1 周内死亡，仅 5%—10% 存活到 1 岁以上，患儿有严重智力低下和多系统缺陷，预后极差。

6.2.3.1　诊断

6.2.3.1.1　临床表现

主要特征：胸骨短、重叠指和手指弓形纹过多。

患者临床表现包括重度智力低下、发育迟缓、新生儿期肌张力增强，以及多器官畸形，90%有心脏畸形，以室间隔缺损最常见，其他有房间隔缺损、动脉导管未闭等，43%出现颅面部畸形，其中小头畸形（40%）伴枕部凸出，“草莓头”，后颅窝池增宽，可见Dandy-walker畸形，约1/3患儿有脉络膜丛囊肿，低耳位，小下颌，唇腭裂。40%有肾脏异常（马蹄形肾、肾积水、多囊肾、肾发育不良），消化系统异常（肛门闭锁、胰腺异常、Meckel憩室）。此外，双手常呈特征性握拳状、跨趾短、足跟突出、马蹄内翻足、单脐动脉疝、脐膨出等。

胎儿期18-三体综合征常有特征性的超声征象，包括“草莓头”、脉络膜囊肿、双手呈特征性握拳状，羊水过多或过少，以及胎儿宫内发育迟缓等。

6.2.3.1.2　实验室检查

包括血清学产前筛查及无创胎儿染色体非整倍体产前检测。

6.2.3.1.3　诊断

①染色体核型分析：18-三体综合征占90%，镶嵌体占10%。

②胎儿超声影像：可发现特征性的超声征象。

6.2.3.2　咨询要点

①有典型18-三体综合征或其他三体妊娠史者，再发风险会增加。

②有18-三体综合征生育史者，再次妊娠时必须行产前诊断。

6.2.3.3　处理原则

18-三体综合征预后极差，一旦确诊，应建议立即终止妊娠。

6.3　先天性心脏病

6.3.1　概述

先天性心脏病（congenital heart disease，CHD）简称先心病，是指胚胎心脏发育受环境因素、药物不良反应影响，或胚胎本身基因组致病性变异或染色体异常，引起胎儿心血管发育障碍的一种疾病。是最常见的出生缺陷，其发病率占活产婴儿的 8‰—10‰。我国《出生缺陷防治报告（2012）》显示，先心病已成为患儿出生缺陷病种中排名第 1 位的疾病。

按人口出生率和先心病发病率，估计我国每年有 15 万—22 万例先心病患儿出生。如果包括宫内死亡、终止妊娠，以及死产的胎儿，估计先心病的总体发生率可能高于 1%—2%。先心病危害严重，如未经明确诊断和及时治疗，多数患儿可出现心室肥大、肺动脉高压、心脏瓣膜损伤、生长发育迟缓等，严重危害婴幼儿生长发育和体格健康。随着医学的发展，现在 CHD 的治疗技术不断提高，但每年仍有 15％左右的 CHD 婴儿会在出生后第 1 年死亡，给社会和家庭带来沉重的经济和情感负担。

6.3.2　筛查与诊断

6.3.2.1　影像学筛查

孕中期胎儿超声心动图（简称心超）检查是诊断胎儿先心病的首选方法，目前国内外已有成熟的规范和指南明确该检测的适应证和操作规范。规范化的胎儿心超检查技术和流程，有助于超声科医师更加准确地诊断各种胎儿先天性心脏畸形。国际妇产科超声学会（International Society of Ultrasound in Obstetrics and Gynecology，ISUOG）发布的胎儿心脏筛查指南显示，进行胎儿心超检查的最佳时间为孕 18—22 周。结合其他诊断工具如胎儿磁共振成像（magnetic resonance imaging，MRI），可以提高先心病产前检出率（prenatal detection rate，PDR），并提供更详细的血流动力学参数和心功能参数，这对于产前超声怀疑先心病或错过超声筛查适宜时机的＞28 周胎龄的胎儿，可作为一项重要的检查手段。

6.3.2.2　遗传学筛查

先心病的病因复杂。越来越多的研究证明，遗传因素在心脏发育过程中起了重要作用。染色体数目和结构异常（如 21-三体综合征、13-三体综合征、18-三体综合征等）、微缺失/微重复综合征（如 22q11.2 缺失综合征、1p36 缺失综合征等）、基因组关键基因的致病性变异，均可引起胎儿心脏和大血管发育异常。遗传因素不仅会引起胎儿心脏发育异常，而且胎儿出生后还可能出现发育迟缓、智力障碍、免疫力低下、喂养困难等；少数先心病还存在家族遗传倾向。因此，针对先心病的产前筛查和诊断，在影像学检查基础上，还需要进一步行遗传学病因检测，才能更全面地判断胎儿预后及下次妊娠的再发风险。

6.3.3　常见先心病的临床特征

6.3.3.1　室间隔缺损

国外报道最常见的先心病，群体发病率为 1.2%—3.1%，占先心病的 25%—44%。室间隔缺损是染色体病中最常见的心脏缺损，占 21-三体综合征患者所伴发的心血管畸形的 32%—87%，13-三体综合征、18-三体综合征、22-三体综合征、4p—5p、8-三体综合征、9-三体综合征等染色体综合征也以室间隔缺损为最常见的心脏畸形。小型的室间隔缺损如缺损直径在 0.5 cm 以下，分流量较少者，一般无明显症状或仅有轻微症状；中等或较大的室间隔缺损产生大量的向右分流，常有劳累后气急和心悸、易疲劳、乏力等，甚至反复出现肺部感染和充血性心力衰竭症状如胸闷、心慌、浮肿、咯血、呼吸困难等，少有昏厥等病史。

典型室间隔缺损患者可在胸骨左缘第三、第四肋间听到明显的收缩期杂音伴震颤。大的室间隔缺损患者可见胸骨呈“鸡胸样”畸形。严重的肺动脉高压患者心脏杂音反而不明显甚至消失。

6.3.3.2　房间隔缺损

是最常见的先心病之一，人群发病率为 0.6%—1%，占先心病的 10%—29.6%，本病有明显的遗传异质性。21-三体综合征、22-三体综合征、18-三体综合征、Turner 综合征和 XXY 综合征等染色体病和 Holt-Oram 综合征、Noonan 综合征、Ellis-Van creveld 综合征和血小板减少伴 - 桡骨发育不全综合征等单基因病均常伴有房间隔缺损，多数患者在小儿时期无任何症状，大多在 21—40 岁才出现症状。主要症状有活动后心悸、气急，呼吸道感染的症状如咳嗽等。

6.3.3.3　法洛四联症

是最常见的紫绀型先心病，人群发病率为 0.3%，占先心病的 10%—12%，21-三体综合性、Turner 综合征等染色体病和尖头并指畸形、血小板减少 - 桡骨发育不全综合征、眼耳脊椎综合征等单基因病均可合并有法洛四联症。法洛四联症是一种联合的先天性心脏血管畸形，包括四种畸形：一是肺动脉狭窄，二是高位室间隔缺损，三是主动脉骑跨于两心室之上，四是右心室肥大。临床表现和症状主要取决于肺动脉狭窄的程度，狭窄愈重，症状就愈明显。典型症状表现为发绀、呼吸困难和活动耐力差、蹲踞等症状。

6.3.3.4 肺动脉狭窄

是最常见的无紫绀型先心病，人群发病率为0.6%—1%，占先心病的10%—17%，某些单基因病和染色体病也以本病为最突出的心血管病损。一般早期多无明显症状，常见的症状是容易疲乏、胸闷、劳累后有心悸、气急和晕厥或有轻度周围性发绀。晚期患者可随时因心力衰竭死亡。

6.3.4 咨询要点

①对超声筛查出的心脏异常报告，应告知存在心脏畸形合并心脏外异常的可能性，并根据具体病种进行相应的遗传学检查，必要时可对有家族性CHD患者的父母进行遗传学检测和咨询。

②告知超声检查的局限性：受到胎位、胎龄、羊水量、孕妇腹壁厚度、仪器性能、检测人员技能等的影响；告知动态影像学评估的必要性，尤其是胎儿期及出生后超声心动图影像表现的可变性。

③根据胎儿心脏畸形的病理生理特点，介绍畸形的诊疗方案（包括手术方式、时机、风险及相关的治疗费用等）、远期预后和生存质量，以及疾病对分娩地点、时期、方式的特殊要求，为父母抉择提供充足的医学信息。

④对接受产前咨询并选择继续妊娠的孕妇，根据胎儿先天性心脏病畸形种类和分型的不同，建议分娩的医院等级。如行胎儿宫内干预，医师应根据具体情况（如胎儿CHD为中危或高危，手术复杂性，术后仍存在严重问题包括并发症及死亡率高等）提出建议，但决定权在患儿的父母。对于出生后早期不需特殊处理的择期手术心脏畸形胎儿，可在当地具备一定条件的专科医院或综合性医院分娩，并建议产后适时做心脏超声心动图或其他影像学检查以最终明确诊断，随访并制订诊疗方案：对于在出生早期需要急诊或亚急诊手术特殊干预的重症复杂心脏畸形胎儿，建议在能处理重症新生儿疾病和具备小儿心脏外科手术条件的三级专科或综合性医院分娩。这类患儿出生后需立即明确诊断，维持内环境稳定，转入小儿心脏外科重症监护室完善术前准备，开展手术治疗并跟进随访。

⑤若选择终止妊娠，建议进行尸检及后续的遗传学检测，以便进一步明确病因，有利于更好地评估下次妊娠的再发风险。

6.3.5 治疗与预后

6.3.5.1 胎儿心脏异常的孕期治疗

某些胎儿心脏异常可以在孕期进行干预治疗，包括3类。药物治疗：通过母体给药治疗胎儿心律失常等；封闭式介入手术，如胎儿肺动脉瓣和主动脉瓣成形术；开放式手术，如房间隔造口术等。2019年我国专家制定了“胎儿结构性心脏病介入治疗专家指导意见”，规范了干预指征、操作技术规范等。

6.3.5.2 胎儿心脏异常的分娩期处理

复杂的心脏异常胎儿应在有能力对新生儿进行基本心脏病治疗和有新生儿ICU支持的三级医疗机构分娩，否则应在分娩前转诊。国内外专家根据心脏异常胎儿出生时及出生后短期内循环不稳定的风险高低，制定了心脏异常胎儿分娩期处理策略（表6–1）。

表6–1 心脏异常胎儿的围分娩期及产后处理策略

心脏异常特点	疾病	围分娩期及产后处理
出生时及新生儿期无血流动力学不稳定风险	房间隔缺损，室间隔缺损，房室间隔缺损，肺动脉发育良好的法洛四联症，轻、中度肺动脉瓣狭窄，良性心律失常等	普通医院正常分娩，分娩时常规产房处理和新生儿评估，分娩后安排儿科心血管专业医师会诊或门诊就诊
出生时及新生儿期间血流动力学不稳定风险低，但是后续可能需要进行介入或手术治疗	肺动脉闭锁伴室间隔完整，肺动脉发育欠佳的法洛四联症，左心发育不良等	近预产期计划分娩，选择有新生儿ICU的产科中心分娩，分娩时常规新生儿评估，必要时前列腺素维持动脉导管开放，分娩后安排儿科心血管专业医师会诊，后续转运至儿科心脏疾病治疗中心
出生时很可能出现血流动力学不稳定，出生后需要即刻专业干预治疗以维持循环稳定	左心发育不良综合征伴房间隔完整，完全性大动脉转位伴室间隔完整，主动脉弓中断，肺动脉闭锁伴室间隔完整，发生肺静脉梗阻的完全性肺静脉异位引流等	孕38—39周计划终止妊娠，必要时剖宫产，在能够提供快速生命支持的医院分娩；分娩时应有新生儿医师、心血管专业医师在场，并准备必要设备；必要时及时进行干预，包括介入和手术，分娩后立即转运至儿科心血管ICU

大部分先心病患儿可通过手术或介入治疗获得良好预后，但仍有部分先心病患儿属于复杂性心血管畸形，或患儿本身存在染色体异常、微缺失/微重复综合征，

甚至单基因病等，即使其在出生后接受手术治疗，预后仍较差。

6.3.5.3 先心病的新生儿期处理

在新生儿早期筛查危重症先心病已成为共识。我国先心病的诊治水平已取得很大进展，部分心脏中心的手术成功率已经达到97%以上，接近国际先进水平。如新生儿期实施完全性大动脉转位、完全性肺静脉异位引流等复杂先心病的数量明显增多，手术成功率也显著提高；法洛四联症的手术时间提前到3月龄；极重度肺动脉瓣和主动脉瓣狭窄、主动脉缩窄的球囊扩张成形术、早产儿动脉导管未闭封堵术以及动脉导管支架置入术等广泛开展；介入与外科手术镶嵌治疗成为复杂重症先心病治疗模式。

6.4 神经管缺陷

6.4.1 概述

神经管缺陷（neural tube defects，NTDs）是常见的先天性中枢神经系统畸形，是胚胎生长发育的前4周内神经管闭合发生障碍，导致神经系统的各种畸形。

我国是NTDs高发国家，每年有8万—10万名NTDs婴儿出生，占出生缺陷总数的25%—35%，每年NTDs造成的直接经济损失超过2亿元。NTDs发病率因种族、地理位置及生活饮食习惯等而不同。在我国北方发病率高于南方，农村高于城镇；在国外，英国和美国发病率最高，日本最低。NTDs主要表现为脊柱和（或）颅骨的结构畸形，常见于胸椎及腰椎。根据异常的部位及表现的不同，胎儿NTDs大致分为以下几种：脊柱裂，最为常见，约占50%，其中开放性脊柱裂占绝大多数，脊髓脊膜突出（myelomeningocele，MMC）是可宫内手术治疗的脊柱异常；无脑儿、露脑畸形及颅骨缺失是存活率极低的胎儿严重NTDs，约占40%；脑膨出是骨性颅骨缺损致大脑肿胀，从枕骨位置膨出最常见；枕骨裂脑露畸形和颅脊柱裂为罕见类型，仅占1.5%。2021年初，加拿大妇产科医师协会（Society of Obstetrician and Gynaecologists of Canada，SOGC）发布了第410号实践指南“胎儿神经管缺陷的预防、筛查、诊断和妊娠管理”。

6.4.2 诊断

6.4.2.1 血清学筛查

对于 NTDs 来说，有意义的血清标志物主要是甲种胎儿球蛋白（AFP）。AFP 作为母体血清标记物用于产前筛查最早始于 1972 年，是胎儿特异性蛋白，分子量为 64000—70000 道尔顿，胚胎及胎儿血清中含 AFP 很高，随着胎儿的发育，AFP 不断在胚胎卵黄囊和肝脏中合成，胎儿血清中的 AFP 水平在孕 15 周达高峰，以后随孕周增加而逐渐减少。AFP 在母亲血清中含量很低。当胎儿患开放性 NTDs 时，因脑组织或脊髓外露，羊水及母血中 AFP 含量明显增加，可以利用羊水及孕妇血清 AFP 水平筛查 NTDs。有学者对 5847 例孕妇研究发现 AFP 血清学筛查 NTDs 的灵敏度能达到 100%，特异性能达到 99.55%。但是闭合的神经管缺陷，即使伴有脑水肿，孕妇的 AFP 水平仍然是正常的。AFP 虽然对诊断 NTDs 敏感性较高，但也不是特异性指标。AFP 水平升高还见于多胎妊娠及其他的胎儿异常，如脐膨出、先天性肾病、特纳综合征（Turners）伴有水囊性淋巴瘤等。开放性神经管缺陷血清学筛查指的是通过抽取孕妇外周血检测血清 AFP 值，再由专业软件计算得出 AFP-MoM 值的方法。以 AFP-MoM ≥ 2.5 为筛查阳性。

筛查方法：所有的孕 14—20^{+6} 周的孕妇。

筛查方式：孕 14—20^{+6} 周检测血清中 AFP 浓度，以及相对应的 MoM 值。

筛查结果的评估：

① AFP-MoM ≥ 2.5 为筛查阳性。

②由于母血清 AFP 浓度与胎龄大小、胎儿数目等密切相关，对筛查的高风险孕妇，需要先超声诊断确定的胎龄和胎儿数，并排除死胎。

③胎儿腹壁缺损、骶尾部畸胎瘤、胎盘绒毛膜血管瘤、食管及小肠梗阻、多囊肾等先天畸形或胎儿染色体异常，亦可导致母体血清 AFP 浓度升高。

④孕妇体重过重时，其血容量增大，将 AFP 稀释，而导致低估 ONTD 风险。当孕妇患有胰岛素依赖型糖尿病时，其血清 AFP 浓度只相当于正常对照组的 60%，而其胎儿患先天性 NTDs 的风险比正常对照组高 10 倍以上，应予充分告知。

6.4.2.2 超声检查

超声检查是一种非侵入性的诊断手段，目前超声检查是公认的诊断胎儿 NTDs 的首选方法。随着高分辨超声仪的应用和超声工作者技术的提高，NTDs 的诊断率有了明显提高。国外学者报道血清学 AFP 筛查与超声检查联合应用可以使敏感度达到 80%。我国学者研究报道血清学检查 NTDs 的敏感性为 92.23%，特异性为 82.35%，而超声检查的敏感性与特异性均可达到 100%。NTDs 的 B 超诊断一般在孕 16—20 周即可确诊，无脑畸形可早到孕 11 周，约 1/3 的 NTDs 可伴发其他畸形，综合性的 NTDs 病死率高、预后差。但孕早期的 NTDs 及隐性脊椎裂，超声诊断仍有一定的困难，因此孕早、中期进行血清学产前筛查与中期超声检查相结合，才能及早发现胎儿 NTDs，最大限度减少 NTDs 儿的出生。

6.4.3 咨询要点

（1）对所有高风险的孕妇做超声图像检查。血清学筛查结果只能为 ONTD 诊断提供风险预测，超声图像检查仍是诊断 ONTD 的最好方法。无脑儿及其他的颅脑畸形超声图像改变十分明显，一般能在孕早期和孕中期作出诊断。此外，超声图像还可以对非开放性神经管畸形，以及其他能使母体血清 AFP 升高的先天性缺陷作出诊断。

（2）对超声检查无胎儿异常，而母体血清 AFP 浓度持续升高的病例，应该作羊膜腔穿刺，测定羊水 AFP 和乙酰胆碱酯酶，排除胎儿染色体异常。

（3）ONTD 高风险孕妇在进一步诊断后发现胎儿有严重的脏器畸形或染色体异常，告知患儿的预后，建议选择性引产处理。部分畸形可以采用宫内手术或出生后修补。

（4）对于筛查结果高风险而超声检查阴性且胎儿染色体未见异常的孕妇，可建议在孕 4—6 周后再做超声检查，避免漏诊。如果整个孕期都没发现胎儿异常，属不明原因的 AFP 增高，可以继续妊娠至分娩。

6.4.4 治疗与预后

尚无很好的治疗方法。最新进展是脊膜脊髓疝的早期外科修复。大动物脊膜脊髓疝模型外科干预的研究表明，通过子宫内 NTDs 闭合可以防治脊膜脊髓疝。由于宫内治疗后 NTDs 的手术部位可以不留疤痕，给发生 NTDs 的胎儿带来了治疗的希望。但是，还需要克服宫内手术存在的胎儿丢失率高、手术难度大等许多困难。

6.5 唇腭裂

6.5.1 概述

唇腭裂（Cleft lip and palate，CLP）是人类最常见的颅面部出生缺陷，不同种族的人群患病率不尽相同，亚洲人种和美洲印第安人种的患病率最高，为 1/500；欧洲人种次之，为 1/1000；而非洲人种的患病率最低，为 1/2500。近期的一项流行病学研究表明，唇腭裂在中国人群中有较高的患病率，约为 1.62/1000。根据是否伴有其他部位畸形将唇腭裂分为综合征性唇腭裂（syndromic orofacial clefts，SOC）和非综合征性唇腭裂（nonsyndromic orofacial clefts，NSOC）。NSOC 包括唇裂、伴或不伴腭裂（cleft lip with or without cleftpalate，CL/P）和单纯腭裂（cleft palate，CP）。唇腭裂属多基因疾病，散发性多见。70％的病例属于非综合征性唇腭裂。

6.5.2 诊断

产前早期诊断胎儿唇腭裂畸形，有利于孕妇得知胎儿患有唇腭裂畸形后向产科、儿科及正畸专家咨询，及时作出是否继续妊娠的选择。

根据裂隙程度可将单侧唇裂为Ⅰ、Ⅱ、Ⅱ度：Ⅰ度唇裂，裂隙只限于红唇部。Ⅱ度唇裂，裂隙达上唇皮肤。Ⅲ度唇裂上唇到鼻底完全裂开。

根据腭部的骨质、肌肉、黏膜的裂开程度和部位，可将其分为若干类型。

①不完全腭裂：（a）悬雍垂裂、黏膜下隐裂；（b）软腭裂，裂隙仅限于软腭部分；（c）单侧部分硬腭裂，裂隙达到硬腭部分，在裂隙内可看到犁骨的一侧；（d）双侧部分硬腭裂，硬腭部分裂开，可达切牙孔后方，大部分犁骨位于裂隙正中。

②完全腭裂：（a）单侧完全腭裂，裂隙自悬雍垂直达一侧的牙槽突型；（b）双侧完全腭裂，裂隙自悬雍垂，续过切牙孔，直达两侧牙槽突型。

与综合征或染色体病等相关的唇腭裂则伴有其他有关的临床表现。产前超声检查是早期诊断唇腭裂最主要及最重要的筛选及诊断方法，并可进行唇腭裂分型和系统检查胎儿是否有其他器官合并畸形；胎儿 MRI 对超声发现的唇腭裂特别是腭裂的诊断和严重程度评估起辅助诊断作用。产前优生遗传检查可确定唇腭裂胎儿是否由综合征或染色体病引起。

6.5.3　咨询要点

由于唇腭裂属于多基因遗传性疾病，患者生育时存在遗传风险，妊娠后建议转诊至遗传咨询门诊。

唇腭裂患者生育下一代时，其子女再发唇腭裂的风险取决于致病原因、畸形的严重程度等。单纯性腭裂或腭裂合并唇裂者生育下一代时，其子女再发风险高（表 6–2）。

表 6–2　唇腭裂患者后代发生唇腭裂的风险表

双亲状况	第一位子女的唇腭裂发生率	第二位子女的唇腭裂发生率	第一、二位子女均发生唇腭裂的概率
双亲均正常	1/600（0.167%）		
双亲中有一位唇腭裂患者	1/20（5%）	1/20（5%）	
双亲均是唇腭裂患者	1/4（25%）	1/4（25%）	1/4（25%）

与单基因疾病相关的唇裂/腭裂，其再发风险率按照单基因遗传类型计算。

正常情况下，胎儿唇部在胚胎 45 d 左右由外鼻突和上颌突在中线融合形成，是腭裂发生的高危期，孕妇在这段时间用药要特别慎重。

6.5.4　治疗和预后

手术修复是根本的治疗方法。

单纯性唇裂预后很好，手术效果满意。大的腭裂则可引起容貌、吞咽、呼吸及发音问题，手术难度较大，还需要注意喂养护理、听力和语言训练等。若唇腭裂为某些综合征或染色体病的表现之一，则预后可能不良。

6.6 微缺失 / 微重复综合征

6.6.1 概述

染色体微缺失 / 微重复综合征（microdeletion/microduplication syndrome，MD）是由于染色体微小片段缺失或重复，使正常基因剂量发生改变而导致的具有复杂临床表现的一组染色体病。

该类疾病目前已发现近 300 种，发病率在 1/200000—1/4000 不等，合并发病率近 1/600。

6.6.2 诊断

MD 是指亚染色体结构的异常，结构正常的胎儿中 1%—1.7% 携带有临床意义的 MD，如 DiGeorge 综合征、X 连锁鱼鳞病、猫叫综合征、Angelman 综合征等。常见临床表现有生长发育异常、智力发育迟缓、内脏器官畸形、特殊面容、内分泌异常、精神行为改变和肿瘤等。MD 的发生率与孕妇年龄无关，因此在年轻孕妇中，子代发生 MD 的风险很可能高于发生唐氏综合征的风险。目前，对 MD 的产前诊断多局限在已有先证者的病例或超声检查异常的病例，没有生化学指标筛查可筛查 MD。微缺失 / 微重复综合征的染色体畸变一般小于 5000000 bp，传统的染色体核型分析分辨率较低，只能依赖于细胞分子遗传技术或分子遗传技术进行检测。

2011 年以来，国内外相继报道多篇无创检测胎儿 MD 的案例。

目前，临床上应用于微缺失 / 微重复综合征检测的技术主要有下列几种。

6.6.2.1 荧光原位杂交技术（fluorescence in situ hybridization，FISH）

FISH 是最早应用于微缺失 / 微重复综合征检测的技术。该技术原理是利用 DNA 碱基对的互补性，将直接标记了荧光的单链 DNA（探针）和与目标样本的互补 DNA 杂交，通过观察荧光信号在染色体上的位置与数目反映相应染色体片段的情况。目前，FISH 技术主要用于验证基因芯片等技术筛检出来的染色体微缺失 / 微重复片段。

6.6.2.2　染色体微阵列芯片技术（chromosomal microarray analysis，CM A）

CMA 能在全基因组水平上对染色体片段缺失或重复进行检测，可发现大量未知的、导致异常表型的染色体微缺失 / 微重复。美国医学遗传学与基因组学学会（American College of Medical Genetics and Genomics，ACMG）等多个学术组织已将 CMA 作为微缺失 / 微重复综合征检测的一项推荐技术。

6.6.2.3　实时荧光 PCR 技术（real-time PCR）

PCR 检测微缺失 / 微重复的原理是设计两对引物和标记不同荧光基团的探针，分别检测目标染色体上的序列和对照染色体上的序列（通常为看家基因序列）。此方法简单快速、廉价易行，但检测通量十分有限。

6.6.2.4　多重连接依赖探针扩增技术（multiplex ligation-dependent probe amplification，MLPA）

MLPA 是针对目标基因和内参基因上的序列设计若干对相邻的寡核苷酸杂交探针，通过连接反应后可形成数十条长度不等的可供扩增的杂交探针。运用同一对引物对这些长度不同的杂交探针进行扩增后，经过毛细管电泳分析扩增产物，最后通过电泳图谱上不同产物峰的相对面积即可获得微缺失 / 微重复的检测结果。相比 real-time PCR，该技术的准确度得到较大提高。

6.6.2.5　高通量测序技术（next generation sequencing，NGS）

NGS 可以一次并行对几十万到几百万条 DNA 分子进行序列测定，该技术已普遍用于各类物种基因组测序、分子育种及临床研究。通过测序深度的调整，NGS 分辨率可达到 1—1000000 bp，为分析染色体微小缺失和重复提供有效的手段。

随着 NGS 的发展，NGS 在微缺失 / 微重复的无创产前检测中也迅速得以应用。尽管高通量测序技术有诸多优势，但其仍具有一些尚待解决的局限性：第一，高通量测序平台临床普及度仍不够广泛，成本仍较高；第二，虽测序通量有质的飞跃，但后续大量测序数据的分析却成为临床工作者所面临的一大难题。随着测序技术的改进发展及数据处理软件的完善，相信这些问题将能够很快解决。届时，高通量测序技术在染色体微缺失 / 微重复综合征的检测领域将发挥不可或缺的重要作用。

6.6.3　咨询要点

其遗传特点常为显性发病，以新发突变为主（占 85％—95％），家族性遗传占 5％—10％。对由家族性染色体遗传引起的病例，必须进行双亲及其他亲属的核型分析。阳性患者子女的再发风险为 50%。对家族史阳性的病例，应该常规进行产前诊断，包括羊水细胞或绒毛细胞染色体分析和 FISH 检测、孕中期行超声检查等。

6.6.4　治疗和预后

由于 DGS 和 VCFS 的表型属多系统性，必须给予多专科综合治疗，包括心脏外科、儿科、内分泌科、免疫科和精神科等。对 DGS 患者应特别注意低血钙和感染性疾病的防治。患者病情预后差。

第七章　新生儿疾病筛查

7.1　新生儿疾病筛查概述

随着传染性疾病发病率和围产儿死亡率的降低，出生缺陷不但是导致儿童残疾的重要原因，也日渐成为儿童死亡的主要原因。据《中国出生缺陷防治报告（2012）》，我国出生缺陷总发生率约 5.6%，由于人口基数大，以全国年出生数 1600 万计算，每年新增出生缺陷约 90 万例，其中出生时临床明显可见的出生缺陷约 25 万例。新生儿疾病筛查作为预防出生缺陷的三级预防措施之一，可以做到早发现、早诊断和早治疗，从而避免或减轻疾病对患儿造成的危害，有效地减少残疾儿童的发生。新生儿疾病筛查工作已成为我国乃至当今国际上最成功的公共卫生政策之一。

7.1.1　新生儿疾病筛查的定义及适用范围

新生儿疾病筛查是指在新生儿期对严重危害新生儿健康的先天性、遗传性疾病施行专项检查，提供早期诊断和治疗的母婴保健技术，其最终目的是降低出生缺陷，提高人口素质。

（1）新生儿疾病筛查的定义和意义

新生儿疾病筛查（neonatal screening）是对新生儿的遗传性代谢缺陷、先天性内分泌异常及某些危害严重的遗传性疾病进行筛查的总称。其目的是在新生儿期就筛查出并明确诊断这些严重疾病，从而对这些患病新生儿在临床症状出现前就能够及时给予治疗，防止或减轻体格和智力发育障碍，避免痴呆甚至死亡等严重后果的发生，是涉及公共卫生管理部门、产科、新生儿科、儿科、儿童保健科、检验科及遗传科等多部门合作的学科。

作为 50 年来最为有效的公共卫生措施之一，新生儿疾病筛查在世界范围内普遍推广，并成为人类卫生保健的重要内容之一。国内外的资料均表明，开展和推广新生儿疾病筛查，对提高儿童健康水平具有重要的社会效益和经济效益。患儿出生后立即被诊断并及时得到治疗后的智力发育和体格发育，基本能达到接近正常同龄儿童水平，不仅能避免家庭和社会的不幸，减轻家庭和社会沉重的经济负担，而且能为社会创造财富。因此，开展新生儿疾病筛查，避免和防止残疾儿童的出生，对减少出生缺陷，提高出生人口素质，推动国民经济发展有着重要意义。

（2）我国新生儿疾病筛查的历史和现状

我国新生儿疾病筛查起步于20世纪80年代初。1981年，上海市首先报道了新生儿中筛查苯丙酮尿症（PKU）、先天性甲状腺功能减退症（CH）和半乳糖血症（GAL）三种新生儿疾病的结果，PKU发病率为1∶15930，CH为1∶6309，未检出GAL患儿。随后其他城市相继开展此项工作。1997年，原卫生部临床检验中心开始对全国新生儿疾病筛查中心的筛查实验室进行质量保证计划（Quality Assurance Program），有效地提高了各筛查实验室的质量意识。1999年，第一届全国新生儿疾病筛查学术交流会在贵州省贵阳市召开，会议期间成立了中华预防医学会儿童保健分会新生儿疾病筛查学组，从此新生儿疾病筛查有了专业性的学术组织。2013年，我国加入了国际新生儿疾病筛查协会（International Society for Neonatal Screening，ISNS），有专业人员加入了协会的专家顾问团，扩大了对外交流，使我国新生儿疾病筛查工作走向国际化。新生儿疾病筛查作为“减少出生缺陷，提高人口质量”的三级预防措施之一，得到我国政府的大力支持，有关新生儿疾病筛查的国家政策相继出台。《中华人民共和国母婴保健法》《新生儿疾病筛查管理办法》和《新生儿疾病筛查技术规范》明确了每个新生儿都应享有这种健康保健的权利，并从医疗机构准入、人员资质和技术要求等方面规范了新生儿疾病筛查的管理，保证了新生儿疾病筛查的工作质量。

目前，全国建立了上百家新生儿疾病筛查中心，各地均不同程度地开展了这项工作。据2016年国家妇幼保健信息统计，内地31个省、自治区、直辖市通过审批的新生儿疾病筛查中心有230家，年筛查量达1400多万人次，筛查率为93.5%。全国范围内PKU发病率为0.65/万（1/15415），CH为4.31/万（1/2322），这两种疾病的发生率存在显著的地域差异，青海、宁夏、内蒙古、甘肃等西北方地区PKU高发，而山东、福建和浙江等东部沿海地区CH发病率高。

（3）新生儿疾病筛查适用范围

新生儿疾病筛查是集筛查、早期诊断、及时治疗、预防再发等措施于一体，综合诊治临床后果严重，但可治可防的先天性、遗传性疾病的一项系统医疗服务。

筛查对象为所有活产儿。因此，新生儿疾病筛查的疾病一般为有一定的发病率，早期缺乏特异症状但危害严重，不及时干预可致残甚至致死，可构成公共卫生问题的疾病。这些疾病大多为遗传代谢病和内分泌疾病。各国的经济、文化、科技水平、疾病的流行和发病情况不同，开展筛查的疾病病种各不相同，其中以 PKU 和 CH 发病率较高、治疗效果好，多数国家均首先从这两种疾病开始筛查，以后随着检测技术和经济的发展逐步增加项目。

7.1.2 新生儿疾病筛查实验室的特点及功能

新生儿疾病筛查是在新生儿期疾病临床症状出现前进行的检测。筛查实验室的检测结果是该疾病诊断前的唯一依据，这个特点显著不同于一般临床检验项目。因此，对新生儿疾病筛查实验室的工作质量要求更高。

（1）新生儿疾病筛查实验室特点

在新生儿疾病筛查的众多病种中，听力筛查和重症先天性心脏病筛查使用小型检测仪器，如通过耳声发射仪或脉搏氧饱和度检测等物理方法在新生儿床旁进行筛查，除此外其他疾病均需通过实验室检测完成。筛查程序包括血片采集、送检、实验室检测、阳性病例确诊和治疗，涉及的相关接产机构（标本采集）、递送机构（标本递送）、检测机构（实验检测）、诊断随访机构（追访治疗）和相应人员组成的筛查网络。检测机构即筛查实验室是保证筛查网络有效运作的关键，除对区域内所有接产单位出生的活产儿标本的实验室检测工作外，还承担可疑病例的召回、阳性病例随访与评估、教育和培训等管理工作，是保证新生儿疾病筛查有效运行的核心。我国新生儿疾病筛查实验室检测机构一般由省、自治区、直辖市卫生健康行政部门根据当地实际情况指定的省级医疗机构，即筛查实验室需通过卫生健康行政部门批准，全部设在公立医院内，筛查实验室年最低筛查标本为 3 万人次。

（2）筛查实验室设置要求

目前，世界各国绝大多数由政府预算拨款建立国家、省级或地区性的大型实验室作为筛查实验室。一般以大都市为中心，辐射涵盖一定地区范围。一般情况下，300 万—500 万人口的行政区域建立一个筛查实验室。WHO 指南建议，为保证筛查的有效性和降低成本，检测机构的年筛查量不应低于 3 万人次。我国《新生儿疾病筛查技术规范》明确规定，筛查实验室年最低筛查标本量为 3 万人次。若一个地区的筛查标本未达到 3 万人次，可先将采集的标本集中递送到有资质的筛查实验室检测，同时加强区域内新生儿筛查健康教育，等达到 3 万标本量时再建立本地区的筛查中心。标本量过低，没有阳性病例的经验积累，容易出现漏筛或漏治现象。而标本的集中检测可降低成本，同时可加强对标本采集、实验检测和复查诊断等各步骤的统一监督管理。

（3）筛查实验室的质量控制

新生儿疾病筛查质量保证（quality assurance，QA）包括从新生儿血标本采集、递送、实验室检测、实验结果报告、筛查阳性患儿追访、诊断和治疗等整个过程的每个环节和步骤，涉及实验室、临床和健康教育等多部门和多环节的协作配合，涉及多位专业人员，任何一个环节出现纰漏，都将影响患者的检查和治疗效果。因此，对于筛查实验室的质量控制要从实验前质量控制（标本采集、递送），实验中质量控制和实验后质量控制（筛查阳性患儿召回、确诊和治疗）等多个步骤进行控制。实验室工作人员定期对采血人员进行业务培训，按实验室标准操作规程（standard operation procedure，SOP）进行标本检测，做好每例新生儿信息和结果的记录，及时对筛查阳性结果进行复查和评价并及时通知召回，保存被检标本 5 年以上以备复查等。由于筛查的绝大多数疾病在新生儿期无临床症状出现，实验室检查结果是疾病诊断的唯一依据。实验结果假阴性意味着漏诊，可导致患者不可逆性身心健康的危害。实验结果假阳性过多，会造成召回率过高，给筛查对象及其监护人、标本采集单位及筛查实验室带来不必要的麻烦。因此，实验中的质量控制尤为重要。除严格按照 SOP 操作外，分析过程的室内质量控制，参加室间质量评价计划，是检测和监控实验室分析质量，保证实验室分析结果的重要措施。科学运用质评规则，对实验室测定结果的精密度及准确度的改变进行监测，提高批间、批内标本检测结果的一致性。目前，新生儿疾病筛查实验室质量控制项目主要有美国疾病预防与控制中心（Center for Disease Control and Prevention，CDC）的新生儿疾病筛查质量保证项目（Newborn Screening Quality Assurance Program）和国家卫生健康委临床检验中心（National Center for Clinical Laboratories，NCCL）新生儿疾病筛查室间质量评价计划（External Quality Assessment Programs in Neonatal Screening）。2016 年，在国家卫生计生委临床检验中心王治国教授的指导下，中华预防医学会儿童保健分会新生儿疾病筛查学组制定并发布了新生儿遗传代谢病筛查全过程质量控制 16 项指标的专家共识，使我国新生儿筛查工作质量有了操作性较强的评价标准。

7.1.3 新生儿疾病筛查实验室管理发展趋势

随着新生儿疾病筛查工作的开展，人民群众文化水平的提高和社会需求的不断增加，新生儿疾病筛查的发展趋势主要表现在筛查技术的更新，筛查实验室的自动化和信息化，筛查疾病病种的扩展及筛查全程管理精细化，以及对新生儿疾病筛查过程中涉及的伦理问题更加重视。

（1）筛查流程的自动化和管理集中化

伴随筛查自动化的提高，筛查实验室的集中化是国际新生儿疾病筛查趋势，集中化标本检测不仅可以降低成本，大量节省实验室劳动力，同时也提高筛查实验室的效率和质量，使实验结果更有保证。德国过去有 20 个筛查检测机构，目前合并为 11 个；韩国由 70 个实验室合并为目前的 20 个，并将最终合并为 6 家；墨西哥从早期的 100 家实验室整合为目前的 40 家，并将继续整合至每省一个；而埃及只设立 1 个筛查检测机构，每年对 220 万新生儿进行检测，是全球最大的新生儿疾病筛查实验室。

（2）筛查实验室技术的扩展

随着药物研发、干预手段和医疗保险体系的完善，新生儿疾病筛查病种会扩大，筛查实验室检测技术遍及许多生命学科，包括微生物学技术，如 BIA 法；免疫学技术，如时间分辨荧光免疫分析法、荧光酶免疫分析法、酶联免疫吸附法等；生物化学技术，如定量酶法；生物物理学技术，如荧光分析法、串联质谱法等；分子遗传学技术，如荧光定量 PCR 方法等；数字微流体（digital microfluidics）技术等，用于溶酶体贮积病、脆性 X 综合征、新生儿 Ⅰ 型糖尿病、新生儿进行性假肥大性肌营养不良和孤独症等疾病。

（3）分子生物学技术应用的扩展

分子筛查及诊断技术在过去短短 20 多年中，不管是在技术应用的广度，还是在深度方面都已取得了飞速的发展。新生儿遗传代谢病筛查，传统诊断依赖特殊的生化实验室检查，但是一个生化指标的改变涉及多种基因的病变。虽然目前主要仅用于初筛阳性患儿的确诊和鉴别诊断，但开发高通量、低成本的基因诊断、遗传学筛查和预测性遗传学检查的技术平台，应用分子检测技术实现核酸水平上特定致病基因的分析和检测，达到对疾病进行特异度分子诊断的目的仍是新生儿疾病筛查发展的趋势。

（4）新生儿疾病筛查实验室管理系统的精细化

随着实验室检测技术的提高，越来越多的患有先天性疾病的孩子得到早期诊断。疾病的种类和人数的增加对新生儿疾病筛查管理系统提出更高要求。应用信息整合系统将新生儿疾病筛查实验室数据快速整合到医疗机构和公共卫生管理机构，有效提高系统管理效率成为国内外研究重点。对于初筛阳性的结果，医生和家长如何与筛查实验室联合及时进行下一步诊断和明确病因、患儿的长期治疗随访、遗传咨询的实验室数据支持。卫生管理部门逐渐加强新生儿疾病筛查系统的监督、资料的完整、各服务系统合作的评估、效益分析、相关知识的教育培训。筛查出的患儿从儿童到成年后的医疗保健系统管理也将逐步被关注。

7.2 新生儿疾病筛查病种设置

7.2.1 遗传代谢病对健康的影响

新陈代谢（简称代谢）是由生命的机体内部发生、由活性酶催化的各种物质变化的总称。正常的合成代谢是人体维持各种功能的前提条件和儿童生长发育的基础，正常的分解代谢是人体清除各种代谢废物、维护器官活力的必经途径。正常的代谢和内分泌是儿童正常生长发育的基础。维持机体正常代谢途径需要各种生物蛋白酶、辅酶及辅因子、载体及膜泵等的参与，而这些参与物质均由机体遗传物质决定，因此又称“遗传代谢”。若代谢正常则身体健康；若代谢异常，会发生包括代谢底物增高、人体所需有机产物减少和有害代谢物蓄积等现象，这时机体就会处于亚健康或疾病状态，即患有“遗传代谢病”。轻度的遗传代谢病即可影响相应脏器功能、影响儿童生长发育，重度代谢病会引起多个器官功能障碍或衰竭而导致死亡。

儿童是一个不断生长和发育的机体，胎儿、新生儿及0—6个月小婴儿的代谢异常，若未能进行及早筛查和有效治疗，可影响以后的生长发育，导致脑、心、肝、肾等脏器功能损伤或发育障碍，最终形成多种发育异常、智力低下甚至夭折，故出生的婴儿应及早进行新生儿遗传代谢病筛查。

7.2.2 我国新生儿疾病筛查的简要发展历程

上海陈瑞冠、北京左启华教授等于1981—1985年启动新生儿疾病筛查研究，进行苯丙酮尿症（PKU）和先天性甲状腺功能减退症（CH）两病筛查。1997年，原卫生部临床检验中心王治国教授组织全国18个筛查实验室开启了中国新生儿疾病筛查实验室室间质评项目，后来成为国家卫生健康委员会临床检验中心全国新生儿疾病筛查实验室质量评价项目。

经过20年的不断完善和发展，全国新生儿疾病筛查实验室质量评价工作为我国新生儿筛查工作的质量控制、规范管理和扩大发展起到了至关重要的作用。

有了筛查研究结果的支持，原卫生部于1989年组织启动了上海、广州、沈阳三地实验室检测与妇幼网络相结合的新生儿疾病筛查服务，从我国医疗保健实际情况出发走出了一条不同于其他国家的中国新生儿筛查模式，其特色是成熟的筛查实验室检测技术，通过妇幼保健院网络服务每一个新生儿。2002年中华预防医学会和美国 March of Dimes 在北京联合召开了“21世纪中美妇幼保健与遗传学研讨会”，重点研讨运用新生儿疾病筛查技术控制出生缺陷，指明了中国新生儿疾病筛查公共卫生服务的发展方向。尤其是《新生儿疾病筛查管理办法》和《新生儿疾病筛查技术规范》颁布实施以来，在国家卫健委妇幼司领导下，在全国新生儿疾病筛查学组带领下，进一步建立了以妇幼保健网络为主体骨干的覆盖全国的中国新生儿疾病筛查网络，来自中国出生缺陷监测中心的数据证明，全国每年出生新生儿1600万—2000万。新生儿疾病筛查率从原来较低水平迅速提高至2016年的93.5%，这是世界上规模最大、管理最规范的新生儿筛查网络，中国新生儿疾病筛查防控出生缺陷、提高人口素质、预防因病致贫的效果显著。

由于葡萄糖-6-磷酸脱氢酶缺乏症（G6PD）在中国南部发病率高，新生儿及儿童患者常并发严重溶血症及高胆红素血症导致死亡和残疾，我国广西、广东、香港和台湾地区于20世纪80年代率先开展G6PD筛查。2002—2007年在上海、广东、浙江等省市先后推进串联质谱技术用于遗传代谢病筛查，至今日臻成熟，越来越多的地区和筛查中心开展新生儿串联质谱筛查。2011年起，广东的新生儿筛查专家成功地引进毛细管血红蛋白电泳技术用于检测新生儿筛查干滤纸血片，率先开展新生儿地中海贫血筛查。广东、广西地区人群地中海贫血缺陷基因携带率高达

16.8%—24%，重型地中海贫血胎儿发生率高达 3%—5%。开展新生儿地中海贫血筛查有望在不远的将来使重型地中海贫血胎儿零发生，地中海贫血缺陷基因携带者、轻型地中海贫血患者也能得到早期诊断和早期干预，有效控制地中海贫血发生。2011 年以来，日新月异的基因检测和基因筛查技术应用于新生儿遗传代谢病筛查和精准诊断。

7.2.3　新生儿疾病筛查病种选择的原则

遗传性或代谢性疾病病种繁多，如何选择一种疾病作为筛查病种进行防控，是一项系统而严谨的工作。某种疾病是否适合作为筛查病种，其选择的依据不仅仅由疾病自身的特点所决定，如疾病的严重程度、干预效益、发病年龄、筛查技术费用等。同时应该考虑到，新生儿疾病筛查易受政策的影响，带有明显的国家性、区域性和当地化特征。此外，新生儿疾病筛查项目本身也具有其特征。这些特征共同构成新生儿疾病病种选择的影响因素。

（1）新生儿疾病筛查项目特征

①新生儿疾病筛查的公益性：新生儿疾病筛查是一项公共卫生服务项目，旨在减少残疾儿童的发生、改善患病儿童的健康状况。

②新生儿疾病筛查相关政策优先：关注受累儿童，新生儿疾病筛查的目的在于防控出生缺陷带来的危害，因此新生儿疾病筛查政策的制定应优先照顾患病儿童。例如，政策倾向于帮扶筛查阳性患儿的治疗、随访，其次才是筛查本身，应把筛查后的治疗管理放在比初次筛查更重要的位置。

③新生儿疾病筛查不仅仅是一项检查完整的新生儿疾病筛查，应包含教育、筛查、随访、诊断、治疗、管理，以及项目评估。

④新生儿疾病筛查需要多级管理和参与：新生儿疾病筛查中除了由筛查中心提供筛查结果，新生儿家庭、基层卫生院、区县筛查管理办公室都应积极参与患儿的诊断、随访和管理。

⑤新生儿疾病筛查项目的纳入需要建立在充分的科学依据和听取专家建议的基础上。

⑥新生儿疾病筛查病种需要满足的一个重要条件：可以在出生后（一般为出生 24—72 h）、早于发病前被诊断出来；检测方法满足一定的灵敏度和特异度；早期

诊断、适时干预、有效治疗的受益清晰明确。

⑦新生儿疾病筛查应集中化管理：新生儿疾病筛查工作的适度集中化管理便于降低筛查管理成本；集中新生儿的健康信息便于进行纵向的、以疾病分类为基础的筛查管理，评估新生儿的生长发育过程。

⑧新生儿疾病筛查应进行全面的质量管理：新生儿疾病筛查中检验、诊断、随访、治疗均应进行质量管理，用于评价筛查项目的成效。

⑨新生儿疾病筛查是宝贵的医疗资源，每个筛查单位都应当制定政策，以确保筛查样本合理保存和使用。

⑩公众意识和专业培训、家庭教育，是新生儿疾病筛查项目必不可少的职责。

（2）新生儿疾病筛查病种选择原则

综合上述新生儿疾病筛查的特征，进行新生儿疾病筛查病种选择时，建议的选择条件如下，但不仅仅局限于此。

①发病率较高，或呈区域性高发。

②对新生儿健康影响较大，常导致死亡，或导致生长发育迟缓及智力残疾。

③导致运动、生殖功能或其他重要功能丧失。

④疾病的发病过程及特征清楚明了。

⑤发病后治疗费用昂贵，因病致贫或耗费大量经济资源。

⑥筛查检测方法简便，通量大，易于大规模筛查。

⑦筛查方法易于接受。

⑧筛查效益比较好，成本比较低。

⑨经过早期诊断、干预和治疗，能够尽可能减少死亡和智力残疾，或能够改善生长发育，避免重要功能丧失，或明显改善预后，提高生存质量。

⑩知晓病情后，患者生理或心理负担小于其所能获取的效益。

7.2.4　中国推荐筛查病种

中国目前尚无专业机构对新生儿疾病筛查病种进行专业的评估。已推广的新生儿疾病筛查项目是基于这些疾病在中国的流行现状，充分考虑疾病发病率、检测技术、早期治疗是否能够改善预后、地区经济发展状况等因素，以及参考美国等发达国家的筛查体系后进行推广的。不同地区纳入的筛查病种不同，采用的筛查方法也有一定的差异。同时中国有自身的区域特征，如葡萄糖 -6- 磷酸脱氢酶缺乏症（G6PD）在美国的发病率较低，是不建议筛查的；而在中国南方地区，本病的发病率很高，一些少数民族聚居地区的发病率甚至超过 20%，严重影响新生儿的健康，是我国南方地区新生儿疾病筛查必筛项目。综合上述原因，结合中国新生儿疾病筛查现状，并借鉴美国等发达国家新生儿疾病筛查经验，推荐以下疾病作为我国新生儿疾病筛查病种。

（1）首要筛查疾病或项目（7 种）

先天性甲状腺功能减退症（CH）、苯丙酮尿症（PKU）、先天性肾上腺皮质增生症（CAH）、葡萄糖 -6- 磷酸脱氢酶缺乏症（G6PD）、地中海贫血和其他常见异常血红蛋白病（TH-HB）、耳聋、质谱法多种遗传代谢筛查。

（2）次要筛查疾病或项目（5 种）

半乳糖血症（GAL）、肌营养不良症（DMD）、生物素酶缺乏症（BIOT）、联合免疫缺陷（SCID）、溶酶体贮积症（LSD）遗传代谢病基因筛查（表 7-1）。

不同地区在进行筛查病种的选择时，应结合疾病在本地区的流行状况和实验室的技术水平，并建议参照美国对病种的量化考核标准，进行综合评估。

表 7-1　常见遗传代谢病名录

编号	英文病名	中文病名	缩写
1	Medium-chain acyl-CoA dehydrogenase deficiency	中链酰基辅酶 A 脱氢酶缺乏症	MCAD
2	Congenital hypothyroidism	先天性甲状腺功能减退症	CH
3	Phenylketonuria	苯丙酮尿症	PKU
4	Biotinidase deficiency	生物素酶缺乏症	BIOT
5	Sickle cell anemia (Hb SS disease)	镰型红细胞贫血	Hb SS
6	Congenital adrenal hyperplasia	先天性肾上腺皮质增生症	CAH
7	Isovaleric acidemia	异戊酸血症	IVA
8	Very long-chain acyl-CoA dehydrogenase deficiency	极长链酰基辅酶 A 脱氢酶缺乏症	VLCAD
9	Maple syrup urine disease	枫糖尿病	MSUD

（续表）

编号	英文病名	中文病名	缩写
10	Galactosemia	半乳糖血症	GAL
11	Hb S/β -thalassemia	HbS 病携带者及 β 地中海贫血	Hb S/βTh
12	Hb S/C disease	HbS 病携带者及 HbC 病	Hb S/C
13	Long-chain L-3-OH acyl-CoA dehyd-rogenase deficiency	长链 -3- 羟酰基辅酶 A 脱氢酶缺乏症	LCHAD
14	Glutaric acidemia type Ⅰ	戊二酸血症Ⅰ型	GAI
15	3-hydroxy-3-methyl glutaric aciduria	3- 羟基 -3- 甲基戊二酸尿症	HMG
16	Trifunctional protein deficiency	三功能蛋白缺乏症	TFP
17	Multiple carboxylase deficiency	多种羧化酶缺乏症	MCD
18	Benign Hyperphenylalaninemia	良性高苯丙氨酸血症	H-Phe
19	Methylmalonic acidemia (mutase deficiency)	甲基丙二酸血症（变位酶缺乏型）	MUT
20	Homocystinuria	高胱氨酸尿症	HCY
21	3-Methylcrotonyl-CoA carboxylase deficiency	3- 甲基辅酶 A 羧化酶缺乏症	3MCC
22	Hearing loss	耳聋筛查	HEAR
23	Methylmalonic acidemia (Cbl A, B)	甲基丙二酸血症（维生素 A，B 因子缺乏）	Cbl A，B
24	Propionic acidemia	丙酸血症	PROP
25	Carnitine uptake defect	肉碱摄取障碍	CUD
26	Galactokinase deficiency	半乳糖激酶缺乏症	GALK
27	Glucose-6-Phosphate dehydrogenase deficiency	葡萄糖 -6- 磷酸脱氢酶缺乏症	G6PD
28	β -Ketothiolase deficiency	β－酮硫解酶缺乏症	βKT
29	Citrullinemia	瓜氨酸血症	CIT

7.3 新生儿遗传代谢病筛查的组织管理

7.3.1 组织领导

新生儿遗传代谢病筛查是一项对在新生儿期严重危害儿童健康的先天性、遗传性疾病的专项检查，是一项可以提供早期诊断和治疗的遗传代谢病的母婴保健技术之一。新生儿遗传代谢病筛查工作是依据《中华人民共和国母婴保健法》《中华人民共和国母婴保健法实施办法》和《新生儿疾病筛查管理办法》而开展的。只有认真贯彻落实，做到依法管理，健全新生儿疾病筛查网络，才能使这项工作健康稳步发展。

2009 年，原卫生部陈竺会长签发的《新生儿疾病筛查管理办法》卫生部令（第 64 号）第六条明确指出：卫生部负责全国新生儿疾病筛查的监督管理工作，根据医疗需求、技术发展状况、组织与管理的需求等实际情况制定全国新生儿疾病筛查工作规划和技术规范。省、自治区、直辖市人民政府卫生健康行政部门负责本行政区域新生儿疾病筛查的监督管理工作，建立新生儿疾病筛查管理网络，组织医疗机构开展新生儿疾病筛查工作。

7.3.2 各级管理部门的设置与职责

7.3.2.1 卫生行政部门

省、自治区、直辖市人民政府卫生健康行政部门可根据本行政区域的医疗资源、群众需求、疾病发生率等实际情况，增加本行政区域内新生儿遗传代谢病筛查病种，并报国家卫生健康委员会（简称国家卫健委）有关部门备案。

各省、自治区、直辖市卫生健康委主管全省、自治区、直辖市的新生儿遗传代谢病筛查工作，负责筛查的监督管理。各级卫生健康行政部门应加强对本行政区域新生儿遗传代谢病筛查工作的领导，负责组织建立筛查工作网络，确保筛查工作正常运行和经费合理使用。我国《医疗机构管理条例》第二十七条规定：医疗机构必须按照核准登记的诊疗科目开展诊疗活动。未经省、自治区、直辖市人民政府卫生健康行政部门指定的任何医疗机构、检测机构和实验室，不得擅自开展新生儿遗传代谢病群体筛查。违反者将按《医疗机构管理条例》第四十七条的规定予以处罚。

7.3.2.2 各级新生儿遗传代谢病筛查管理中心

各中心必须在各级卫生健康行政部门领导下开展新生儿遗传代谢病筛查工作，并与所在地有产科的医疗机构签订合同。合同内容应包括双方责任、业务和质量要求、经费核算、血片的递送等项目。

省级新生儿遗传代谢病筛查管理中心在省卫生健康委的领导下，各省、自治区、直辖市人民政府卫生健康行政部门应根据本行政区域的实际情况，制定本辖区新生儿遗传代谢病筛查中心设置规划，指定具备能力的医疗机构为本行政区域新生儿遗传代谢病筛查中心。

市（地）、县（市区）级新生儿遗传代谢病筛查管理市（地）、县（市区）分别设立相应的“新生儿遗传代谢病筛查管理中心”，一般设立在同级妇幼保健机构内，负责辖区内新生儿遗传代谢病筛查工作的管理。

（1）省级

省级新生儿遗传代谢病筛查管理中心职责：

①负责本中心的日常事务管理。

②根据原卫生部《新生儿疾病筛查管理办法》《新生儿疾病筛查技术规范》（2010年版）的要求，制订符合本省（区、市）实际情况的实施方案，负责制定新生儿遗传代谢病筛查工作考核标准、年度计划并组织实施。

③负责全省（区、市）新生儿遗传代谢病筛查工作各环节的监督管理和指导，确保工作正常运转。

④建立新生儿遗传代谢病筛查管理工作例会制度，了解工作开展情况，对存在的问题及时研究，提出对策。

⑤负责与各级中心的联系，指导各级中心的筛查工作。

⑥做好新生儿遗传代谢病筛查有关资料的验收、汇总、结果分析，以及信息反馈工作。

⑦做好疑似患儿的召回工作。

⑧做好新生儿遗传代谢病筛查经费的管理工作，必须严格执行新生儿疾病筛查收费标准、分配方案和支付项目，做到专款专用。

⑨定期对全省（区、市）负责新生儿遗传代谢病筛查工作的管理及业务人员进行培训，不断更新知识，提高管理和业务水平。

⑩定期向省级卫生健康委妇社处汇报工作开展情况，做好总结和表彰工作，促进全省新生儿遗传代谢病筛查工作健康发展。

（2）市（地）级

市级新生儿遗传代谢病筛查管理中心职责：

①负责辖区内新生儿疾病筛查工作的组织管理、业务培训工作。

②建立新生儿疾病筛查工作例会制度，及时了解情况，做好上下级的联络工作。

③负责本辖区内的新生儿疾病筛查业务技术指导，检查落实情况。督促检查辖区内医疗保健机构的血片采集质量和递送运转。

④配合检测中心做好患儿的确诊、治疗和随访工作。

（3）县（市、区）级

县（市、区）级新生儿遗传代谢病筛查管理中心职责：

①负责采血人员的业务培训。

②负责血片的质量检查，发现不合格的血片应及时退回，重新采样。发现卡片填写不规范，及时更正。对符合质量的血片，及时编写好新生儿采血名单。

③符合质量标准的血片以及新生儿名单按规定要求递送至检测中心。

④做好资料的登记、统计工作，掌握各采血单位工作情况，发现问题及时处理。

⑤协助做好患儿的召回、确诊、治疗和随访工作。

7.3.2.3　新生儿遗传代谢病检测中心

新生儿遗传代谢病检测中心应承担辖区内递送血片的验收、检测，筛查阳性者应及时召回确诊、治疗和随访。

①负责血片的质量检查，对不合格血片应通知采血单位重新采样并及时将血片递送至省、市中心进行检测。

②对标本进行检测。

③对疑似阳性标本，应取原标本复查，仍为阳性者，方可报告结果并通知管理中心或由检测中心召回新生儿进行复查。

④妥善保管血片 5 年以上。

7.3.2.4　采血单位职责

省、自治区、直辖市内各级各类经批准开展助产技术服务的医疗机构，应当对在本机构出生的所有活产儿按规定和要求做好新生儿遗传代谢病的筛查工作，并及时向所在区、县妇幼保健机构报告新生儿疾病筛查有关信息。

①按照原卫生部《新生儿疾病筛查技术规范》(2010年版)的要求开展工作。

②对于标本采集不合格或填写不规范的血片，重新采集或更正，并及时递送至检测中心。

③协助疑似患儿的召回工作。

④严格按照新生儿疾病筛查收费标准收取筛查费用。及时向筛查中心上缴筛查费用，严禁乱收费和截留筛查费用。

7.3.3 机构设置

在原卫生部《新生儿疾病筛查技术规范》(2010年版)中对机构的设置做了明确规定。

7.3.3.1 采血机构设置以及人员要求

(1)采血机构设置

凡是设有产科和儿科诊疗科目的医疗机构，应当开展新生儿遗传代谢病的血片采集。

(2)采血人员要求

采血人员要求必须具有与医学相关的中专以上学历，从事医学临床工作2年以上的资质。同时要接受过新生儿遗传代谢病筛查相关知识和技能的培训并取得技术合格证书。培训的内容：新生儿遗传代谢病筛查的目的、原则、方法及网络运转，滤纸干血片采集、保存、递送的相关知识，新生儿遗传代谢病筛查相关信息和档案管理等。

(3)采血机构和采血人员职责

①积极开展新生儿遗传代谢病筛查的宣传、教育工作。

②加强对本机构血片采集人员的管理和培训。

③承担本机构新生儿遗传代谢病筛查有关信息的收集、统计、分析和上报工作。

④血片采集人员在实施血片采集前，应当将新生儿遗传代谢病筛查的目的、意义、筛查疾病病种、条件、方式、灵敏度和费用等情况如实告知新生儿的监护人，并取得书面同意。

⑤认真填写采血卡片，做到字迹清楚、登记完整。卡片内容至少包括采血单

位、母亲姓名、住院号、居住地址、联系电话、新生儿性别、孕周、出生体重、出生日期、采血日期和采血者姓名等。

⑥严格按照新生儿遗传代谢病筛查血片采集步骤采集足跟血，制成滤纸干血片，并在规定时间内递送至新生儿遗传代谢病筛查实验室进行检验。

⑦因特殊情况未按期采血或不合格标本退回需要重新采血的，应当及时预约或追踪新生儿采集血片。

⑧对可疑阳性病例，应当协助新生儿遗传代谢病筛查中心及时通知新生儿复查，以便确诊或采取干预措施。

⑨做好资料登记和存档保管工作，包括掌握活产数、筛查数、新生儿采血登记信息、反馈的检测结果及确诊病例等资料，档案保存时间至少 10 年。

7.3.3.2　检测实验室机构设置以及人员要求

（1）机构设置

省、自治区、直辖市人民政府卫生健康行政部门按照本区域规划指定具有能力的医疗机构为新生儿遗传代谢病筛查中心，采取相对集中筛查、分级管理的原则，其实验室年筛查检测量应当达 3 万人次以上。

（2）人员要求

①实验室负责人。医学相关的本科以上学历，高级职称，具有儿科或临床检验工作经验，从事新生儿遗传代谢病筛查工作 5 年以上，掌握新生儿遗传代谢病筛查网络运作和管理。

②实验室技术人员。中专以上学历，从事检验工作 2 年以上，具有技师以上职称，接受过省级以上卫生行政部门组织的新生儿遗传代谢病筛查相关知识和技能培训并取得技术合格证。筛查相关知识和技能：新生儿遗传代谢病筛查的目的、原则、方法、网络运行，筛查病种的相关知识，滤纸干血片采集、保存、处理的相关知识，检测技术的基本知识和技能操作，新生儿遗传代谢病筛查结果的定量和定性判断，实验室质量控制的基本技能，生物安全等相关知识。

③文案人员：能够熟练应用计算机进行文字处理和统计技术，并且具有档案管理的工作经验。

（3）检测实验室机构及人员职责

①必须符合《新生儿疾病筛查管理办法》及《医疗机构临床实验室管理办法》。

②收到标本应当在 24 h 内登记，不符合要求的标本应当立即退回重新采集。

③采用按国家规定的实验方法，且具有国家批准文号的试剂和设备进行检测。

④必须接受国家卫生健康委临床检验中心的质量监测和检查。

⑤检测结果及时反馈，发现漏检病例，必须寻找原因。

⑥必须建立以下实验室规章制度：人员分工责任制度、各种技术操作程序、质量控制管理制度、仪器管理及校准制度、试剂材料管理制度、标本登记保存制度、安全制度、应急预案。

⑦实验室检测结果和资料必须保存完整，包括不符合要求退回的血片标本信息，应当注明原因及日期；每次检测结果的原始资料，包括标准曲线（standard curve）质控结果筛查结果等；有关质量控制资料，包括室内质控图，实验室间质量评价结果反馈、失控原因、纠正方法等；及时对电子版本资料进行备份。

7.3.3.3 诊治机构设置和人员要求

（1）机构设置

机构设置：省、自治区、直辖市人民政府卫生健康行政部门根据本行政区域规划的实际情况，指定新生儿遗传代谢病筛查中心或具有能力的医疗机构承担新生儿遗传代谢病的诊治工作。

（2）人员要求

①承担新生儿遗传代谢病筛查可疑阳性或阳性患儿召回的卫生专业人员，应当具有与医学相关的中专以上学历，从事医疗保健工作 2 年以上。

②从事新生儿遗传代谢病筛查诊治的人员必须取得执业医师资格，并具有中级以上儿科临床专业技术职称。

③从事新生儿遗传代谢病诊治的相关人员应当通过遗传代谢病、内分泌等专业及新生儿遗传代谢病筛查相关知识和技能培训。包括筛查目的、筛查方法、阳性病例的追访及网络的管理技术、阳性病例的确诊方法、临床意义、常见遗传代谢病的发病机理、临床表现、诊断和鉴别诊断、治疗，以及随访、评估等。

（3）诊治机构和人员职责

省、自治区、直辖市人民政府卫生健康行政部门根据本行政区域规划的实际情况，指定新生儿遗传代谢病筛查中心或具有能力的医疗机构承担新生儿遗传代谢病可疑阳性或阳性患儿的召回工作。

新生儿遗传代谢病筛查中心或诊治机构应当建立健全各项工作制度、诊疗常规和业务操作规范。严格按照《新生儿疾病筛查管理办法》要求的职责、诊疗技术规范操作。应当建立专科档案与管理制度、召回制度、转诊制度、随访评估制度，并及时做好统计、分析、上报和反馈确诊数、治疗数以及治疗评估结果。对可疑阳性或阳性患儿应当立即进行召回，提供进一步的确诊或鉴别诊断服务，并对确诊的患儿立即进行相应治疗。

①依托我国目前良好的妇幼保健三级网络对新生儿遗传代谢病筛查可疑阳性或阳性患儿进行召回。

②负责召回的人员接到筛查中心出具的可疑阳性报告后，应采用各种方式立即通知新生儿监护人到筛查中心及时复查、确诊治疗。

③因地址不详或拒绝随访等原因而失访者，须注明原因，做好备案工作。

④每次通知均须详细记录，相关资料至少保存 10 年。

⑤诊疗组职责：按诊疗常规开展工作、确诊疑似患儿、随访患者并进行疗效评估、建立患者档案并妥善管理、将所有患儿纳入儿童常规健康管理。

7.3.3.4 各类人员的业务培训

新生儿疾病筛查工作是一项复杂的系统工程，涉及临床技术、实验室操作、质量控制（Quality control，QC）、行政管理，以及基层医务保健等许多不同专业人员。为保证工作质量，在实施新生儿疾病筛查前，应根据不同专业各自的职责任务，严格进行岗前培训，持证上岗。培训内容包括认真学习《中华人民共和国母婴保健法》、原卫生部颁发的《新生儿疾病筛查管理办法》及相关的常规规定，使之提高对新生儿疾病筛查工作的法律意识及重大意义的认识，增强责任感。此外，还要根据各自的职责任务进行具体的常规培训。

（1）血标本采集人员的培训内容

①了解国内外新生儿遗传代谢病筛查技术和管理的最新进展。

②掌握和了解新生儿遗传代谢病筛查的意义及本辖区筛查病种的相关知识。

③熟悉开展新生儿遗传代谢病筛查健康教育、宣传工作的知识及相关的法规、法律和伦理知识。

④掌握血标本采集工作常规。

⑤掌握血标本采集步骤、要求、注意事项。

⑥了解影响血片质量的因素。

⑦卡片填写，以及血卡采集技术的实习示教。

⑧了解有关资料登记和存档保管工作，包括掌握活产数、筛查数、新生儿采血登记信息、反馈的检测结果及确诊病例等资料。

⑨协助新生儿遗传代谢病筛查中心及时通知可疑阳性患儿的复查，以便确诊或采取干预措施。

⑩效果评估。

（2）实验室操作人员培训内容

①熟悉开展新生儿遗传代谢病筛查健康教育、宣传工作的知识及相关的法规、法律和伦理知识。

②了解国内外新生儿遗传代谢病筛查技术和管理的最新进展。

③了解新生儿遗传代谢病筛查的意义，掌握筛查项目的临床意义。

④掌握新生儿遗传代谢病筛查实验室工作常规。

⑤掌握新生儿遗传代谢病筛查实验室检测的质量控制方法（包括实验室内、室外质控）。

⑥熟悉常用检验方法和相关仪器的使用。

⑦协助召回可疑阳性患儿，及时复查。

⑧了解所筛病种的发病机理、临床表现、预后、诊断与治疗方法。

⑨效果评估。

（3）诊治人员培训内容

①熟悉开展新生儿遗传代谢病筛查健康教育、宣传工作的知识和伦理。

②了解国内外新生儿遗传代谢病筛查技术和管理的最新进展。

③熟悉新生儿遗传代谢病筛查的意义及相关的法规、法律知识。

④掌握遗传代谢病的理论与技术。

⑤掌握常见遗传代谢病的诊疗常规。

⑥掌握相关疾病的鉴别诊断。

⑦效果评估。

（4）行政管理人员培训内容

①熟悉开展新生儿遗传代谢病筛查健康教育、宣传工作的知识和伦理。

②了解国内外新生儿遗传代谢病筛查技术和管理的最新进展。

③了解新生儿遗传代谢病筛查的意义及相关的法规、法律知识。

④了解新生儿遗传代谢病筛查的网络管理与运转。

⑤熟悉各级医疗机构新生儿遗传代谢病筛查工作的职责任务。

⑥掌握新生儿遗传代谢病筛查信息管理的知识与方法。

⑦熟悉监督评估组织管理的方法和内容。

⑧了解本行政区域内所筛遗传代谢病种的临床基本知识。

⑨了解各项工作常规的基本内容。

⑩效果评估。

（5）辅助人员培训内容

①熟悉开展新生儿遗传代谢病筛查健康教育、宣传工作的知识和伦理。

②了解国内外新生儿遗传代谢病筛查技术和管理的最新进展。

③了解新生儿遗传代谢病筛查的意义及相关的法规、法律知识。

④掌握新生儿遗传代谢病筛查的病种及相关的基本知识。

⑤掌握新生儿遗传代谢病筛查的各项常规基本内容。

⑥掌握新生儿遗传代谢病筛查的健康教育内容和方法。

⑦掌握了解有关资料登记和存档保管工作。

7.3.4　质量管理

新生儿遗传代谢病筛查不同于一般性的临床检验，筛查质量关系到每位被筛查个体的生长发育甚至生命，因此筛查质量管理极为重要。

7.3.4.1　质量控制与要求

（1）筛查与诊疗

省中心根据新生儿遗传代谢病的筛查与诊疗任务，从组织管理、血片的采集、递送以及检测的要求、合理收费、治疗规范、资料汇总和统计任务等各个环节进行分级管理、质量控制，建立健全各项规章制度和操作常规，按照有关质量标准进行质量考评。

各中心和承担新生儿遗传代谢病筛查的医疗机构，应接受省中心专家的质量检查和技术指导。

负责诊疗的医疗机构必须严格按照技术规范开展治疗。要经常主动与患儿家长联系、沟通，反复强调长期、规范治疗的重要性，确保治疗有效。

（2）医疗保健

承担产科和新生儿医疗保健任务的医疗机构，应严格按照《新生儿疾病筛查技术规范》(2010 年版）中的关于新生儿遗传代谢病筛查血样采集、递送规范要求，对每个新生儿的采血时间、采血方法、采血量、血片保存和递送时间等各个环节的要求把住质量关。各中心应采取定期和不定期对采血单位进行监督、抽查、指导，实行质量控制，发现不符合质量要求的标本要督促采血单位重新采集。

凡从事新生儿疾病筛查的医疗保健机构和人员，应当严格执行国家卫生健康委颁发的新生儿疾病筛查的各项常规。各地、各单位要结合本地区、本单位的具体情况制定操作细节、岗位责任制，以及质量监督和评估办法等有关规定，以保证质量，做到早期诊断、早期治疗，预防和降低残疾儿童的出生率。

（3）实验室检测

实验室检测是整个筛查过程中的一个重要环节，应注意在标本验收、校正仪器、操作常规、认可试剂的应用及使用标准的判断等方面均要按照原卫生部《新生儿疾病筛查技术规范》(2010 年版）规定实施，运用科学的方法分析。

国家卫生健康委员会指定国家卫生健康委临床检验中心承担全国新生儿疾病筛查实验室检测机构的质量控制工作。各级新生儿疾病筛实验室检测机构应当接受临床检验中心的实验室质量监测和定期检查工作。

国家卫生健康委员会指定的全国新生儿疾病筛查实验室质量控制单位的职责任务是负责新生儿疾病筛查实验室检测机构间能力比对、检验和实验室质量评定工作；制定实验室技术质量检测标准，开展质量控制技术管理、业务培训、实施现场抽样检查；组织开展筛查方法的标准化工作，对新生儿疾病筛查试剂、仪器和技术进行咨询；指导新生儿疾病筛查实验室检测机构的实验室建立内部保证制度；每半年向国家卫生健康委员会上报新生儿疾病筛查实验室工作质量分析报告，并提出干预措施，将检测结果反馈给各新生儿疾病筛查实验室检测机构。

7.3.4.2　新生儿遗传代谢病筛查流程

新生儿遗传代谢病筛查流程如图 7-1 所示。

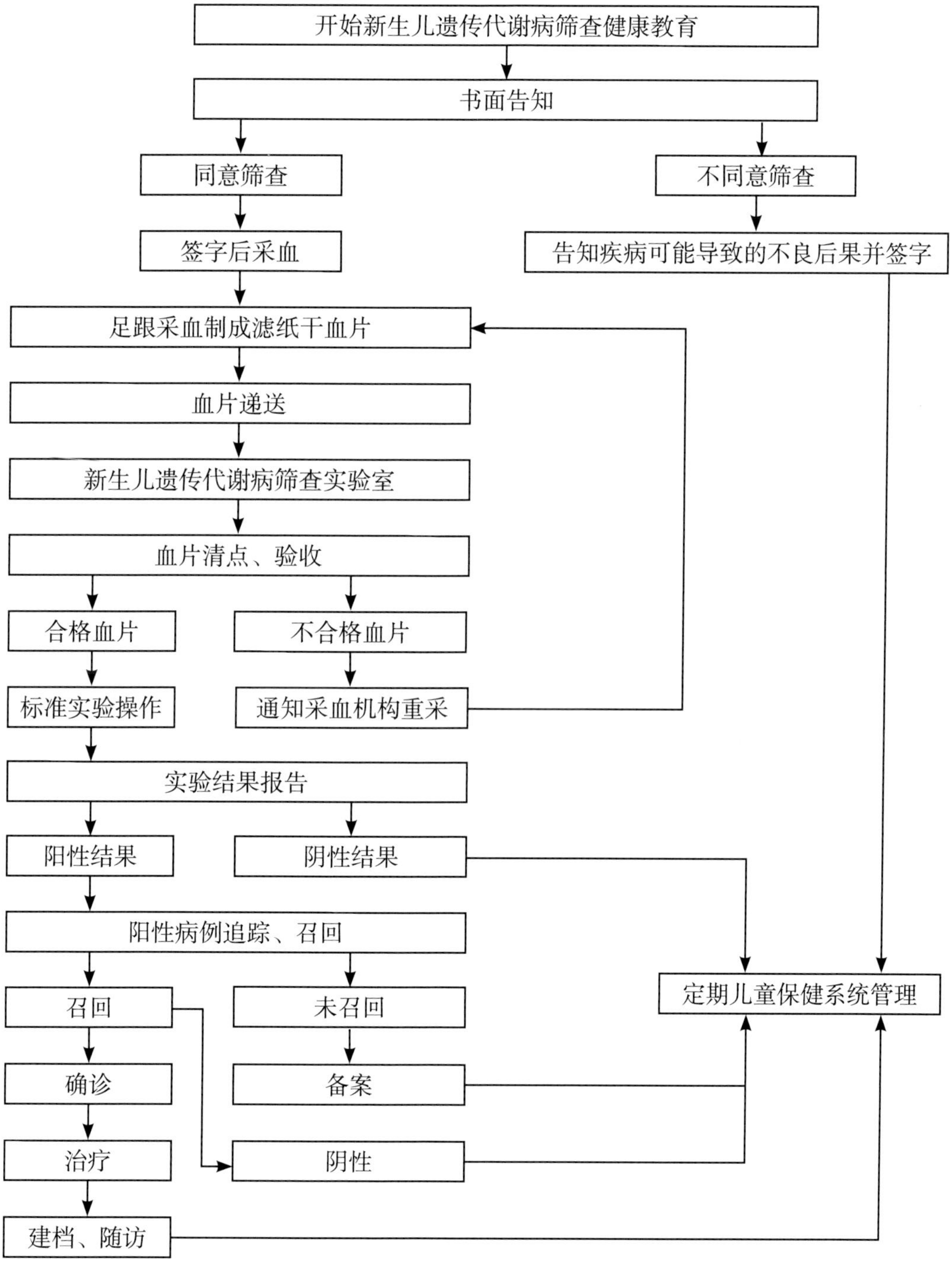

图 7-1　新生儿遗传代谢病筛查流程图

附录：胎儿生长发育评估常用超声参数

附表 1 不同孕周双顶径正常值

孕周（周）	双顶径（mm）						
	3th%	5th%	10th%	50th%	90th%	95th%	97th%
10	10.0	10.2	10.5	11.8	13.3	13.8	14.1
11	12.9	13.2	13.6	15.2	17.0	17.6	17.9
12	16.1	16.4	16.9	18.9	21.0	21.7	22.1
13	19.4	19.8	20.4	22.6	25.1	25.9	26.4
14	22.8	23.2	23.9	26.4	29.2	30.1	30.6
15	26.1	26.6	27.3	30.1	33.1	34.1	34.7
16	29.3	29.8	30.6	33.6	36.9	37.8	38.5
17	32.4	32.9	33.7	36.9	40.3	41.4	42.1
18	35.3	35.8	36.7	40.0	43.6	44.7	45.4
19	38.1	38.7	39.6	43.1	46.8	47.9	48.6
20	41.0	41.6	42.6	46.1	49.9	51.1	51.8
21	44.0	44.6	45.6	49.2	53.1	54.3	55.1
22	47.0	47.6	48.6	52.3	56.4	57.6	58.4
23	49.9	50.6	51.6	55.5	59.6	60.8	61.6
24	52.9	53.6	54.7	58.6	62.8	64.1	64.9
25	55.9	56.6	57.7	61.7	66.0	67.3	68.1
26	58.8	59.5	60.6	64.7	69.1	70.4	71.3
27	61.6	62.4	63.5	67.7	72.2	73.5	74.3
28	64.4	65.1	66.3	70.6	75.1	76.5	77.3
29	67.0	67.8	69.0	73.3	78.0	79.3	80.2
30	69.5	70.3	71.5	76.0	80.7	82.1	83.0
31	71.9	72.7	73.9	78.5	83.3	84.7	85.6
32	74.1	74.9	76.2	80.8	85.7	87.2	88.1
33	76.2	77.0	78.3	83.0	88.0	89.5	90.4
34	78.0	78.9	80.2	85.0	90.1	91.6	92.6

续表

孕周（周）	双顶径（mm）						
	3th%	5th%	10th%	50th%	90th%	95th%	97th%
35	79.9	80.6	81.9	86.8	92.0	93.5	94.5
36	81.2	82.1	83.5	88.5	93.7	95.3	96.3
37	82.6	83.5	84.8	89.9	95.3	96.8	97.9
38	83.7	84.6	86.0	91.1	96.6	98.2	99.2
39	84.6	85.5	87.0	92.1	97.7	99.3	100.3
40	85.3	86.2	87.7	93.0	98.6	100.2	101.3

注：3th%：第三百分位数；5th%：第五百分位数；10th%：第十百分位数；50th%：第五十百分位数；90th%：第九十百分位数；95th%：第九十五百分位数；97th%：第九十七百分位数。

附表 2　不同孕周头围正常值

孕周（周）	头围（mm）						
	3th%	5th%	10th%	50th%	90th%	95th%	97th%
10	39.9	40.6	41.7	45.9	50.4	51.8	52.7
11	50.6	51.5	52.8	57.8	63.3	64.9	66.0
12	62.2	63.2	64.8	70.6	77.0	78.9	80.2
13	74.3	75.4	77.2	83.9	91.1	93.3	94.7
14	86.6	87.9	89.9	97.3	105.3	107.7	109.3
15	98.9	100.3	102.5	110.5	119.2	121.8	123.5
16	110.9	112.4	114.7	123.3	132.6	135.3	137.1
17	122.6	124.2	126.6	135.6	145.3	148.1	150.0
18	133.9	135.6	138.1	147.5	157.4	160.4	162.3
19	145.1	146.8	149.4	159.0	169.3	172.3	174.3
20	156.4	158.1	160.8	170.7	181.1	184.2	186.2
21	167.8	169.6	172.3	182.4	193.0	196.1	198.1
22	179.3	181.1	183.9	194.0	204.8	208.0	210.0
23	190.7	192.5	195.3	205.7	216.6	219.7	221.8
24	201.9	203.8	206.6	217.1	228.1	231.3	233.5
25	212.9	214.8	217.7	228.3	239.5	242.7	244.9
26	223.6	225.5	228.4	239.2	250.5	253.8	256.0

续表

孕周（周）	头围（mm）						
	3th%	5th%	10th%	50th%	90th%	95th%	97th%
27	233.8	235.8	238.8	249.7	261.2	264.5	266.7
28	243.6	245.6	248.6	259.8	271.5	274.9	277.1
29	252.8	254.8	257.9	269.3	281.3	284.7	287.0
30	261.3	263.4	266.6	278.3	290.6	294.1	296.5
31	269.2	271.3	274.7	286.7	299.3	303.0	305.4
32	276.4	278.6	282.1	294.5	307.5	311.3	313.8
33	282.9	285.2	288.8	301.7	315.2	319.1	321.7
34	288.8	291.2	294.9	308.3	322.3	326.4	329.0
35	294.0	296.5	300.3	314.2	328.8	333.0	335.8
36	298.5	301.1	305.0	319.5	334.7	339.1	342.0
37	302.3	304.9	309.0	324.1	339.8	344.4	347.5
38	305.2	308.0	312.2	327.8	344.2	349.0	352.1
39	307.3	310.1	314.5	330.7	347.7	352.7	355.9
40	308.3	311.3	315.9	332.6	350.3	355.4	358.8

附表 3　不同孕周腹围正常值

孕周（周）	腹围（mm）						
	3th%	5th%	10th%	50th%	90th%	95th%	97th%
10	30.9	31.5	32.4	36.0	40.0	41.2	42.0
11	39.2	39.9	41.1	45.4	50.1	51.6	52.5
12	48.4	49.2	50.6	55.7	61.3	63.0	64.1
13	58.3	59.3	60.9	66.8	73.3	75.2	76.5
14	68.8	70.0	71.8	78.4	85.7	87.9	89.4
15	79.7	81.0	83.0	90.4	98.5	100.9	102.5
16	90.8	92.2	94.3	102.5	111.3	113.9	115.6
17	101.8	103.3	105.7	114.5	123.9	126.8	128.6
18	112.9	114.5	117.0	126.3	136.4	139.4	141.4
19	123.8	125.5	128.1	138.0	148.7	151.8	153.9

续表

孕周（周）	腹围（mm）						
	3th%	5th%	10th%	50th%	90th%	95th%	97th%
20	134.6	136.4	139.2	149.6	160.8	164.1	166.3
21	145.3	147.2	150.2	161.1	172.8	176.3	178.6
22	155.9	157.9	161.0	172.4	184.6	188.2	190.6
23	166.2	168.3	171.5	183.4	196.2	200.0	202.5
24	176.3	178.4	181.8	194.3	207.6	211.5	214.1
25	186.1	188.4	191.9	204.9	218.8	222.9	225.6
26	195.7	198.1	201.8	215.4	229.9	234.2	237.0
27	205.2	207.6	211.5	225.8	241.0	245.5	248.4
28	214.5	217.1	221.2	236.1	252.1	256.8	259.9
29	223.9	226.7	230.9	246.7	263.4	268.4	271.7
30	233.4	236.3	240.8	257.3	275.0	280.3	283.7
31	242.8	245.8	250.5	268.0	286.7	292.3	295.9
32	252.0	255.2	260.2	278.7	298.5	304.3	308.2
33	260.9	264.3	269.6	289.1	310.1	316.3	320.4
34	269.5	273.1	278.7	299.3	321.4	328.0	332.3
35	277.6	281.4	287.3	309.0	332.4	339.3	343.9
36	285.2	289.2	295.4	318.3	342.9	350.3	355.1
37	292.4	296.6	303.1	327.2	353.2	360.9	366.0
38	299.4	303.7	310.6	335.9	363.2	371.4	376.8
39	306.2	310.7	317.9	344.5	373.4	382.0	387.7
40	312.9	317.7	325.2	353.3	383.8	392.9	398.9

附表 4　不同孕周股骨长度正常值

孕周（周）	股骨长（mm）						
	3th%	5th%	10th%	50th%	90th%	95th%	97th%
10	1.6	1.7	1.8	2.2	2.6	2.8	2.9
11	2.9	3.0	3.2	3.8	4.6	4.8	5.0
12	4.7	4.9	5.1	6.1	7.2	7.6	7.8

续表

孕周（周）	股骨长（mm）						
	3th%	5th%	10th%	50th%	90th%	95th%	97th%
13	7.0	7.3	7.6	8.9	10.5	11.0	11.3
14	9.8	10.0	10.5	12.2	14.2	14.8	15.3
15	12.7	13.1	13.6	15.7	18.1	18.8	19.3
16	15.7	16.1	16.8	19.1	21.9	22.7	23.3
17	18.7	19.1	19.8	22.4	25.4	26.3	26.9
18	21.4	21.9	22.6	25.4	28.5	29.5	30.1
19	24.1	24.6	25.3	28.2	31.5	32.4	33.1
20	26.7	27.2	28.0	31.0	34.3	35.3	36.0
21	29.4	29.9	30.7	33.8	37.1	38.1	38.8
22	32.1	32.6	33.4	36.5	39.9	40.9	41.5
23	34.7	35.2	36.0	39.1	42.5	43.6	44.2
24	37.2	37.7	38.6	41.7	45.1	46.2	46.8
25	39.6	40.2	41.0	44.2	47.7	48.7	49.4
26	42.0	42.5	43.4	46.6	50.1	51.2	51.8
27	44.2	44.8	45.7	49.0	52.5	53.5	54.2
28	46.3	46.9	47.8	51.2	54.8	55.9	56.6
29	48.4	49.0	49.9	53.4	57.1	58.2	58.9
30	50.4	51.0	51.9	55.5	59.3	60.4	61.1
31	52.3	52.9	53.9	57.5	61.4	62.6	63.4
32	54.1	54.7	55.7	59.5	63.5	64.7	65.5
33	55.8	56.5	57.5	61.4	65.6	66.8	67.6
34	57.5	58.1	59.2	63.2	67.5	68.8	69.6
35	59.0	59.8	60.9	65.0	69.4	70.7	71.5
36	60.6	61.3	62.4	66.7	71.2	72.5	73.4
37	62.0	62.7	63.9	68.3	72.9	74.2	75.1
38	63.3	64.1	65.3	69.7	74.5	75.9	76.8
39	64.5	65.3	66.6	71.1	76.0	77.4	78.3
40	65.6	66.4	67.7	72.4	77.4	78.9	79.9

附表 5　不同孕周肱骨长度正常值

孕周（周）	肱骨长（mm）						
	3th%	5th%	10th%	50th%	90th%	95th%	97th%
10	1.8	1.8	1.9	2.3	2.8	3.0	3.1
11	3.2	3.3	3.4	4.1	4.8	5.1	5.2
12	5.1	5.2	5.5	6.4	7.6	7.9	8.2
13	7.5	7.7	8.1	9.4	10.9	11.4	11.7
14	10.3	10.6	11.0	12.7	14.6	15.2	15.6
15	13.3	13.6	14.1	16.1	18.4	19.1	19.6
16	16.2	16.6	17.2	19.4	22.0	22.8	23.3
17	19.0	19.4	20.0	22.5	25.3	26.1	26.7
18	21.5	22.0	22.6	25.2	28.1	29.0	29.5
19	23.9	24.3	25.0	27.7	30.6	31.5	32.1
20	26.2	26.6	27.4	30.0	33.0	33.9	34.5
21	28.5	28.9	29.7	32.4	35.4	36.3	36.9
22	30.7	31.2	31.9	34.7	37.7	38.6	39.2
23	32.9	33.4	34.1	36.9	39.9	40.8	41.4
24	35.0	35.5	36.3	39.1	42.1	43.0	43.6
25	37.0	37.5	38.3	41.2	44.2	45.2	45.8
26	38.9	39.4	40.2	43.1	46.3	47.2	47.8
27	40.6	41.2	42.0	45.0	48.3	49.2	49.9
28	42.3	42.8	43.7	46.8	50.1	51.1	51.8
29	43.8	44.4	45.3	48.5	52.0	53.0	53.7
30	45.3	45.8	46.8	50.1	53.7	54.8	55.5
31	46.6	47.2	48.2	51.6	55.4	56.5	57.2
32	47.9	48.5	49.5	53.1	57.0	58.2	58.9
33	49.1	49.8	50.8	54.5	58.6	59.7	60.5
34	50.3	51.0	52.0	55.9	60.1	61.3	62.1
35	51.5	52.2	53.3	57.3	61.5	62.8	63.6
36	52.7	53.4	54.5	58.6	63.0	64.3	65.1
37	53.8	54.5	55.6	59.8	64.3	65.6	66.5
38	54.8	55.5	56.7	60.9	65.5	66.9	67.8
39	55.7	56.4	57.6	61.9	66.6	68.0	68.9
40	56.4	57.1	58.3	62.7	67.5	68.9	69.8

注：参考中国产科超声检查指南。

参考文献

［1］ALFIREVIC Z，MUJEZINOVIE F，SUNDBERG K. Amniocentesisandchofi onicvillussam plingforprenataldiagnosis［J］. *Cocbrane Database of Systematic Reviews*，2009，1：CD003252.

［2］ALPHA-FETOPROTEIN. ACOG Technical Bulletin number 154-April 1991［J］. *Int J Gynaecol Obstet*，1992，38（3）：241-247.

［3］ALVING AS，CARSON PE，FLANAGAN C L，et al.Enzymatic deficiency in primaquine-sensitive erythrocytes［J］. *Science*，1956，124：484-485.

［4］American College of Medical Genetics' Newborn Screening Expert Group. Newborn screening：toward a uniform screening panel and system［J］. *Genet Med*，2006，8：1S-252S.

［5］American Institute of Ultrasound in Medicine. AlUM practice guideline for the performance of fetalechocardiography［J］. *J Ul-trasound Med*，2013，32：1067-1082.

［6］ASCHENBRENNER J，MARX A. DNA polymerases and biotechnological applications［J］. *Curr Opin Biotechno*，2017，48：187-195.

［7］BAKKER M K，BERGMAN J E H，KRIKOV S，et al. Prenatal diagnosis and prevalence of critical congenital heart defects：an international retrospective cohort study［J］. *BMJ Open*，2019，9（7）：e028139.

［8］BAMBERG C，HECHER K. Update on twin-to-twin transfusion syn-drome［J］. *Best Pract Res Clin Obstet Gynaecol*，2019，58：55-65.

［9］BASURTO D，RUSSO F M，DER VEEKEN L V，et al.Prenatal diagnosis and management of congenital diaphragmatic hernia［J］. *Best Pract Res Clin Obstet Gynaecol*，2019，58：93-106.

［10］BELL C J，DINWIDDIE D L，MILLER N A，et al. Carrier testing for severe childhood 13/14 recessive diseases by next-generation sequencing［J］. *Sci Transl Med*，2011，3（65）：65ra64.

［11］BETH M K，DOROTHY I B，WESLEY L. Fundamental and Advanced Fetal Imaging Ultrasound and MRI.2nd Edition［M］. *Wolters Kluwer Health*，America，2020.

［12］BRAMBATI B，TULUI L，BONACCHI I，et al. Serum PAPP-A and free beta-hCG are first-trimester screening markers for Down syndrome. *Prenat Diagn*，1994，14（11）：1043-1047.

[13] CAO L, CUI X, HU L, et al. Advances in digital polymerase chain reaction (dPCR) and its emergingbiomedical applications [J]. *Biosens Bioelectron*, 2017, 90: 459-474.

[14] CARGILL Y, MORIN L. Content of a complete routine second trimester obstetrical ultrasound examination and report [J]. *J Obstet Gynaecol*, 2009, 31 (3): 272-275.

[15] CARVALHO J, ALLAN L, CHAOUI R, et al. ISUOG Prac-tice Guidelines (updated): sonographic screening examination of the fetal heart [J]. *Ultrasound in obstetrics & gynecology: the official journal of the International Society of Ultrasound in Obstetrics and Gynecology*, 2013, 41 (3): 348-359.

[16] CHAN B C, HUI P W, LEUNG W C, et al. Applicationoftranscervi calhysterofetoscopy and cord blood collection atfirsttrimester terminationofpregnancyforfetal abnormalities[J] . *PrenatDi-agnosis*, 2008, 28 (10): 939-942.

[17] CHAU J F T, YU M H C, CHUI M M C, et al. Comprehensive analysis of recessive carrier status using exome and genome sequencing data in 1543 Southern Chinese [J]. *NPJ Genom Med*, 2022, 7 (1): 23.

[18] CHEN S, LAU T K, ZHANG C, et al. A method for noninvasive detection of fetal large deletions/duplications by low coverage massively parallel sequencing [J]. *Prenat Diagn*, 2013, 33: 584-590.

[19] PANG C C, ZHOU C B, ZHANG Z W, et al. Fetal pulmonary valvuloplasty in fetuses with right ventricular outflow tract obstructive disease: experience and outcome of the first five cases in China [J]. *Pediatr Cardi-ol*, 2021, 42 (2): 340-348.

[20] CHEUNG S W, SHAW C A, YU W, et al. Development and validation of a cgh microarray for clinical cytogenetic diagnosis [J]. *Genet Med*, 2005, 7 (6): 422-432.

[21] COHEN-SACHER B, LERMAN-SAGIE T, LEV D, et al. Sonographic developmental milestones of the fetal cerebral cortex: a longitudinal study [J]. *Ultrasound Obstet Gynecol*, 2006, 27 (5): 494-502.

[22] DAHDOUH E M, BALAYLA J, GARCÍA-VELASCO J A. Comprehensive chromosome screening improves embryo selection: a meta-analysis [J]. *Fertil Steril*, 2015, 104 (6): 1503-1512.

[23] DE BOER S, WHITE S J. Cenotyping multiallelic copy number variation with multiplex ligation-dependentprobe amplification (MLPA) [J]. *Methods Mol Biol*, 2017, 1492: 147-153.

[24] DOBIGNY G, YANG F. Foreword. Comparative cytogenetics in the genomics era: cytogenomics comes of age [J]. *Chromosome Res*, 2008, 16: 1-4.

[25] DONOFRIO M T, MOON-GRADY M, HORNBERGER L K, et al. Diagnosis and

treatment of fetal cardiac disease：A scientif-ic statement from the American Heart Association［J］. *Circula-tion*，2014，129（21）：2183-2242.

［26］DOUGLAS WILSON R，VAN MIEGHEM T，LANGLOIS S，et al. Guideline No. 410：Prevention，screening，diagnosis，and pregnancy management for fetal neural tube defects［J］. *J Obstet Gynaecol Can*，2021，43（1）：124-139，e8.

［27］Ewigman B G，Crane J P，Frigoletto F D，et al. Effect of prenatal ultra-sound screening on perinatal outcome［J］. *N Eng Med*，1996，329：821.

［28］FAHED A C，GELB B D，SEIDMAN J G，et al. Genetics of congenital heart disease：the glass half empty［J］. *Cire Res*，2013，112（4）：707-720.

［29］FALCO P，GABRIELLI S，VISENTIN A，et al. Transabdominal sonography of the cavum septum pellucidum in normal fetuses in the second and third trimesters of pregnancy［J］. *Ultrasound Obstet Gynecol*，2000，16（6）：549-553.

［30］GOLDMUNTZE. 22q11. 2deletionsyndromeandcongenitalheartdisease［J］. *Am J Med Genet C Semin Med Genet*，2020，184（1）：6472.

［31］GREGG A R，AARABI M，KLUGMAN S，et al. Screening for autosomal recessive and X-linked conditions during pregnancy and preconception：a practice resource of the American College of Medical Genetics and Genomics（ACMG）［J］. *Genet Med*，2021，23（10）：1793-1806.

［32］GUO M H，GREGG A R. Estimating yields of prenatal carrier screening and implications for design of expanded carrier screening panels［J］. *Genet Med*，2019，21（9）：1940-1947.

［33］HARRISON S M，BIESECKER L G，REHM H L. Overview of specifications to the ACMC/AMP variant interpretationguidelines［J］.*Current Prolocols in Human Genetics*，2019，103：e93.

［34］KROES I，JANSSENS S，DEFOORT1 P. Ultrasound features in trisomy 13（Patau syndrome）and trisomy 18（Edwards syndrome）in a consecutive series of 47 cases［J］. *Facts Views Vis Obgyn*，2014，6（4）：245-249.

［35］JIA Y，ZHAO H，SHI D，et al. Genetic effects of a 13q31.1 microdeletion detected by noninvasive prenatal testing（NIPT）［J］. *Int J Clin Exp Pathol*，2014，7：7003-7011.

［36］JIANG W，YU G，LIU P，et al.Structure and function of glucose-6-phosphate dehydrogenase-deficient variants in Chinese population［J］. *Hum Genet*，2006，119：463-478.

［37］KIMURA M，YAMAMOTO T，YAMAGUCHI S，et al. Automated metabolic profiling and interpretation of GC/MS data for organic acidemia screening：a personal computer-based system [J]. *Tohoku J Exp Med*, 1999, 188: 317-334.

[38] LAFRATE A J, FEUK L, RIVERA M N, et al. Detection of large-scale variation in the human genome [J]. *Nat Genet*, 2004, 36 (9): 949-951.

[39] LAMBERT-MESSERLIAN G M, CANICK J A. Clinical application of inhibin a measurement: prenatal serum screening for Down syndrome [J]. *Semin Reprod Med*, 2004, 22 (3): 235-242.

[40] LAN, LI N, WAN H. et al. Developing a one-step triplel-repeat primed PCR assay for diagnosing myotonic dystrophy [J]. *J Genet Genomics*, 2018, 45: 549-552.

[41] LASKIN M D, KINGDOM J, TOI A, et al. Perinatal and neurodevelopmental outcome with isolated fetal ventriculomegaly: a systematic review [J]. *J Matern Fetal Neonatal Med*, 2005, 18 (5): 289-298.

[42] LAZARIN G A, HAWTHORNE F, COLLINS N S, et al. Systematic Classification of Disease Severity for Evaluation of Expanded Carrier Screening Panels [J]. *PLoS One*, 2014, 9 (12): e114391.

[43] LIAO C, MO Q H, LI J, et al. Carrier screening for alpha-and beta-thalassemia in pregnancy: the results of an 11-year prospective program in Guangzhou Maternal and Neonatal hospital [J]. *Prenat Diagn*, 2005, 25 (2): 163-171.

[44] LUPSKI J R. Genomic disorders: Structural features of the genome can lead to DNA rearrangements and human disease traits [J]. *Trends Genet*, 1998, 14 (10): 417-422.

[45] MAARSE W, BOONACKER C W, BREUGEM C C, et al. A practical prenatal ultrasound classification system for common oral clefts Prenat Diagn, 2015, 35 (9): 894-900.

[46] MAJUMDAR G, MAJUMDAR A, LALL M, et al. Preimplantation genetic screening for all 24 chromosomes by microarray comparative genomic hybridization significantly increases implantation rates and clinical pregnancy rates in patients undergoing in vitro fertilization with poor prognosis [J]. *J Hum Reprod Sci*, 2016, 9 (2): 94-100.

[47] MANNING S M, JENNINGS R, MADSEN J R. Pathophysiology. prevention and potential treatment of neural tube defects [J]. *Ment Retard Dev Disabil Res Rev*, 2000, 6 (1): 6-14.

[48] MOELANS C B, ATANESYAN L, SAVOLA S P, et al.Methylation-specific multiplex ligation dependent probeamplifcation (MS-MLPA)[J]. *Methods Mol Biol*, 2018, 1708: 537-549.

[49] MORALES DEMORIR. Congenital heart disease and car diacproceduraloutcomesinpatient swithtrisomy 21 and Turnersyndrome [J]. *Congenit Heart Dis*, 2017, 12 (6): 820827.

[50] MOSSEY P A， LITTLE J. Epidemiology of oral clefts： an international perspective [M] //Wyszynski DF. Cleft Lip and Palate. From Origin to Treatment. New York： Oxford University Press，2002：127-158.

[51] MOSSEY P A， MODELL B. Epidemiology of oral clefts 2012： An international perspective [J]. *Front Oral Biol*，2012，16：1-18.

[52] NEVADO J， MERGENER R， PALOMARES-BRALO M， et al. New microdeletion and microduplication syndromes：A comprehensive review [J]. *Genet Mol Biol*，2014，37（1 Suppl）：210-219.

[53] NOBLE P L， ABRAHA H D， SNIJDERS R J， et al. Screening for fetal trisomy 21 in the first trimester of pregnancy：maternal serum free beta-hCG and fetal nuchal translucency thickness [J]. *Ultrasound Obstet Gynecol*，1995，6（6）：390-395.

[54] NORTHRUP H. Voleik K A-Spina bifida and other neural tube effects [J]. *Paediatr Drugs*，2000，2（6）：437-449.

[55] PETERS D， CHU T， YATSENKO S A， et al. Noninvasive prenatal diagnosis of a fetal microdeletion syndrome [J]. *N Engl J Med*，2011，365：1847-1848.

[56] QUALITY P S， MATERNAL-FETAL S， HOSKINS I A， et al.Society for ma-ternal-fetal medicine special statement：updated checklists for management of monochorionic twin pregnancy [J]. *Am J Obstet Gynecol*，2020，223（5）：B16-B20.

[57] REDON R， ISHIKAWA S， FITCH K R， et al. Global variation in copy number in the human genome [J]. *Nature*，2006，23，444（7118）：444-454.

[58] REZVANI I， DAVID S.Rosenblatt.Valine， Leucine， Isoleucine， and Related Organic Acidemias [M].16th ed. *Nelson Textbook of Pediatrics. Philadelphia*， *W.B.Saunders Company*，2000：354-362.

[59] RICHARDS S， AZIZ N， BALE S， et al. Standards and guidelines for the interpretation of sequence variants：a jointconsensus recommendation of the American College of Medical Cenetics and Cenomics and the Associalionfor Molecular Pathology [J].*Genet Med*，2015，17：405-424.

[60] RODRIEZ L， SANCHEZ R， HERNANDEZ J， et al. Results of 12 years' combined maternal alpha-fetoprotein screening and ultrasound fetal monitoring for prenatal detection of fetal malformations in Havana city [J]. *Prenat Diagn*，1997，4：301-304.

[61] SALOMON L J， ALFIREVIC Z， BERGHELLA V， et al. Practice guidelines for performance of the routine mid-trimester fetal ultrasound scan [J]. *Ultrasound Obstet Gynecol*，2011，37（1）：116-126.

[62] SATOMI G. Guidelines for fetal echocardiography [J] . *Pedia-trInt*，2015，57（1）：1-21.

[63] SCOTT RT J R, UPHAM K M, FORMAN E J, et al. Blastocyst biopsy with comprehensive chromosome screening and fresh embryo transfer significantly increases in vitro fertilization implantation and delivery rates: A randomized controlled trial [J] . *Fertil Steril*, 2013, 100 (3): 697-703.

[64] SHAFFER L G, KASHORK C D, SALEKI R, et al. Targeted genomic microarray analysis for identification of chromosome abnormalities in 1500 consecutive clinical cases [J]. *J Pediatr*, 2006, 149 (1): 98-102.

[65] SHEN Y, IRONS M, MILLER D T, et al.Development of a focused oligonucleotide-array comparative genomichybridization chip for clinical diagnosis of genomic imbalance [J]. *Clin Chem*, 2007, 53: 2051-2059.

[66] SHEN Y, WU B L. Designing a simple multiplex ligation-dependent probe amplificalion (MLPA) assay for rapiddetection of copy number variants in the genome [J]. *J Genet Genom*, 2009, 36: 257-265.

[67] SHEN Y, WU B L.Microarray-based genomic DNA profiling technologies in clinical moleculardiagnostics (Review) [J]. *Clinical Chemistry*, 2009, 55: 659-669.

[68] SHIBATA N, HASEGAWA Y, YAMADA K, et al. Diversity in the incidence and spectrum of organic acidemias, fatty acid oxidation disorders, and amino acid disorders in Asian countries: selective screening vs. Expanded newborn screening [J]. *Mol Genet Metab Rep*, 2018, 16: 5-10.

[69] SIMONAZZI G, SEGATA M, GHI T, et al. Accurate neurosonographic prediction of brain injury in the surviving fetus after the death of a monochorionic cotwin [J]. *Ultrasound Obstet Gynecol*, 2006, 27 (5): 517-521.

[70] LORRAINE D, MARY E N. The use of chromosomalmicroarray for prenatal diagnosis [J]. *Am J Obstet Gynecol*, 2016, 215: B2-B9.

[71] SOUTH S T, LEE C, LAMB A N, et al. ACMC Standards and guidelines for constitutional cytogenomic microarrayanalysis, including postnatal and prenatal applications: revision 2013 [J]. *Genet Med*, 2013, 11: 901-909.

[72] STANK L. Polymerase chain reaction: basic principles and applications in molecular pathology [J]. *CeskPatol*, 2013, 49: 119-121.

[73] SUN R R, LIU M, LU L, et al. Congenital heart disease: Causes, diagnosis, symptoms, and treatments [J]. *Cell Biochem Biophys*, 2015, 72 (3): 857-860.

[74] SZEINBERG A, ASHER Y, SHEBA C. Studies on glutathione stability in erythrocytes of cases with past history of favism or sulfa-drug-induced hemolysis [J]. *Blood*, 1958, 13: 348-358.

[75] TAIB B G, TAIB A G, SWIFT A C, et al. Cleft lip and palate: diagnosis and management [J]. *Br J Hosp Med* (*Lond*), 2015, 76 (10): 584-585.

[76] The International Society for Prenatal Diagnosis, the Sociely for Maternal and Fetal Medicine, the PerinatalOuality Foundation.Fetal Medicine (SMFM), and the Perinalal Ouality Foundation (POF) on the use ofgenome-wide sequencing for fetal diagnosis [J]. *Prent Diagn*, 2018, 38: 6-9.

[77] TIMOR-TRITSCH I E, MONTEAGUDO A. Transvaginal fetal neurosonography: standardization of the planes and sections by anatomic landmarks [J]. *Ultrasound Obstet Gynecol*, 1996, 8 (1): 42-47.

[78] TREVISANP, ZENTD, ROSARF, et al. Chromosomalabnormalitiesinpatientswithcong enitalheartdisease [J]. *Arq Bras Carsiol*, 2013, 101 (6): 495-501.

[79] VANDERLINDED, KONINGSEE, SLAGERMA, et al. Birthprevalenceofcongenitalhe artdiseaseworldwide: asystematicreviewandmeta analysis [J]. *JAm Coll Cardiol*, 2011, 58 (21): 2241-2247.

[80] WAPNER R J, BABIARZ J E, LEVY B, et al. Expanding the scope of noninvasive prenatal testing: detection of fetal microdeletion syndromes [J]. *Am J Obstet Gynecol*, 2015, 212: 332, e331-339.

[81] WAPNER R J, MARTIN C L, LEVY B, et al. Chromosomal microarray versus karyotyping for prenatal diagnosis [J]. *N Engl J Med*, 2012, 367: 2175-2184.

[82] WAPNERRONALD. Invasiveprenataldiagnostictechniques [J]. *Seminarsin Perinatology*, 2005, 29 (6): 401-404.

[83] WATSON C T, MARQUES-BONET T, SHARP A J, et al. The genetics of microdeletion and microduplication syndromes: an update [J]. *Annu Rev Genomics Hum Genel*, 2014, 15: 215-244.

[84] WEISE A, MRASEK K, KLEIN E, et al. Microdeletion and microduplication syndromes [J].*Histochem Cytochem*, 2012, 60 (5): 346-358.

[85] WILSON G, LIITTI P, PÖLNEN T, et al. A technical and clinical evaluation of a new assay for inhibin A and its use in second trimester Down syndrome screening [J]. *Clin Chem Lab Med*, 2016, 54 (9): 1473-9.

[86] WISZNIEWSKA J, BI W, SHAW C, et al. Combined array CGH plus SNP genome analyses in a single assay for optimized clinical testing [J]. *Eur J Hum Genet*, 2014, 22: 79-87.

[87] XIAO Q, LAUSCHKE V M.The prevalence, genetic complexity and population-specific founder effects of human autosomal recessive disorders [J]. *NPJ Genom Med*,

2021，6（1）：41.

［88］YATSENKO S A，PETERS D G，SALLER D N，et al. Maternal cell-free DNA-based screening for fetal microdeletion and the importance of careful diagnostic follow-up［J］. *Genet Med*，2015，17（10）：836-838.

［89］ZHANG Z，CHEN X，JIANG C，et al. The effect and mechanism of inhibiting glucose-6-phosphate dehydrogenase activity on the proliferation of plasmodium falciparum［J］. *Biochim Biophys Acta Mol Cell Res*，2017，1864：771-781.

［90］ZHAO C，TYNAN J，EHRICH M，et al. Detection of fetal subchromosomal abnormalities by sequencing circulating cell-free DNA from maternal plasma［J］. *Clin Chem*，2015，61：608-616.

［91］ZHAO S，XIANG J，FAN C，et al. Pilot study of expanded carrier screening for 11 recessive diseases in China：results from 10476 ethnically diverse couples［J］.*Eur J Hum Genet*，2019，27（2）：254-262.

［92］包新华 . X- 连锁肾上腺脑白质营养不良［J］. 中国实用儿科杂志，2009，24：504-507.

［93］边旭明 . 胎儿染色体非整倍体的无创 DNA 产前检测［J］. 实用妇产科杂志，2013，29（05）：330-333.

［94］陈厚宏，吴美妹，李大会 . 超声技术在地中海贫血胎儿产前诊断中的应用价值［J］. 中国当代医药，2019，26（3）：90-92.

［95］陈伟红，陈添峰 . MR 快速成像序列在胎儿先天性膈疝诊断中的应用［J］. 医疗装备，2017，30（18）：29-30.

［96］崔岚 . 串联质谱在新生儿疾病筛查中的应用进展［J］. 中国优生与遗传杂志，2015，23：8-10.

［97］代礼，朱军 . 综合性神经管缺陷 3798 例分析［J］. 中华妇产科杂志，2003，1：17-19.

［98］张小庄，冯占春，叶宁 . 地中海贫血的预防控制［M］. 北京：人民卫生出版社，2014.

［99］丁维娜，黄璞 . 产前超声定量技术在 18- 三体、21- 三体胎儿颜面部异常筛查中的临床研究［J］. 中国优生与遗传杂志，2022，30（5）：783-788.

［100］杜传书，许延康，胡修原 . 蚕豆病［M］. 北京：人民卫生出版社，1987.

［101］管雯娜，王彬，王莹 . 胎儿唇腭裂畸形的产前超声诊断［J］. 中国妇幼保健杂志，2006（22）：3165-3166.

［102］广东省优生优育协会先天性心脏病专业委员会 . 广东省胎儿心脏超声检查技术规范［J］. 国际医药卫生导报，2015，21（5）：739-740.

［103］郭扣松，李晓庆，许可，等 . 胎儿 Dandy-Walker 综合征的 MRI 诊断价值［J］. 中国

产前诊断杂志（电子版），2022，14（3）：36-40.
［104］郭晓玲. 双胎妊娠染色体异常的产前筛查及产前诊断［J］. 中华产科急救电子杂志，2019，8（1）：18-21.
［105］韩炳娟，韩炳超，邹卉. 串联质谱技术在新生儿遗传代谢性疾病筛查中的应用［J］. 中国妇幼保健，2013，28：4907-4909.
［106］韩连书. 质谱技术在遗传代谢病及产前诊断中的应用［J］. 中华检验医学杂志，2017，40：761-765.
［107］何怡华，姜玉新. 胎儿心脏病产前超声诊断咨询及围产期管理指南［M］. 北京：人民卫生出版社，2015.
［108］贺诗卉. 产前超声提示结构异常胎儿的遗传学检测研究［D］. 大连：大连医科大学，2020.
［109］黄欢，黎新艳，路婧，等. 13、18 及 21－三体综合征胎儿产前超声表现对比分析［J］. 中国妇幼保健，2017，32（17）：4199-4202.
［110］黄婷婷，刘艳秋，袁慧珍，等. 394 例 21- 三体综合征染色体核型及产前诊断指征分析［J］. 江西医药，2021，56（3）：322-324.
［111］黄新文. 应用串联质谱技术进行新生儿遗传代谢病筛查［J］. 中国儿童保健杂志，2011，19：99-101.
［112］姜旭淦，鞠少卿. 临床生化检验学［M］. 北京：科学出版社，2020.
［113］黎新艳，黄欢，李雪芹，等. 胎儿心脏横径 Z- 评分预测重型 α- 地中海贫血的价值［J］. 中华超声影像学杂志，2017，26（10）：850-854.
［114］李金明. 高通量测序技术［M］. 北京：科学出版社，2018.
［115］李婧宇，王斌，蔡爱露，等. 产前超声诊断胎儿肢体畸形［J］. 中国医学影像技术，2011，27（5）：1039-1042.
［116］李胜利，邓学东. 产前超声检查指南（2012）［J］. 中华医学超声杂志（电子版），2012，9（7）：1-3.
［117］李胜利，文华轩. 孕早期产前超声诊断进展［J］. 中华妇幼临床医学杂志（电子版），2011，7（4）：287-292.
［118］李胜利，张葵，田晓先. 孕早期胎儿严重畸形的产前超声诊断［J］. 中华医学超声杂志（电子版），2016，13（2）：83-95.
［119］李胜利. 胎儿畸形产前超声诊断学［M］. 2 版. 北京：科学出版社，2017.
［120］李胜利. 对中国医师协会超声医师分会《产前超声检查指南（2012)》的深入解读［J］. 中华医学超声杂志（电子版），2014，4.
［121］李胜利. 胎儿畸形产前超声诊断学［M］. 北京：人民军医出版社，2004.
［122］李胜利. 胎儿先天性心脏病产前超声诊断现状与方法［J］. 中华医学超声杂志（电子

版)，2009，6（06）：984-988.

［123］李艳，李金明．临床分子诊断分析前与分析后［M］．北京：科学出版社，2017.

［124］刘继东，宫兵．18- 三体综合征胎儿孕中期超声特征分析［J］．影像研究与医学应用，2019，3（23）：116-117.

［125］刘怡，刘玉鹏，张尧，等．中国 1003 例甲基丙二酸血症的复杂临床表型、基因型及防治情况分析［J］．中华儿科杂志，2018，56：414-419.

［126］陆芳菲，张鑫，李茗，等．胎儿大脑皮质发育畸形的影像 - 病理对照分析［J］．临床放射学杂志，2021，40（9）：1670-1674.

［127］陆国辉，张学．产前遗传病诊断上册［M］．2 版．广州：广东科技出版社，2020.

［128］陆国辉．细胞遗传学和分子细胞遗传学诊断方法［M］// 陆国辉．产前遗传病诊断．广州：广东科技出版社，2002.

［129］陆妹，冯楠．谷固醇血症［M］// 杨艳玲．从病例开始学习遗传代谢病．北京：人民卫生出版社，2018：200-202.

［130］罗小平，王慕逖，魏虹，等．尿滤纸片法气相色谱 - 质谱分析技术在遗传性代谢病高危筛查诊断中的应用［J］．中华儿科杂志，2003，41：245-248.

［131］马成斌，庄依亮．超声在中枢神经系统缺陷产前诊断中的应用［J］．中国超声医学杂志，1996，12（5）：59.

［132］潘微，申俊君，庞程程，等．胎儿超声心动图检查技术规范（2021 版）［J］．岭南心血管病杂志，2022，28（03）：282-286.

［133］潘文雄，熊奕．早孕中期胎儿唇腭裂的产前超声诊断研究进展［J］．中华超声影像学杂志，2022，31（3）：272-277.

［134］庞程程，潘微，张智伟，周成斌，等．室间隔完整的严重肺动脉瓣狭窄或闭锁胎儿心脏介入治疗二例［J］．中华儿科杂志，2018，56（6）：445-450.

［135］彭芸．实用儿童磁共振诊断学［M］．北京：人民卫生出版社，2018：634-648.

［136］染色体微阵列分析技术在产前诊断中的应用协作组．染色体微阵列分析技术在产前诊断中的应用专家共识［J］．中华妇产科杂志，2014，8：570-572.

［137］双胎妊娠临床处理指南（2020 年更新）［J］．中国产前诊断杂志（电子版），2021，13（1）：51-63.

［138］孙大光，姜英涛，李欣，等．孕中期妇女血清 AFP/hCG 临床产前筛查试验研究［J］．中国计划生育杂志，2003，11：674-677.

［139］孙卫华，杨毅，曹迪，等．气 - 质联用技术测定尿有机酸方法的建立及在遗传代谢病诊断中的应用［J］．中华检验医学杂志，2008：1161-1165.

［140］胎儿常见染色体异常与开放性神经管缺陷的产前筛查与诊断技术标准．第 1 部分：孕中期母血清学产前筛查［J］．中国产前诊断杂志（电子版），2011，3（3）：42-47.

[141] 胎儿常见染色体异常与开放性神经管缺陷的产前筛查与诊断技术标准 . 第 2 部分：胎儿染色体异常细胞遗传学产前诊断技术标准 [J]. 中国产前诊断杂志（电子版），2011，3（4）：46-59.

[142] 滕懿玲，马燕，庞丽红，等 . 胎儿大脑中动脉收缩期峰值流速在孕早期筛查重型 α 地中海贫血的研究 [J]. 广西医科大学学报，2015，32（3）：413-415.

[143] 王晶晶，吴青青，李晓菲，等 . 妊娠早期超声标记预测胎儿常见三体综合征的价值 [J]. 中华医学超声杂志（电子版），2018，15（8）：600-604.

[144] 王峤，丁圆，刘玉鹏，等 . 戊二酸尿症 1 型 28 例的临床与实验室特征 [J]. 中华儿科杂志，2014，52：415-419.

[145] 王秋菊，沈亦平，玲仟，等 . 遗传变异分类标准与指南 [J]. 中国科学（生命科学），2017，47：668-688.

[146] 王维鹏，邹琳，王治国 . 新生儿疾病筛查与产前诊断实验室管理 [M]. 北京：人民卫生出版社，2018.

[147] 王文，白雪，熊静，等 . 超声软指标 NT 与 NF 检测对胎儿 21- 三体综合征产前诊断的价值 [J]. 海南医学，2019，30（14）：1833-1836.

[148] 王兴，郝胜菊，田国力 . 串联质谱技术在新生儿遗传代谢病筛查中的应用 [J]. 中国优生与遗传杂志，2014，22：130-132.

[149] 吴柏林 . 基因检测产业在中国的发展将进入快车道：我们准备好了吗? [EB/OL].（2015-05-13）[2015-06-16].http：//www.360zhyx.com/home-research-index-rid-54199.shtml.

[150] 吴柏林 . 走进基因组医学时代（2004 年世界科学走势扫描之三）[N]. 文汇报，2004-01-25.

[151] 吴海奎，王志远，钟万霖，等 . 经腹和经阴道彩超联合技术对重型 α- 地中海贫血胎儿的产前早期诊断 [J]. 分子影像学杂志，2018，41（3）：331-333.

[152] 吴幼平，陈娜燕，钟晓红 . 产前超声诊断胎儿唇腭裂的价值 [J]. 中国超声医学杂志，2023（4）.

[153] 夏家辉，刘德培 . 医学遗传学 [M]. 北京：人民卫生出版社，2004.

[154] 谢丹尼，黄莉 . 广西部分地区地中海贫血的筛查与监测网的建立 [J]. 中国优生与遗传杂志，2002，10（4）：112.

[155] 徐存栓 . 细胞培养的设备条件与培养物的检查 [M] // 章静波 . 组织和细胞培养技术 . 北京：人民卫生出版社，2002.

[156] 许永福，饶志 . 串联质谱技术在新生儿遗传性代谢疾病筛查中的应用进展 [J]. 甘肃医药，2012，31：845-850.

[157] 杨帆，李胜利，罗红，等 . 胎儿中枢神经系统产前超声检查专家共识（2020）[J].

中华医学超声杂志，2021，18（5）：433-443.
[158] 杨艳玲，宋金青 . 气相色谱 - 质谱联用分析在遗传代谢病筛查和诊断中的应用 [J]. 中国医刊，2006，41：34-35.
[159] 杨忠，邓学东，殷林亮，等 . 二维超声及三维超声多种成像技术在胎儿唇腭裂畸形诊断中的联合应用 [J]. 中华医学超声杂志（电子版），2019，16（7）：9.
[160] 尹焦，刘丹娜，候广霞，等 . 21 三体综合征、18 三体综合征、13 三体综合征胎儿的超声表现 [J]. 中国临床实用医学，2022，13（1）：58-59.
[161] 邓凤莲，段灵敏，郭燕丽，等 . 孕中期 18– 三体综合征胎儿结构异常声像图分析 [J]. 重庆医学，2019，48（14）：2373-2376.
[162] 张广英，曲素慧，刘蔚，等 . 孕早期胎儿颈项透明层厚度及颜面轮廓超声指标对 21- 三体综合征的预测价值 [J]. 医学影像学杂志，2020，30（12）：2188-2197.
[163] 张美香，骆迎春，蒋美平，等 . 200 例 21 三体综合征胎儿的产前超声分析 [J]. 中国医师杂志，2021，23（8）：1196-1199.
[164] 张睿，石义兵，许红 . 产前 MRI 对胎儿大脑皮层发育畸形的评估价值 [J]. 中国 CT 和 MRI 杂志，2022，20（9）：22-24.
[165] 张玉珍，李玉华 . 胎儿 MRI 诊断技术发展及正常胎儿 MRI 表现 [J]. 放射学实践，2007（12）：1350-1353.
[166] 赵嘉，高燕，陈阳广，等 . 81 例产前诊断 21 三体综合征胎儿孕中期超声表现的分析 [J]. 中国优生与遗传杂志，2019，27（5）：553-555，568.
[167] 赵正言，顾学范 . 新生儿遗传代谢病筛查 [M]. 2 版 . 北京：人民卫生出版社，2015.
[168] 郑爱娟 . 超声诊断胎儿唇腭裂 [J]. 中国超声医学杂志，2003（9）.
[169] 郑晨晗，季春亚，殷林亮，等 . 孕早期（孕 $11\text{-}13^{+6}$ 周）胎儿唇腭裂的超声诊断 [J]. 中华超声影像学杂志，2021，30（8）：6.
[170] 中国妇幼保健协会双胎妊娠专业委员会 . 双胎反向动脉灌注序列征诊治及保健指南（2020）[J]. 中国实用妇科与产科杂志，2020，36（6）：524-530.
[171] 中国妇幼保健协会双胎妊娠专业委员会 . 双胎输血综合征诊治及保健指南（2020）[J]. 中国实用妇科与产科杂志，2020，36（8）：714-721.
[172] 中国妇幼保健协会双胎妊娠专业委员会 . 胎儿镜激光治疗双胎输血综合征技术规范（2021 年更新版）[J]. 中国实用妇科与产科杂志，2021，37（1）：67-69.
[173] 中国医师协会超声医师分会 . 中国产科超声检查指南 [M]. 北京：人民卫生出版社，2019：1-31.
[174] 中华人民共和国卫生部，中国残疾人联合会. 中国提高出生人口素质减少出生缺陷和残疾行动计划（2002—2010 年）[J]. 中国妇幼保健，2002，17（11）：648.

[175] 中华人民共和国卫生部. 中国出生缺陷防治报告（2012）[EB/OL.]. [2012-09-12]. http：// www. gov. cn/gah/2012-09/12/content_2223371. htm.

[176] 中华人民共和国卫生部 . 产前诊断技术管理办法 [J]. 中国生育健康 杂志，2003，14（2）：70-77.

[177] 中华人民共和国卫生部 . 新生儿疾病筛查血片采集技术规范 [J]. 中国妇幼保健，2005，20：4-5.

[178] 中华人民共和国卫生部 . 苯丙酮尿症和先天性甲状腺功能减低症诊治技术规范（2010 版）[J]. 中国儿童保健杂志，2011，19：190-191.

[179] 中华人民共和国卫生部. 新生儿疾病筛查管理办法 [J]. 中华儿科杂志，2009，47：672-673.

[180] 中华医学会儿科学分会内分泌遗传代谢学组，中华预防医学会出生缺陷预防与控制专业委员会新生儿疾病筛查学组 . 高苯丙氨酸血症的诊治共识 [J]. 中华儿科杂志，2014，2（6）：420-425.

[181] 中华医学会儿科学分会心血管学组，中华医学会儿科学分会心血管学组新生儿心脏病协作组，《中国实用儿科杂志》编辑委员会 . 胎儿结构性心脏病介入治疗专家指导意见（2019 年制定）[J]. 中国实用儿科杂志，2019，34（6）：458-460，469.

[182] 中华医学会放射学分会儿科学组，中华医学会儿科学分会放射学组 . 胎儿 MRI 中国专家共识 [J]. 中华放射学杂志，2020，54（12）：1153-1161.

[183] 中华医学会胸心血管外科学分会，中华医学会小儿外科学分会心胸外科学组，国家心血管病中心先天性心脏病专业委员会，等 . 中国心脏出生缺陷围产期诊断和临床评估处置专家共识 [J]. 中华小儿外科杂志，2018，39（3）：163-170，195.

[184] 中华医学会医学遗传学分会临床遗传学组 . 低深度全基因组测序技术在产前诊断中的应用专家共识 [J]. 中华医学遗传学杂志，2019，36：293-296.

[185] 中华预防医学会出生缺陷预防与控制专业委员会，张雪梅，戚庆炜，胡婷 . 胎儿染色体核型分析判读指南 [J]. 中华医学遗传学杂志，2021，38（5）：409-413.

[186] 中华预防医学会出生缺陷预防与控制专业委员会新生儿筛查学组，中华医学会儿科学分会临床营养学组，中华医学会儿科学分会内分泌遗传代谢学组，等 . 单纯型甲基丙二酸尿症饮食治疗与营养管理 [J]. 中国实用儿科杂志，2018，33：481-486.

[187] 周成斌，潘微，庞程程，等 . 胎儿先天性心脏病产前咨询规范（2021 版）[J]. 岭南心血管病杂志，2022，28（4）：379-382.